Peter Heusser

Der Schweizer Arzt und Philosoph Ignaz Paul Vital Troxler (1780–1866)

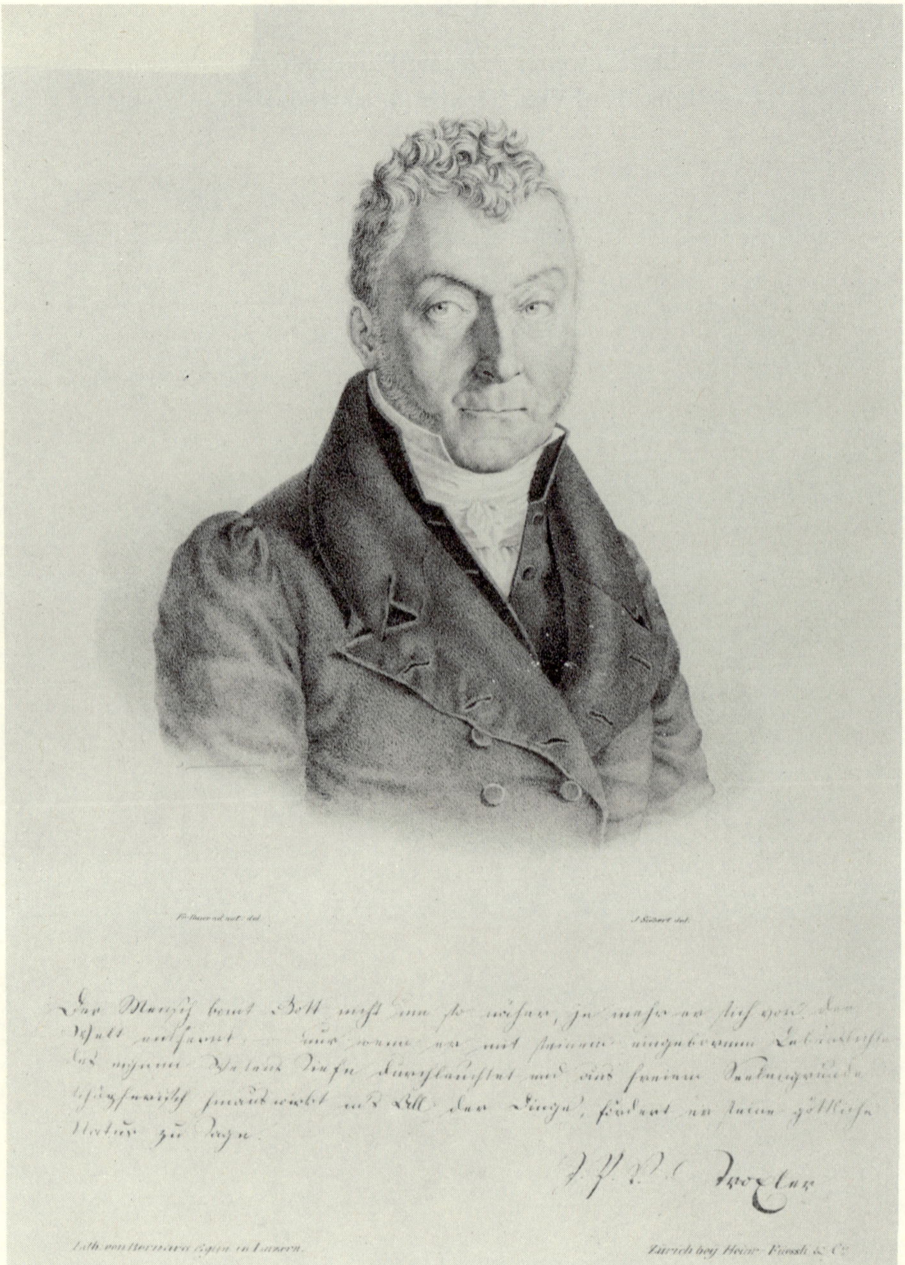
Lith. von Bernhard Eglin in Luzern.
Zürich bey Heinr. Füssli & Co.

Basler Veröffentlichungen zur Geschichte
der Medizin und der Biologie

Herausgegeben von Prof. Dr. med. H. Buess
ehem. Vorsteher des Medizinhistorischen Instituts der Universität Basel

Fasc. XXXIV

Peter Heusser

Der Schweizer Arzt und Philosoph Ignaz Paul Vital Troxler (1780–1866)

Seine Philosophie, Anthropologie und Medizintheorie

SCHWABE & CO AG · VERLAG · BASEL/STUTTGART

Aus dem Medizinhistorischen Institut der Universität Basel
Vorsteher: PD Dr. med. et phil. U. Tröhler
Arbeit unter der Leitung von Prof. Dr. med. H. Buess

Von der Medizinischen Fakultät der Universität Basel
auf Antrag von Prof. Dr. med. H. Buess als Dissertation angenommen
Tag der Promotion: 21. Juni 1983

Die Drucklegung dieser Arbeit wurde unterstützt durch Beiträge
der Dr.-Markus-Guggenheim-Schnurr-Stiftung
und des Dissertationenfonds der Universität Basel

Printed in Switzerland
ISBN 3-7965-0821-9

Die Philosophie wird die Wissenschaft,
und die Wissenschaft wird das Leben heilen.

I. P. V. Troxler
Vorlesungen über Philosophie,
9. Vortrag

VORWORT

> "Es gibt Fachgelehrte, welche von der Philosophie keine Notiz nehmen, und dagegen sog. Philosophen, welche von allem Positiven und Natürlichen abgehend gleichsam grund- und bodenlos die Wissenschaft erschaffen wollen. Der ächte philosophische, ächt philosophierende Geist durchdringt und eint beides."
>
> I.P.V. Troxler
> (Zit. nach W. Aeppli, 1936, S. 271)

Dem Schreibenden wurde die grosse Freude zuteil, die im Verlauf weniger Jahre entstandene Monographie über einen der bedeutendsten Schweizer Aerzte des letzten Jahrhunderts Schritt für Schritt wachsen zu sehen. Zuerst in zaghafter Annäherung, dann aber in sorgfältig-kritischer und mutiger Prüfung der von Troxler zurückgelegten Wegstrecke vollzog der junge Verfasser die so mannigfachen Differenzierungen im geistigen Mittelfeld zwischen romantischer Medizin und real begründeter Naturlehre bzw. Medizintheorie. Je länger der Weg der mühevollen Untersuchungen dauerte, dem entlang sich eine kostbare Frucht an die andere reihte, umso entschiedener strebte der Unterzeichnende dem Ziel zu, Peter Heussers Buch der Allgemeinheit zugänglich zu machen.

Jetzt, wo dieser Punkt erfreulicherweise erreicht ist, seien dem Erstlingswerk des jungen Kollegen einige Sätze vorangestellt, um in das Verständnis der vorliegenden Bearbeitung von Troxlers komplexer Welt einzuführen. Was die Beweggründe Heussers zur Publikation dieses Buches betrifft, so sind sie zunächst in der bald zutage tretenden Feststellung zu suchen, dass es bisher aus neuerer Zeit - ungeachtet des Ansatzes von Hans Jenzer (ehemaliger Medizinhistoriker in Bern) aus dem Jahre 1967 - keine von einem Mediziner verfasste Würdigung des genialen Denkers gibt. Daran anschliessend erkannte der heranreifende Heusser mit zunehmender Vertiefung in die geistige Welt des Luzerners mit wachsender Klarheit, wie viel dieser Zeitgenosse von ebenfalls grossen Umwälzungen gerade für die heutige Gesellschaft und Politik, aber insbesondere auch ihr Arzttum zu sagen hat.

In diesen beiden Motivationen sind deshalb auch die Schwerpunkte der vorliegenden Darstellung zu suchen. Ihr Inhalt reicht weit über das Biographische hinaus. Schon in diesem ersten Kapitel werden die weit über die Medizin seiner Zeit hinausreichenden Interessen des 20-jährigen Studenten der damals berühmten Universität Jena klar; so entfaltete sich schon damals seine selbständige Kritik gegenüber seinen Lehrern, wie etwa gegenüber dem bekannten Philosophen Schelling und den geistigen Koryphäen von Weimar (Goethe, Schiller u.a.). Früh fällt die politische Leidenschaft des radikalen Schweizers auf, der dann auch am Wiener Kongress durch die Vermittlung namhafter Denker einen gewissen Einfluss zugunsten einer liberalen Schweiz gegen die vorherrschenden reaktionären Tendenzen zu erreichen suchte.

Aber auch die auf den noch jungen Naturwissenschaften (Physik, Chemie etc.) beruhenden empirischen Elemente im Denken und Handeln des nach Beromünster (bei Luzern) heimgekehrten jungen Arztes werden im Buch aufgezeigt. Troxler war als Verfasser mehrerer philosophischer und medizinischer Schriften ein bedeutender Ruf in die Heimat vorausgeeilt. Berufungen an deutsche Universitäten sowohl im medizinischen als auch im philosophischen Bereich lehnte er aus familiären Rücksichten (früher Tod des Vaters; später: grosse Familie) ab. Ueberaus geschickt werden die persönlichen Schicksale des von hohen Idealen getriebenen Arztes mit den politisch-militärischen Ereignissen der napoleonischen Zeit in Beziehung gesetzt. Besonderen Eindruck machen in der beruflichen Betätigung Troxlers dessen immer wieder unternommenen Versuche, sich auf höheren Schulen (Luzern, Aarau) und an der damals einzigen Universität unseres Landes (Basel) mit seinen neuen pädagogischen Ideen durchzusetzen. Doch erst der Gelehrte im abgeklärten Alter fand auf dem ersten Berner Lehrstuhl für Philosophie (seit 1834) nach Jahrzehnten mühseliger ärztlicher Praxis seine letzte ruhige Lebenszeit.

Heusser greift in seiner ganzen umfangreichen Monographie weit über die vorausgehenden Publikationen hinaus. (Dies gilt insbesondere auch für diejenige des Nichtmediziners Emil Spiess, 1967.) Der Verfasser des vorliegenden Buches ist immer wieder bestrebt, die wertvollen Ansätze des liberalen Erziehers Troxler für die heutige Zeit herauszustellen. Von diesem Arzte gehen für alle Gebiete seines Lebenswerkes in theoretischer (Wesen der Krankheit) und praktischer Hinsicht (Gesundheits- und Standespolitik, allgemeine Verfassungslehre) überaus wichtige Impulse aus. Dies zeigt u.a. folgendes von Heusser herangezogenes Beispiel, nämlich Troxlers dann schliesslich vom ersten eidgenössischen Parlament am 23. März 1848 verwirklichter Vorschlag, das Zweikammer-System der U.S.A. "mit einer selten erreichten Mehrheit" (Heusser) für die Grundlage unserer föderalistischen Verfassung zu wählen.

Das Buch unseres Autors ist in sehr einleuchtender Systematik gegliedert. Was die schwer zugängliche Philosophie des innerschweizerischen Denkers betrifft, so werden die für ihn spezifischen Begriffe dem Leser plausibel gemacht, wobei die absolute Eigenständigkeit Troxlers von seinen Jugendschriften an bis zu den in seinen reiferen Jahren verfassten Werken verfolgt wird. In diesen schwierigen Kapiteln fällt überall die gepflegte Sprache des sich tief mit seinem Stoff identifizierenden Verfassers auf.

Für den ärztlichen Leser sind die von Troxler über Krankheit und Tod geäusserten Gedanken von besonderem Interesse. Die ausgeprägte soziale Haltung des Luzerner Arztes tritt in seinem Engagement für die Schwachsinnigen ("Kretinen" Guggenbühls, S. 218 - 225) zutage. Es ist auch leicht verständlich, dass der politische Kämpfer Troxler nicht vor der ärztlichen Standespolitik zurückschreckte. Das 7. Kapitel dürfte das bisher im Denken und Handeln Troxlers am wenigsten Bekannte erfasst haben. Die hier referierten Ideen machen den heute sehr wenig bekannten und kaum beachteten Medizintheoretiker zu einer Gestalt, welche gerade für die Medizingeschichte von brennender Aktualität ist.

Im letzten Kapitel zieht Heusser gewissermassen die persönliche Bilanz aus dem "Erkenntnisproblem" Troxlers. In moderner Denkweise stellt er dem philosophischen den naturwissenschaftlichen "Lösungsversuch" gegenüber, um abschliessend dessen "übersinnliche Erkenntnis" herauszuarbeiten. Von hier ergeben sich Anknüpfungspunkte an die heutige "Anthroposophie" im Sinn des von dem Luzerner Philosophen und Anthropologen geprägten Begriffes.

Heinrich Buess

17. Mai 1984

INHALTSVERZEICHNIS

E I N L E I T U N G

1. Allgemeines zur Wahl des Themas

Der schweizerische Arzt und Philosoph I.P.V. Troxler, der von 1780 - 1866 lebte, ist in der neueren Zeit fast völlig vergessen worden.

In der ersten Hälfte des 19. Jahrhunderts war er, selbst ein Schüler Schellings, im mittleren Europa weit herum bekannt als einer der bedeutendsten Repräsentanten des späteren deutschen philosophischen Idealismus. Den grössten Teil seines Lebens verbrachte er in der Schweiz. Er war hier ein gesuchter Arzt, ein einflussreicher Pädagoge und einer der wichtigsten Denker für das politische Leben. Ist doch sogar die Einrichtung des Zweikammersystems in der Schweizerischen Bundesverfassung von 1848 auf ihn zurückzuführen.

Doch schon zu seinen Lebzeiten geriet Troxler allmählich in Vergessenheit. Die ideellen Zielsetzungen, die er in allen Lebensbereichen zu verwirklichen suchte, wurden in der Zeit der aufkommenden naturwissenschaftlichen Weltanschauung nicht mehr gepflegt und wohl auch nicht mehr verstanden. Dementsprechend ist die Literatur über Troxler aus dem 19. Jahrhundert nicht sehr umfangreich (1).

Im 20. Jahrhundert hat zunächst R. Steiner wieder auf Troxler aufmerksam gemacht, worauf auch H. Buess in seiner biographischen Skizze über Troxler hingewiesen hat (2). Steiner hat vor allem die prinzipielle Bedeutung Troxlers in philosophischer und erkenntniswissenschaftlicher Hinsicht gewürdigt (3). Aber auch den Mediziner Troxler erwähnt er. In einem vor Aerzten gehaltenen Vortrag von 1920 weist er in grundsätzlicher Weise auf Troxlers Begriff von Gesundheit und Krankheit hin, ohne ihn allerdings inhaltlich auszuführen (4).

Seit dem Anfang des 20. Jahrhunderts ist dann eine Reihe von Arbeiten über Troxler erschienen, leider ohne dass dadurch Troxler zu einem Faktor der allgemeinen Bildung geworden wäre. Die meisten Arbeiten über Troxler sind biographischer, philosophischer, anthropologischer, pädagogischer, juristischer, staats- und bildungspolitischer Art.

Am wenigsten ist bisher der medizinische Aspekt von Troxlers Wirken gewürdigt worden.

In den von Nichtmedizinern geschriebenen Abhandlungen über biographische, menschenkundliche und philosophische Themen befinden sich einige hinweisende oder summarische Ausführungen über Troxler als Mediziner oder über einzelne medizinische Aspekte, so bei E. Spiess, H.E. Lauer, M. Widmer, I. Belke, W. Aeppli und A. Güntensberger. Auf den allgemeinen Krankheitsbegriff bei Troxler ist von diesen Autoren nur Lauer eingegangen, allerdings in knappen Zügen (5).

Im Rahmen der eigentlichen Medizingeschichte gibt es Ausführungen über Troxler einmal in der Literatur über romantische Medizin, so bei W. Leibbrand und P. Diepgen. Sie sind aber entweder sehr allgemein gehalten oder gehen nur auf Spezialthemen ein und sind ohne systematischen Bezug zur philosophisch-anthropologischen Grundlage bei Troxler.

Sodann existieren einige zusammenfassende, mehr im enzyklopädischen Sinn gehaltene Schilderungen des Mediziners Troxler, so bei E. Fueter und H. Buess.

Im weiteren gibt es verschiedene Würdigungen von Troxlers medizinhistorischen Leistungen, und zwar auf dem Gebiet der Ophthalmologie, vor allem bei J. Hirschberg, und auf dem der Kretinenfürsorge bei K. Alther, E. Spiess, R. Streuli, G. Guggenbühl und F. Merke.

Dann gibt es noch zwei Beiträge von Medizinern im Zusammenhang mit dem Kuratorium Troxler; einmal die aus einer heutigen psychiatrischen Sicht geschriebene Arbeit über einzelne Aspekte in Troxlers "Grundriss der Theorie der Medizin" von R. Kuhn, und dann eine längere Abhandlung über den Arzt Troxler von H. Jenzer. Diese letztere Arbeit zeichnet sich dadurch aus, dass sie zum ersten Mal in übersichtlicher Weise fast alle medizinischen Schriften Troxlers in chronologischer Reihenfolge anführt und ihren Inhalt kurz bespricht, ohne allerdings ihren innern Zusammenhang oder ihren tieferen Bezug zur Philosophie Troxlers darzustellen. Jenzers Arbeit ist aber eine gute Stütze für das systematische Studium von Troxlers Schriften.

Bis heute hat der Mediziner Troxler "seinen Platz in der Medizingeschichte noch nicht gefunden" (6). So hat sich 1967 H. Jenzer, dem, nach der Literatur zu urteilen, wohl die bisher umfassendste Kenntnis von Troxlers medizinischen Schriften zugesprochen werden darf, über die medizinhistorische Stellung Troxlers geäussert; und seither ist keine Arbeit mehr über dieses Thema erschienen.

Was bisher in der Medizingeschichte noch nicht versucht worden ist - und darauf hat auch Jenzer aufmerksam gemacht (7) - ist eine Betrachtung, die Troxlers wesentliche Ideen auf dem Gebiet der Medizin im Zusammenhang mit ihrer philosophisch-anthropologischen Grundlage bespricht. Diese Tatsache bildet den Ausgangspunkt für die Wahl des Themas dieser Dissertation: Es soll in ihr der Versuch gemacht werden, den Krankheitsbegriff und die medizinhistorische Bedeutung Troxlers so darzustellen, dass ihre grundlegende Beziehung zu seiner philosophischen Anthropologie und seiner Erkenntnistheorie sichtbar wird. Dabei sollen auch die bei Troxler wichtigen sozialmedizinischen, medizinalpolitischen und standesethischen Themen behandelt werden. Auf diese Weise mag eine Lücke in der Medizingeschichte geschlossen werden, denn es wird versucht, Dr. Jenzers Anregung aufzugreifen: "... Troxler müsse endlich in der Synthese Arzt-Politiker-Philosoph-Lehrer gesehen werden, nicht bloss in der Analyse" (7).

In dieser Arbeit wird eine immanent-kritische Betrachtungsweise angestrebt. Das bedeutet, dass Troxler so dargestellt werden soll, wie er sich selbst verstanden haben wollte. Es wird also nicht von irgend einem beliebigen Standpunkt aus eine Kritik an Troxler geübt, sondern Troxlers eigener Standpunkt herausgearbeitet. Diesen dann in eine Beziehung zu anderen zu bringen, liegt nicht mehr im Rahmen der vorliegenden Dissertation.

2. Zur Verarbeitung der Quellen

Die spezielle Fragestellung dieser Dissertation machte eine eigenständige Bearbeitung des Themas nötig. Die Sekundärliteratur diente der allgemeinen Orientierung in der medizinhistorischen und philosophischen Grundproblematik. Das eigentliche Thema aber musste, auf den so erworbenen Kenntnissen aufbauend, vollständig neu in Angriff genommen werden. Es war notwendig, Troxlers frühe naturphilosophischen Schriften und seine medizinischen Publikationen fast ausnahmslos und seine späteren philosophischen Werke zu einem grossen Teil durchzuarbeiten, sowie Einblicke in diverse seiner anderen Schriften zu gewinnen.

Ich beschränkte mein Studium allerdings auf das gedruckte Werk Troxlers. Zwar existiert in der Universitätsbibliothek Basel ein handschriftlicher Nachlass grössten Ausmasses, der sogar mit der Unterstützung des Schweizerischen Nationalfonds und im Auftrag des Kuratoriums Troxler in den sechziger

Jahren von W.A. Moser inventarisiert worden ist. Doch der Umfang dieses Nachlasses verunmöglichte seine Einbeziehung in den Rahmen dieser Dissertation. Er besteht aus rund 100'000 einzelnen Schriftstücken, und das Inventar allein zählt etwa 800 Seiten. Zudem fehlen bis heute kritische Editionen aus diesem Nachlass. Solche waren zwar vom Kuratorium Troxler intendiert worden, der Plan wurde aber nicht ausgeführt (8). Die einzigen Veröffentlichungen aus dem Nachlass sind bis jetzt die "Fragmente", 1936 durch W. Aeppli, ferner Auszüge des Manuskripts "Philosophische Enzyklopädie und Methodologie der Wissenschaften" 1953 durch I. Belke, sowie ein Vortrag Troxlers von 1825, "Anthropologie", der sich in den Veröffentlichungen des Kuratoriums Troxler findet.

In dieser Dissertation wird viel zitiert. Das geschieht deshalb, weil Troxler aus ihm selbst dargestellt werden soll, und weil dem Leser Troxlers Bücher in den meisten Fällen wohl kaum unmittelbar zur Verfügung stehen werden. Ferner sind die Anmerkungen am Schluss der Arbeit verhältnismässig ausführlich gehalten. Dadurch soll ermöglicht werden, auf viele historische und medizinische Bezugspunkte Troxlers hinzuweisen, ohne dass dadurch der Fluss des Gedankengangs im Haupttext beeinträchtigt wird.

Zu Troxlers medizinischen Publikationen sind noch einige Bemerkungen nötig.

1. Die Schrift "Ueber die Lehre von der Bewegung der Iris", die nach Belke, Aeppli und Goetz (9) von Troxler im Jahre 1800 herausgegeben worden sein soll, konnte trotz intensivem Suchen im In- und Ausland nicht gefunden werden. Wohl schrieb Troxler schon vor seiner Promotion den Aufsatz "Prüfung der bisherigen Lehre über die Bewegung der Iris mit einer neuen Ansicht ihrer Bewegung" (10). Dieser wurde aber erst

1803 in Schmidt und Himlys Ophthalmologischer Bibliothek veröffentlicht. Es mag hier eine Verwechslung mit diesem Aufsatz vorliegen. In der ausführlichsten der bisherigen Troxler-Bibliographien, in derjenigen von Spiess (11), wird die in Frage stehende Schrift gar nicht erwähnt.

2. Das anonyme Buch "Geisteslehre nach Brownischen Prinzipien" (1803, Orell Füssli, Zürich) wird von einigen älteren Autoren Troxler zugeschrieben (12). Ein späterer Gutachter hat aber Troxlers Autorschaft dieser Schrift für unmöglich erklärt (13). Wir glauben, dieses Urteil aufgrund eines eigenen, eingehenden Vergleichs dieser Schrift mit Troxlers Büchern, vor allem mit denen aus demselben Jahr (14) voll bestätigen zu können. Dies aus folgenden Gründen:

a. Inhaltlich gesehen ist die "Geisteslehre" eine ausgedehnte Anwendung der Brown'schen Reiztheorie auf das psychologische Gebiet. In einer Art, wie man sie bei Troxler nirgends findet: Sie setzt sich gegenüber Brown zwar ab (15), übernimmt aber doch durch Benützung der Reiztheorie (16) dessen Grundprinzipien. In der Geisteslehre fehlt hingegen völlig die polare Entgegensetzung von einander entgegengesetzten Organisationstendenzen innerhalb des lebendigen Ganzen und der Bezug dieser Polaritäten auf ein übergeordnetes Ganzes, wie das bei Troxler von allem Anfang an und durch alle seine späteren Schriften hindurchgehend zu finden ist. Der Krankheitsbegriff der Geisteslehre basiert auf der Reiztheorie und richtet seine Aufmerksamkeit auf das Verhältnis von Aussenreiz und Lebensäusserung des Individuums (17), Troxler hingegen schaut auch auf die durch äussere Influenzen im Individuum selbst veranlasste Disharmonie. Diese gehört gerade zum Wesentlichen seines Krankheitsbegriffs.

b. Stilistisch gesehen ist die Geisteslehre klarer und bestimmter gehalten als Troxlers Schriften. Jedoch fehlt in ihr im Gegensatz zu diesen das ganze aus der idealistischen philosophischen Schule stammende Vokabular wie "Identität, Indifferenzvermögen, Differenzierung, Indifferenzierung" etc. Troxler wiederum verwendet die in der Geisteslehre gebrauchte Ausdrucksweise von "Reiz" und "Geistesfähigkeit" usw. kaum.

c. Troxlers frühe Schriften erschienen jeweils an einem Verlagsort in der Nähe seines jeweiligen Aufenthaltsortes, z.B. die von 1803 in Jena. Die "Geisteslehre" erschien aber in Zürich. Troxler war zwischen 1800 und 1805 nicht in der Schweiz. Deshalb ist es zwar nicht unmöglich, aber kaum wahrscheinlich, dass er in Zürich veröffentlicht hat.

d. Troxler bezieht sich in seinen Schriften inhaltlich an verschiedenen Stellen ausdrücklich auf seine anderen Werke, niemals aber auf eine "Geisteslehre".

Diese Argumente dürften genügen, um Troxler als Autor der "Geisteslehre" mit Sicherheit auszuschliessen.

3. Troxler hat 1842 in der Nr. 2 der Schweizerischen Zeitschrift für Medicin, Chirurgie und Geburtshülfe einen Aufsatz veröffentlicht mit dem Titel: "Die Armé de Diu in Greierz. Eine Abart von Cretins". Troxler selbst hat zwar an anderer Stelle auf diese Publikation hingewiesen (18), jedoch wird sie bis heute in keiner Arbeit über Troxler erwähnt. Ihre Einbeziehung in diese Dissertation darf deshalb als Novum gelten.

3. Zur inhaltlichen Gliederung dieser Dissertation

In der Darstellung des Themas wurde folgendermassen vorgegangen:

Das erste Kapitel ist einer kurzen Biographie Troxlers gewidmet. Es soll für den mit Troxler noch unvertrauten Leser in grossen Zügen die Art und die Bedeutung dieser Persönlichkeit skizzieren und auf ihre wichtigsten inneren Beziehungen zum allgemeinen Kulturleben der damaligen Zeit hinweisen.

Im zweiten Kapitel soll auf den weltanschaulichen und medizinhistorischen Ausgangspunkt Troxlers eingegangen werden, von dem aus er dann weitergeschritten ist.

Das dritte Kapitel will eine Uebersicht über Troxlers Welt- und Menschenbild geben. Damit soll die Basis zum Verständnis seiner medizinischen Auffassungen gelegt werden.

Im vierten Kapitel wird auf der Grundlage des bis dahin Ausgeführten der allgemeine Krankheitsbegriff Troxlers entwickelt. Das fünfte Kapitel bringt besondere Aspekte zu Troxlers Krankheitsbegriff und einen Einblick in physiologisch-medizinische Vorstellungen, die für die medizinhistorische Bedeutung Troxlers wichtig sind.

Das sechste Kapitel erzählt von Troxlers Bedeutung für die Sozialmedizin und die Medizinalpolitik, das siebente stellt Troxlers Entwurf eines Systems der Medizin dar.

Im achten Kapitel erst wird das philosophisch-erkenntniswissenschaftliche Hauptanliegen Troxlers behandelt, und nicht, wie das von einem prinzipiellen Standpunkt aus sinnvoll sein könnte, am Anfang der ganzen Arbeit. Es ist nämlich so, dass sich im Verlauf der Darstellung von Troxlers Ideen das Erkenntnisproblem erst ergeben wird, daher soll es erst dann behandelt werden. Mit diesem Vorgehen folgen wir auch der Entwicklung dieser Erkenntnisproblematik bei Troxler selbst: In seinen frühen naturphilosophischen und medizinischen Werken legt er seinen anthropologischen und medizinischen Ideen einen Inhalt zugrunde, dessen Erkennbarkeit zu einem Hauptproblem seiner späteren philosophischen Hauptwerke wird.

Im abschliessenden neunten Kapitel wird dann der Versuch gemacht, durch das Zusammenführen der medizinischen und philosophischen Kernpunkte die eigentliche Bedeutung Troxlers für die Medizingeschichte herauszuarbeiten.

4. Hinweise zum Text

Die Zitate sind vom jeweiligen Original wort- und buchstabengetreu übernommen worden. Mögliche orthographische oder syntaktische Fehler in den zitierten Textstellen sind nicht korrigiert worden, da es sich dabei manchmal um alte Schreibweisen handelt. Runde Klammern gehören zum Text, eckige Klammern sind vom Verfasser der Dissertation zur Erläuterung eingefügt worden. Querverweise innerhalb dieser Arbeit sind mit Sternchen angegeben, Anmerkungen mit Zahlen. Die Anmerkungen und Textbelege finden sich in fortlaufender Numerierung am Schluss dieser Dissertation, ebenfalls die Bibliographie für die benützten Quellen.

5. Dank an die Persönlichkeiten, deren Mithilfe das Entstehen dieser Arbeit möglich gemacht hat

An dieser Stelle sei all denjenigen Persönlichkeiten herzlich gedankt, die durch ihre Hilfe meine Dissertation möglich gemacht haben. Herr Professor Buess hat sie von Anfang an mit Wohlwollen und stets mit lebhaftem Interesse und kritischen Hinweisen unterstützt. Seine Mitarbeiterin, Fräulein Dr. M.L. Portmann, hat mir durch ihre Uebersetzung von Troxlers Dissertation und ihre Hilfsbereitschaft beim Aufsuchen der Quellen die grössten Dienste erwiesen. Herr

W.A. Moser, Basel, hat mir in philosophischer Hinsicht einige wertvolle Ratschläge erteilt. Und die Fertigstellung dieser Arbeit habe ich der sehr umfangreichen und äusserst verlässlichen Schreibarbeit von Frau U. Schneider, Arlesheim, und von Frau U. Hiss, Basel, zu verdanken.

1. KAPITEL

Biographisches

Ignaz Paul Vital Troxler wurde am 17.8.1780 in Beromünster, Kanton Luzern, als ältestes von vier Kindern geboren. Sein Vater, Schneider von Beruf, führte einen Tuch- und Eisenladen und besass eine ansehnliche Hausbibliothek. Seine Mutter, geborene Katharina Brandstetter, wird als eine tatkräftige, arbeitsame und fromme Frau geschildert, zu der Troxler zeitlebens eine enge, verehrungsvolle Beziehung pflegte. Der kleine Vitalis "war von Natur ungemein rasch, laut, lebhaft und offen" (19). Kurz nach seinem 6. Geburtstag verstarb sein Vater, erst 38jährig, an einer Pneumonie, ein Ereignis, das einen tiefen Einschnitt im Leben der Familie bedeutete. Die Mutter vermochte es, dank regster Tätigkeit, den Laden aufrecht zu erhalten und liess ihren geistig hochbegabten Liebling und Aeltesten mit 9 Jahren im Chorherrenstift Beromünster die Lateinschule besuchen, wo er wegen seiner leichten Auffassungsgabe und Geistesschärfe als Erster auffiel, aber auch einem strengen Uebungs- und Strafsystem unterzogen wurde, so dass er, der Natur- und Freiheitsliebende, für eine gewisse Zeit seiner Jugend "zahm, still, duldsam, eingezogen und schüchtern" wurde (19).
Seine Ferien verbrachte er oft bei einem Onkel, einem gütigen und vielseitig interessierten Ordensmann im Kloster St. Urban, der ihn zu vielem anregte, z.B. indem er ihm Experimente mit Elektrizität vorführte. Das Kloster mit seinem vielfältigen Leben in den Gärten und Werkstätten wurde so die "erste Akademie" (20) für ihn, in der er oft mehr lernte als in der ganzen Schulzeit. Troxler war sehr wissbegierig und fleissig, und die hinterlassenen Bücher seines Vaters kamen ihm dabei sehr zugute. Vom 12. - 14. Lebensjahr studierte er Grammatik und Syntax an der Höhe-

ren Schule in Solothurn. Dort kam er mit der französischen Emigrantenwelt und dadurch auch mit den Idealen der Französischen Revolution in Berührung, was in ihm Gedanken über die Situation der Schweiz anregte. "Freiheit des Vaterlandes war meine erste Liebe" (21).

Von 1796 - 1798 besuchte er das Gymnasium in Luzern, wo er antike Sprachen, Geschichte, Mathematik, Rhetorik, Poetik und Philosophie studierte.

1798 erfolgte der Franzoseneinfall in die Schweiz. Am 5.3.1798 wurde die "Eine und Unteilbare Helvetische Republik" ausgerufen. Der 18jährige Troxler war anfänglich begeistert für die Ideale der Französischen Revolution. Er wurde auf Empfehlung eines ehemaligen Lehrers Sekretär beim Luzerner Regierungsstatthalter Vinzenz Rüttimann (22), mit dem er, nach dessen Aufrücken ins Direktorium der Helvetischen Republik, mit nach Bern zog. Jedoch entstand in ihm bald eine Abscheu gegenüber dem Intrigantentum und den politischen Machtgebräuchen, und er war enttäuscht über die Abhängigkeit der Schweiz von Frankreich, so dass er rasch seine politische Laufbahn aufgab. Er teilte seiner Familie kurz entschlossen mit, in Jena Medizin, Naturwissenschaft und Philosophie studieren zu wollen.

Im Spätherbst 1799 kam Troxler in Jena an, das, mit dem nahen Weimar zusammen, das wichtigste Zentrum des damals in Hochblüte stehenden deutschen geistigen Lebens war. Er war sich später der besonderen Schicksalsfügung wohl bewusst, die ihn zu dieser Zeit an diesen besonderen Ort geführt hatte. Im ersten Vortrag seiner philosophischen Vorlesungen sagte er 1835 darüber:

"Die Bewegung zu meiner Philosophie aber, Verehrteste, oder zu dem individuellen Anteil, den ich mir an der geistigen Erleuchtung des Menschengeschlechts aus eigner Selbstmacht genommen, diese habe ich zuvörderst als Schweizer aus Albrecht Haller, Johann Müller, aus Lavater, Iselin und Balthasar, später aus Rousseau und Pestalozzi geschöpft. Dieses waren die vaterländischen Vorgründe meiner philosophischen Erziehung. Als eine für mich besonders glückliche Fügung der Vorsehung betrachte ich es aber, dass meine akademische Bildungszeit zum Arzte in den Zeitpunkt der eigentlichen Kulturhöhe der Philosophie in Deutschland fiel. Die grosse durch den unsterblichen Königsberger herbeigeführte Revolutionsepoche der Philosophie war vorüber; es stund bereits Fichte in der Blüte und Jacobi auf dem Kampfplatze - und die beiden unvergesslichen Heroen kannte, sah und sprach ich noch. Schelling - in dem sich alle Strahlen des grundtiefen philosophischen Geistes der Deutschen gesammelt zu haben schienen - war mein geliebter und mich liebender Lehrer, und in den Zeiten der aufstrebenden Naturphilosophie war mir nachgerühmt, ich sei der Jünger Einer, die zunächst zu den Füssen des trefflichen Meisters gesessen. Da, in dem kleinen Saalathen Jena unweit dem damals noch von einem ganzen Chor der unsterblichen Olympier bewohnten Musensitze Weimar genoss ich auch das Glück des wissenschaftlichen Umgangs mit dem Riesengeiste der neueren Scholastik, Hegel, und sah dem ersten Keimen des durch seine höchste Vollendung sich vernichtenden letzten Systemes der Spekulation zu. Wie unglückselig müsste eine Naturanlage sein, die in solch einer philosophischen Atmosphäre nicht erwärmt, erleuchtet und begeistert würde!" (23).

An anderer Stelle sagt Troxler über diese für sein ganzes Leben entscheidende Zeit: "In Weimar lebte Goethe, Schiller, auch noch Wieland und Herder, später Jean Paul, der einmal im schmerzhaften Ernst selbst sagte, hier ist jeder Stein klassisch, in Jena die beiden Schlegel, Tieck, oft Novalis und Humboldt, Schelling, Steffens, Ritter, Paulus, Feuerbach usw. Dabei eine ganz herrliche Jugend als Saat, die seither in reiche Männerernte aufgegangen. So schön hab ich das Universitätsleben nie wieder gesehen, das Studium war wahrhaft akademisch und bei jedem der Bessern allumfassend, im Grund nur eine Fakultät, deren gemeinsame Basis Philosophie. Mit heiliger Ehrfurcht nahte ich mich dieser Geisterwelt und halte es für mein höchstes Lebensglück, die meisten ihrer Götter und Helden gesehen und gehört zu haben. Mich zog aber meiner Neigung und Bestimmung gemäss vorzüglich Schelling an. Ich war einer seiner eifrigsten und ich glaube auch sagen zu dürfen seiner geliebtesten Schüler. Bald spielte ich in dem unendlich lehr- und übungsreichen Conversatorium unter seiner und Hegels Leitung eine Hauptrolle" (24).

Troxler studierte ferner Physik bei Voigt, Chemie bei Göttling, Botanik und Geologie bei Batsch, Mineralogie bei Lenz, Anatomie und handwerkliche Chirurgie bei Loder, Osteologie, Kraniografie, theoretische und praktische Geburtshilfe bei Froriep, Materia Medica bei Succovius, Therapie, medizinische Chirurgie und Ophthalmologie bei Himly, nahm teil an medizinischen Gesprächen bei Loder und Nicolai und besuchte den auch teilweise praktischen klinischen Unterricht bei Loder, Himly, Succovius und Bernstein (25).

Ueber sein damaliges Verhältnis zur Philosophie und Naturwissenschaft sagt Troxler: "Ich hatte früh erkannt, dass die Empirie der Boden sei, auf dem man stehen und von dem aus man ausgehen müsse. Das Philosophieren galt mir aber für das zweite Element, ohne welches dieser Boden weder wahrhaft angebaut noch bepflanzt werden, höchstens zum Weidgang des Brotstudiengeistes dienen könnte" (26).

Der Studienfreund Gotthilf Heinrich Schubert (27) schrieb später über Troxler: "Später als die eben genannten Jugendgenossen, erst in der letzten Zeit meines Aufenthaltes in Jena, lernte ich den naturkräftigen, redlich strebenden I. Paul Troxler, den ehrenhaften Schweizer kennen. Er war ein Vorbild des treuen Fleisses und des sittlichen Ernstes; Schellings Philosophie hatten nur wenige seiner Zuhörer so tief und mit solcher Begeisterung erfasst, als er. Er ist einer von den wenigen noch lebenden Mitgenossen jener schönen Zeit, den ich in warmer Jugendfreundschaft begrüssen kann" (28).

Troxler promovierte am 7. April 1803 in Jena zum Doktor der Medizin mit dem Thema "Sistens Primas Lineas Theoriae Inflammationis Suppurationis et Gangraenescentiae". Schon bald begann er auch, von Schelling ausgehend, eine eigenständige naturphilosophische schriftstellerische Tätigkeit zu entwickeln. 1803 veröffentlichte er die "Ideen zur Grundlage der Nosologie und Therapie", von denen Schelling selbst sagte, sie seien "unstreitig in ihrem allgemeinen Teile das Beste, was nach naturphilosophischen Ansichten über eigentliche Medizin bis dahin geschrieben war" (29).

In einem Streit mit Kilian (30), der ihm vorwarf, seine "Ideen" seien eigentlich Schellings geistiges Eigentum, zeigte Troxler zum ersten Mal die Heftigkeit seines cholerischen Temperamentes in einer öffentlichen Auseinandersetzung. Schelling bezeugte damals öffentlich Troxlers geistige Eigenständigkeit:

"Erklärung:
In bezug auf die Aufforderung des Hrn. Dr. Troxler in Nr. 133 des Intell.-Blattes dieser Zeitung erkläre ich hiermit:
Dass ich von der Schrift des Hrn. Troxler: Ideen zur Grundlage der Nosologie und Therapie, vor deren vollendetem Abdruck keine Kenntnis gehabt und dass Hr. Troxler ausser dem, was er etwa meinen Schriften und Vorlesungen zu verdanken haben mag, und was ohnehin jedermann, der mit meinen Ideen bekannt ist, leicht unterscheiden kann, von mir

persönlich auch nicht die geringste Anleitung oder Mitteilung von Ideen zu seiner Schrift erhalten habe, wie Hr. Kilian in der von Hrn. Troxler angef. Stelle verstehen geben zu wollen wenigstens scheinen könnte.
Ich glaube, diese öffentliche Erklärung dem wackern jungen Manne schuldig zu sein, der sich geschämt haben würde, seine literarische Laufbahn so anzufangen, wie sie Hr. Kilian aller Wahrscheinlichkeit nach enden wird. Würzburg, im Dezember 1804. Schelling" (31).

1803 folgte Troxler seinem Lehrer Himly für ein weiteres Studienjahr nach Göttingen. Himly stellte ihm zuletzt ein sehr gutes Zeugnis aus: "Herr Dr. Ignaz Vital Troxler hörte bei mir spezielle Nosologie und Therapie, ferner medizinische Chirurgie und Ophthalmologie, erhielt bei seinem Examen den einstimmigen vollen Beifall der Fakultät, behandelte in meiner Klinik sowohl hier als zuvor in Jena mehrere ihm übertragene Kranke mit vieler Geschicklichkeit und zeigte hierbei, sowie im genaueren Umgange, Talente und Kenntnisse, welche ihn mir sehr achtenswert gemacht haben, so dass ich demjenigen Staate Glück wünsche, welchem er dieselben widmen wird." (Göttingen, 18. April 1804) (32).

Troxler veröffentlichte in den Jahren 1803 - 1807 in der von Himly und Schmidt herausgegebenen "Ophthalmologische Bibliothek" eine Reihe von Aufsätzen:

"Prüfung der bisherigen Lehre über die Bewegung der Iris, mit einer neuen Ansicht ihrer Bewegung", Jena 1803;
"Ueber das Verschwinden gegebener Gegenstände innerhalb unseres Gesichtskreises", Jena 1804;
"Präliminarien zur physiologischen Optik", Jena 1804;
"Effloreszenz des Auges", Jena 1804;
"Ueber die Frage: Warum sehen wir mit zwei Augen die Gegenstände nicht doppelt?", Jena 1807; und

"Ueber das Schielen und Doppelsehen, oder die Polarität des Gesichts", Jena 1807.

Es darf an dieser Stelle betont werden, dass die "Ophthalmologische Bibliothek" die erste augenärztliche Fachzeitschrift der Weltliteratur war, und dass sich die Augenheilkunde erst durch diese Zeitschrift als selbständige Fachrichtung innerhalb der Medizin etablierte (33).

Anlässlich der Veröffentlichung seines Buches "Versuche in der organischen Physik" (Jena 1804) geriet Troxler in eine erneute polemische Auseinandersetzung, diesmal in einen Prioritätenstreit mit Oken (34). Troxler hatte in den "Versuchen" in den Aufsätzen "Ueber die Sinne und die Elemente der Sensation, besonders der zwei höchsten" und "Ueber das Problem die Tiere zu ordnen" (35) eine Ordnung der Entwicklungshöhe der Tiergattungen nach den verschiedenen, bei den einzelnen Gattungen jeweils prädominierenden Sinnen vorgenommen, ähnlich wie es Oken schon 1803 in "Uebersicht des Grundrisses des Systems der Naturphilosophie und der damit entstandenen Theorie der Sinne" (Frankfurt 1803) getan hatte. Oken warf Troxler vor, die Idee dieser Ordnung von ihm übernommen zu haben, was dieser aufs heftigste bestritt. Diesmal wurde Troxler von Himly öffentlich unterstützt, indem dieser bezeugte: "So wie die Sache nun geworden ist, glaube ich Herrn Dr. Troxler die öffentliche Versicherung schuldig zu sein, dass bei sehr genauem Umgange ich ihn immer sehr wahr und bieder gefunden habe" (36).

Nach einem vorübergehenden Aufenthalt in Würzburg ging Troxler 1804 nach Wien, wo ihn der berühmte Dr. Malfatti (37) in die ärztliche Berufstätigkeit einführte. Im Jahre 1805 veröffentlichte Troxler in Wien seinen "Grundriss der Theorie der Medizin". Wie in den anderen medizinischen Schriften, so versuchte Troxler auch in dieser, die Medizin auf das Fundament der Philosophie zu stellen. Dass Troxler damals um das Verhältnis von Medizin und Philosophie bemüht war, geht auch aus den Erinnerungen Varnhagens van Ense (38) hervor:

"Im Hause von Eskeles lernt' ich zwei berühmte Wiener Aerzte kennen, den ausgedienten in seinem hohen Alter originell dreisten Freiherrn von Quarin, und den angehenden, scharf geistigen, schnell- und tiefblickenden Malfatti, der ein Schüler der Naturphilosophie mit dem Naturphilosophen Dr. Troxler eng verbunden war. Auf den letztern hatt' ich es abgesehen, da seine Schriften mir in hohen Ehren standen; doch traf ich nur Einmal mit ihm zusammen, wo er den Stand der Philosophie und ihr Verhältnis zur Heilkunde mit grossem Geiste besprach, und mich tadelte, dass ich der letztern untreu geworden, indem er deren Ausübung weit über alle politische und militairische Wirksamkeit erhob. Mir gefiel sein freier Geist wie sein edles Aeussere, und es that mir sehr leid, dass wir durch Zufall nicht wieder zusammenkamen, er selbst war in Wien als Fremder, und dachte ernstlich an die Rückkehr in die schweizerische Heimath" (39).

Von Wien aus begleitete Troxler als Leibarzt eine polnische Gräfin (40) auf einer Reise durch Italien und Frankreich, lehnte dann aber ihr Angebot, immer bei ihr zu bleiben, ab und zog wieder in die Heimat, wo er Ende 1805 nach fast sechs Jahren Abwesenheit wieder eintraf.

In Beromünster eröffnete er eine Praxis. Anfang 1806 brach in dieser Gegend eine schwere epidemische Grippe mit Pneumonie und gastrointestinalen Symptomen aus, im Verlauf derer viele Patienten starben. Troxler, der selbst keinen einzigen Patienten verloren hatte, griff in der Schrift

"Einige Worte über die grassirende Krankheit und Arzneykunde im Kantone Luzern im Jahre 1806" (Zug 1806) die rückständigen, die Patienten schwächenden therapeutischen Methoden seiner Kollegen und der Kurpfuscher sowie den Zustand der Amtsmedizin heftig an und verteidigte seinen Standpunkt in einer zweiten Schrift: "Noch etwas als Folge einiger Worte über die grassirende Krankheit und Heilkunst im Kanton Luzern" (1806). Das radikale Vorgehen Troxlers veranlasste den luzernischen Sanitätsrat, von ihm Abbitte für die in "höchst unanständigen Ausdrücken abgefasste Schrift" (41) zu fordern. Troxler, der dem Sanitätsrat das Recht absprach, in eigener Sache Kläger und Richter zu sein, verweigerte die Abbitte, auch nach der entsprechenden Aufforderung durch die luzernische Regierung. Schlussendlich entzog er sich der Festnahme durch Flucht in den Kanton Aargau, von wo aus er im Verlauf des Jahres 1806 wieder in Wien eintraf.

In Wien verkehrte er wieder im Kreis von Malfatti, war persönlich befreundet mit Beethoven (42), übte seinen Beruf aus und widmete sich wieder seinen philosophischen Studien. 1807 erschien in Wien seine Schrift "Ueber das Leben und sein Problem" und 1808 die "Elemente der Biosophie".

In Wien lernte er auch seine spätere Gattin Wilhelmina Wolborn aus Potsdam kennen. Am 16.10.1809 wurde ihre Ehe geschlossen, der später 11 Kinder entspriessen sollten, und die über 50 Jahre dauerte. Der Schriftsteller Wolfgang Menzel, der Troxler 1823 in Aarau kennen lernte, beschrieb das Paar in seinen "Denkwürdigkeiten": "Dieser liebenswürdige Gelehrte, mit dessen feinem Geiste ich gerne Umgang pflog, war von Körper ziemlich klein und entstellte sich ein wenig durch einen hahnenkammartig hoch über die Stirn hervorragenden Haarschopf. Dagegen war seine junge wunderschöne Frau eine wahre Riesin, wie sie denn auch, aus Potsdam gebürdig, von der alten preussischen Garde zu stammen schien. Eine vollkommenere Vereinigung von Körpergrösse und Formenschönheit sah ich nie wieder, ausser an der kolossalen Flora von Marmor in Florenz"(43). Ernst Münch schreibt in seinen Erinnerungen über Troxlers Frau: "Eine herrliche Gestalt, von den frischesten, gesundesten Reizen und von dem gebildetsten Verstand, tief eindringend in des Freundes Gedanken und Wünsche, Richtungen und Pläne, und wie Thusnelde und Gertrud Stauffacherin hilfreich zu jeder Stunde mit Rat und Tat, stellte sich Minna Troxler dar, die, soviel ich weiss, eine Verwandte des grossen Philosophen Fichte gewesen ist. Den Blick ihres klaren, durchdringenden Auges, den etwas spöttisch strafenden Zug in den Mundwinkeln konnte kein Weichling, kein Wasserkopf, kein Junker von der damals üblichen Sorte aushalten" (44).

Veranlasst durch den Wunsch der Mutter, kehrte Troxler 1810 wieder in die Schweiz zurück, wurde aber an der Luzerner Kantonsgrenze aufgrund des Steckbriefes von 1806 sogleich verhaftet, dann aber für eine Bürgschaft wieder frei gelassen. Durch die inständigen Bitten seiner Mutter und seiner Gattin veranlasst, überwand er seinen Widerstand gegenüber den Behörden und leistete die geforderte Abbitte.

In seiner nun florierenden Praxis in Beromünster war Troxler sehr beschäftigt. Er war unterdessen eine bekannte Persönlichkeit geworden und wurde im Jahre 1810 von der Aerztegesellschaft des Kantons Bern mit anderen, zum Teil berühmten Persönlichkeiten Deutschlands und Frankreichs zum Ehrenmitglied ernannt (45). Eine Berufung an die medizinische Fakultät der Neuen Universität Berlin im Jahre 1811, die durch die Vermittlung Reils (46) zustande gekommen war, scheiterte daran, dass Troxler seine Mutter unterstützen und in ihrer Nähe bleiben wollte. Aus Dankbarkeit widmete er Reil seine "Blicke in das Wesen des Menschen", die 1812 erschienen.

In dieser Zeit brachten die Auswirkungen von welthistorischen Ereignissen auch in Troxlers Leben Veränderungen mit sich. Napoleon wurde 1813 in der Schlacht bei Leipzig geschlagen. Auch durch die Schweiz wälzten sich Heerhaufen nach Frankreich zurück. Das Ende des französischen Protektorates über die Schweiz und der aufgezwungenen Mediationsverfassung war gekommen. Restaurative Tendenzen machten sich wieder geltend. In diesen Verhältnissen begann Troxler, wieder eine politische Aktivität zu entfalten.

In Luzern wurde nach einem Staatsstreich am 16.10.1814 wieder eine Verfassung im Sinn des abgelaufenen Jahrhunderts eingesetzt. Nachdem in einer Denkschrift vom Landvolk die Rückerstattung der verfassungsmässigen Rechte gefordert worden war, kam es zu Verhaftungen. Auch Troxler, der 1814 mit den Schriften "Ein Wort bei Umbildung eines Freistaates" und "Die Freiheiten und Rechtsamen der Kantonsbürgerschaft Luzerns nach dem Laufe der Zeiten" sowie mit einem Nachtrag zu dieser Schrift an die Oeffentlichkeit getreten war, landete im Gefängnis. Er wurde aber nach längerer Untersuchungshaft wieder freigelassen, wie vermutet wird, vielleicht sogar durch die Fürsprache des Fürsten Metternich (47).

Das politische Schicksal der Schweiz liess Troxler nun nicht mehr los. Mit Hilfe finanzieller Unterstützung von Gesinnungsgenossen reiste er im Oktober 1814 mit seiner Familie nach Wien, um dort am grossen Wiener Kongress als Privatmann auf seine Weise in die Gestaltung des zukünftigen Schicksals der Schweiz einzugreifen. Er versuchte, mit Hilfe von zwei Denkschriften, die Varnhagen van Ense 1815 unter dem Titel "Ueber die Schweiz. Von einem schweizerischen Vaterlandsfreunde" herausgab, auf die Kommission einzuwirken, die sich am Wiener Kongress mit den Angelegenheiten der Schweiz zu befassen hatte. Varnhagen van Ense schreibt in seinen "Denkwürdigkeiten" über dieses Wirken Troxlers:

"Einsamer, doch durch lichte Gedanken und treffende Worte nah und fern eingreifend, lebte Doktor Troxler aus Luzern hier am Kongressort in stiller Familienruhe, für die Angelegenheiten der Schweiz thätig bemüht, und keine Arbeit scheuend, über diese verworrenen Verhältnisse die Diplomaten aufzuklären, in deren Händen die Entscheidung dieser Sachen lag. Den tiefsinnigen Naturphilosophen und gründlichen Arzt hatte ich schon früher in Wien gekannt, nun lernt' ich auch den tapfern, alles Eigne dem Gemeinwesen opfernden Vaterlandsfreund kennen. Ein durchaus edler Geist, wirkte er auch unmittelbar als solcher auf jeden ähnlichen ein. Lange hatte er für seine Beschwerden und Vorschläge gar kein Gehör zu finden gewusst; ich eröffnete ihm den Zutritt bei Humboldt, und sowohl dieser, als der Graf Kapodistrias, jener Preussens und dieser Russlands Stimme in dem für die Schweizer Sachen niedergesetzten Ausschuss führend, haben mir eingestanden, jene Sachen würden eine ganz andere Wendung genommen haben, wenn die Angaben Troxlers früher bekannt gewesen wären. Indessen suchte dieser zu retten was noch möglich war und erlangte wenigstens soviel, dass die ganz entgegengesetzten Bestrebungen, in welchen andere Schweizer bemüht waren, noch mehr als schon geschehen des Veralteten wiederherzustellen, ohne weiteres abgewiesen wurden. Seltsam genug wollten anfangs auch diese Gegner Troxlers ihre Schriften mir zur Bearbeitung und Anbringung übergeben, da sie denn erfahren mussten, dass ganz andere Vorliebe hier schon Besitz genommen. Ich gab zuletzt noch eine kleine Schrift von Troxler über die Schweiz heraus und vertheilte sie rechts und links, was damals keinen Tadel fand" (48).

Enttäuscht, da er sein angestrebtes Ziel in Wien nicht genügend erreicht hatte, zog Troxler mit der Familie über Potsdam wieder in die Schweiz zurück, wo er sich aus Sicherheitsgründen 1815 in Aarau niederliess. Er wollte "wenn denn auch gar nichts für uns zu hoffen ist in stillern und engern Kreisen die Bildung der Menschen zu fördern suchen, was ja doch bei all meinem politischen Streben eigentlich mein letzter Zweck war. Es müssen am Ende doch die Waffen des Lichts siegen" (49). Varnhagen van Ense, mit dem Troxler nun in freundschaftlichem Briefwechsel stand, ermunterte ihn, das philosophisch durchdrungene öffentliche Wirken nicht aufzugeben, so im Brief vom 24.7.1815: "Ihre beiden kleinen Schriften sind der lebende Beweis, welchen wohltätigen Einfluss Sie auf Staatssachen üben können. Entziehen Sie sich dieser Art Schriftstellerei nicht, die ja dem Gegenstand nach so eng mit Ihren grössern anthropolog. Arbeiten verbunden ist!" (50). Troxler, der sich zuerst nur ungern "auf dieses ihm eigentlich fremde Gebiet versteigen" (51) wollte, gründete im Jahre 1816 zusammen mit einigen Freunden die Zeitschrift "Schweizerisches Museum", die allerdings nur ein Jahr lang erschien. Ihr Inhalt sollte Religion, Philosophie, Aesthetik, Geschichte und Politik umfassen. Troxler stellte sich vor, "das Blatt müsste auf einer solchen Höhe gehalten werden, dass es auf nichts weniger als einer Entwicklung der innern Gründe des edelen menschlichen Daseins und Wirkens überhaupt ausginge und durch Behandlung der wesentlichen Aufgaben des Zeitalters auf die öffentliche Aufmerksamkeit und Teilnahme Anspruch machen dürfe..." (52). Troxler selbst verfasste für diese Zeitschrift eine Einleitung und drei Aufsätze mit den Themen "Idee des Staates und das Wesen der Volksvertretung", "Ueber die Freiheit der Presse", "Ueber die Grundbegriffe des Repräsentativsystems".

An dieser Stelle möchte ich aphoristisch einige Kerngedanken aus dem Aufsatz über Pressefreiheit anführen, denn aus ihm wird eine Haltung gegenüber geistiger Freiheit ersichtlich, die der philosophischen Grundhaltung Troxlers entspringt, und die einen wesentlichen Grundzug seines gesamten politischen Wirkens ausmacht, auch da, wo sich dieses auf das Verhältnis von Medizin und Staat erstreckt (*).

Dem Aufsatz ist das Motto des englischen Philosophen Milton vorangestellt: "Die Freiheit, zu erkennen und unsere Erkenntnis nach unserem Gewissen frei äussern zu dürfen, ist der Freiheiten höchste Freiheit" (53). Es entspricht dem Wesen des menschlichen Geistes, frei zu sein, denn "der menschliche Geist ist ein Hervorgehen Gottes aus sich selbst und demnach frei" (54). "Entweder müsset Ihr den Geist töten oder ihn freilassen, Zwischenzustände gibt es nicht" (55). Mit der Zensur Böses verhüten zu wollen, ist selbst ein Böses, denn die Zensur verhindert auch die Verbreitung des Guten. Die Freiheit beruht auf der Möglichkeit, auch Böses zu tun. Troxler: "Wer die Freiheit will, muss auch den Missbrauch der Freiheit wollen, das heisst er muss damit rechnen und sich darauf gefasst machen. Das eventuelle Uebel, das aus dem Missbrauch entstehen kann, wird anders nicht als wieder durch Freiheit gutgemacht werden. Jede Veränderung, jeder Fortschritt, jede Revolution muss zuerst im Geiste vor sich gehen, muss da empfangen und gebildet werden, ehe sie sich verwirklicht, muss daher auch in Freiheit sich äussern können in Schrift und Presse." "Das Böse, das Freiheit und Wahrheit in der Welt angerichtet haben sollen, wird man uns nicht so leicht glauben machen. Und was den Irrtum betrifft, so trägt nicht die Wissenschaft

---

*) Vgl. S. 225 ff.: Medizinalpolitisches, das Problem der Freiheit in der Medizin.

die Schuld daran, wenn sie sich der Pressefreiheit bedient, denn die Wissenschaft ist es ja, die die Irrtümer entdecken und berichtigen kann" (56).

Von 1816 - 1817 entfaltete Troxler eine öffentliche Wirksamkeit in medizinischer Hinsicht durch die Herausgabe der Zeitschrift "Archiv der Medizin, Chirurgie und Pharmazie" zusammen mit einigen anderen Aerzten. Troxler selbst schrieb die Einleitung dazu und veröffentlichte darin die folgenden Aufsätze, die wir hier aus medizinhistorischen Gründen alle kurz anführen.

"Geschichte einer im Entstehen geheilten Vesanie" (57) (Krankengeschichte eines Wahnes);

"Erfahrungen und Bemerkungen über das Blei als Arzneimittel innerlich angewendet" (58) (Erfahrungsbericht über Blei als Arzneimittel, Kasuistik und Literaturüberschau);

"Rabdomantische Sensibilität" (59) (Dokumentierte Fallbeschreibung über die Fähigkeit, unterirdische Erze und Mineralien in tranceartigem Bewusstseinszustand wahrnehmen zu können);

"Geschichte eines heftigen und heilsamen Blutverlustes eines neugeborenen Kindes mit Folgerungen über die Unterbindung der Nabelschnur" (60) (Kasuistik mit medizinischer Diskussion);

"Etwas über Hydrophobie und das dagegen empfohlne Aderlassen" (61) (Erwägungen über Aderlassen und lokales Verätzen oder Verbrennen als Therapie bei Tollwut);

"Surrogate" (62) (Medizinpolitischer Artikel gegen den Ersatz ausländischer Medikamente durch einheimische);

"Aftermedizin" (63) (Artikel gegen die Quacksalberei);

"Das Mennesiren oder die geistliche Quacksalberei unserer Zeit" (64) (Artikel gegen die von katholischen Geistlichen geübten abergläubischen Praktiken);

"Erinnerungen und Bemerkungen über Behandlung und Unterricht der Taubstummen" (65) (Therapeutische Erwägungen, Restfähigkeiten sollen angeregt statt ersetzt werden);
"Ein Beitrag zur Geschichte und Wissenschaft der Naturentwickelung im menschlichen Geschlecht" (66) (Kasuistik einer Pubertas praecox);
"Eine Erfahrung über Einwirkung des im Milzbrande sich entwickelnden Giftes auf die menschliche Natur" (67) (Kasuistik mit Erwägung über die Natur der Ansteckung);
"Ueber den Nutzen des Schwefels in chronischen Brustübeln" (68) (Therapeutische Erfahrungen);
"Zerreissung des Krummdarms durch den Hufschlag eines Pferdes ohne irgend eine Spur von äusserer Verletzung" (69) (Kasuistik mit Sektionsbericht);
"Ueber Kretinismus" (70) (Eine längere, grundsätzliche, eine umfangreiche Literatur verarbeitende Abhandlung in zwei Teilen über das Kretinismusproblem).

In diesen Jahren litt Troxler stark unter der mühseligen Praxisarbeit, die ihn daran hinderte, in dem Masse geistig zu arbeiten, wie er sich das wünschte.
"Ich bin sehr müde der Praxis, die mich geistig nur notankern lässt - aber sie gibt mir festen Boden und sichere Zukunft" (71). "Meine Sehnsucht nach deutschem geistigem Leben wacht immer mehr auf, und die Aussicht, selbe noch in Jahren reger Kraft stillen zu können, wenn einmal für die niedrige Misere der Existenz gesorgt ist, reizt mich sehr" (72).

1818 lehnte er eine Berufung an den philosophischen Lehrstuhl in Bonn ab: "Ich kann mein Vaterland wegen meiner alten Mutter nicht verlassen, nicht geniessen was mir die liebe Germania schon wiederholt geboten. Hätt' ich doch in meinem Vaterlande eine Lehrstelle... Ich kann den Wunsch nicht unterdrücken und nicht bergen" (73). "Ich will den Platz fürs Vaterland, ich will die Stelle für das was ich fürs Beste halte. Kann's nicht so sein, ... bleib' ich gerne noch geplagter, gequälter, zerschellter, gedrückter und geängstigter purus putus Practicus ..." (74).

Zu diesen Schwierigkeiten kam, dass er in den Jahren 1815 - 1819 vier seiner Kinder durch Krankheiten verlor. Troxler war verzweifelt: "Ich besonders hasse nun wahrhaftig die heillose Heilkunst, die mich das Teuerste nicht retten lässt. Wenn je, so bin ich jetzt entschlossen, der praktischen Medizin, die mich in glücklicher Behandlung anderer nur mein Unglück tiefer und zermalmender fühlen lässt, zu entsagen. Es ist ein martervoller und undankbarer - höhern Trieb, weiteres Wirken, häusliches Leben und Erziehung meiner Kinder verzehrender Beruf. Aber länger opfere ich mich und mein Bestes nicht in dieser Sphäre. Angesteckt, vergiftet ward mir dies teure Kind um meines Berufes willen (75). Und etwas später schreibt er: "... Es wird mir immer enger und banger in meinem Berufskreise. Ich sehne mich wie eine junge Maje nach frischem Wasser, nach einem wissenschaftlichen Leben, und bin nun auch durch äussere Gründe vermocht, mich nach einer Stelle der im Weinberg des Herrn Arbeitenden umzusehen..." (76).

Aus dieser Situation heraus nahm Troxler 1819 eine Berufung als Professor für Geschichte und Philosophie an dem sonst nur von Geistlichen geführten Lyzeum Luzern an. Eine politische Umgestaltung im liberalen Sinne hatte diese Berufung möglich gemacht.

Troxler entwickelte in Luzern eine vielseitige und intensive Tätigkeit. Er verfasste die Lehrhefte über Logik, Anthropologie, philosophische Sittenlehre, philosophische Rechtslehre des Gesetzes und der Natur, Metaphysik und Aesthetik selbst. Münch schreibt über ihn: "Auf das jüngere Geschlecht übte er einen Zauber eigener Art, während das reifere, in ihm einen fortgesetzten Jüngling erkennend, leicht in Zerwürfnis geriet ob dem schneidenden Dialektismus, den er bei allen der Differenz unterliegenden Fragen alsbald entwickelte" (77).

Die allmählich aufkommende Gegnerschaft zwischen Troxler und seinen Kollegen zog bald weitere Kreise, und als es durch Anregung der Liberalen zu einer Neubearbeitung des Lehrplans kommen sollte, bildeten sich bis ins Volk hinein zwei Parteien. Troxler trug durch seine Polemik und seine cholerische Reizbarkeit viel zur Zuspitzung der Situation bei: "Schlagt auf die Bälge, denn sie sind hohl. Dies ist mein Wahlspruch" (78). Es kam dazu, dass Troxler bedroht wurde. "Bei der Beleuchtung des Löwen, als ich mit meiner Frau mich auf einige Augenblicke nur auf dem Spaziergang blicken liess, ward mir, ohne dass ich's nur wusste, von Rüttimanns Buben gedroht, dass ich geprügelt werden sollte. Aber ohne dass ich's wusste, bildeten sich Cohorten von Studenten zu meinem unsichtbaren Schutze" (79).

1821 veröffentlichte Troxler die Schrift "Fürst und Volk nach Buchanans und Miltons Lehre", die "wie eine Bombe" (80) einschlug. Das in dieser Schrift ausgesprochene Recht des Volkes, kraft seiner Souveränität sogar mit bewaffneter Hand die höchste Gewalt an sich zu reissen und auch über den König zu Gericht zu sitzen, trug Troxler den Vorwurf ein, den Fürstenmord zu verteidigen. Am 17.9.1821 wurde Troxler ohne vorheriges Verhör aus seinem Lehramt entlassen und das Buch verboten. Troxler wandte sich umsonst an den Grossen Rat, und eine Bittschrift seiner Schüler zu seiner Wiedereinsetzung wurde abgelehnt.

Eine grosse Freude erlebte Troxler, als er am 8. Mai 1822 in Schinznach die Versammlung der Helvetischen Gesellschaft leiten und die Präsidialrede halten konnte.

1823 verfasste er noch eine anonyme Uebersetzung eines freigeistigen Artikels über das Kirchenrecht ("Die Kirchenverbesserung im 19. Jahrhundert") und rechnete in der Schrift "Luzerns Gymnasium und Lyzeum" mit seinen Gegnern ab. Das zog eine gerichtliche Verfolgung nach sich, die aber wegen der glänzenden Selbstverteidigung Troxlers bloss mit einer geringen Geldstrafe ausging.

Eine durch die Vermittlung von Snell (81) und Oken in Basel erfolgte Berufung als Professor der Medizin, die Troxler wegen seiner Vorliebe für Philosophie ohnehin nicht gern angenommen hätte, sowie eine im selben Jahr 1823 in Aussicht stehende Philosophieprofessur in Freiburg im Breisgau kamen wegen der Affäre um "Fürst und Volk" nicht zustande. Dies empfand Troxler als einen vernichtenden Schicksalsschlag. Aus Geldnot eröffnete er in Beromünster vorübergehend wieder eine Praxis, bis eine glücklichere Lebenswendung eintrat, die ihm ermöglichte, für längere Zeit als Pädagoge und Philosoph zu wirken.

In Aarau hatte 1819 die aargauische "Gesellschaft für vaterländische Kultur" den "Bürgerlichen Lehrverein" gegründet, der bis 1830 eine höhere Mittelschule führte. Durch die Freundschaft mit Heinrich Zschokke (82), dem führenden Mitglied des Lehrvereins, kam Troxler 1823 als Lehrer und dann als Präsident des Lehrvereins an diese Anstalt.

Mit der Ankunft Troxlers wurde der Lehrplan des Lehrvereins umgestaltet. Troxler nannte den Zweck der Anstalt in seiner ersten Anzeige des Lehrvereins, "eine Mittel- und Uebergangsschule zu bilden, welche die von den vorhandenen Lehranstalten des Kantons ausgehenden, oder auch aus anderen Schweizerkantonen eintretenden Jünglinge durch weitere wissenschaftliche und moralische Ausbildung entweder ins öffentliche Leben einleiten oder zu höheren Studien auf der Universität vorbereiten soll" (83). Folgende Fächer wurden unterrichtet: Logik, Anthropologie, physische Geographie, Naturgeschichte der Tiere und Pflanzen, insbesondere Pflanzenkunde, Mathematik, Algebra, Geometrie, Geschichte, Einleitung in das Rechtsstudium und eidgenössisches Staatsrecht, Griechisch, Lateinisch, Deutsch, neuere Sprachen, besonders Französisch, Musik und Zeichnen, Fechten und Tanzen (84).

Troxler wirkte an dieser Anstalt sieben Jahre lang. Diese Zeit wird als die glücklichste seines Lebens bezeichnet (85), denn in der Erziehung der Jugend erblickte Troxler seine wahre Bestimmung (86).

Im folgenden werden, wieder aphoristisch, einige Textstellen im Zusammenhang mit den pädagogischen Ideen Troxlers zitiert. Aus ihnen sollen die grundsätzliche Haltung Troxlers zur Erziehung als einer Bildung zur geistigen Mündigkeit hervorgehen, sowie die Bedeutung, die er der Philosophie als Mittel zu einer solchen Bildung zumass.

"Das höchste Opfer bringt der Mensch, der sich selbst einem andern zum Erziehen übergibt, nämlich sich selbst mit all seinen Gaben, und mit seiner ganzen Zukunft, er darf daher fordern, dass er sich selbst wiedergegeben werde, durch den Erzieher; ja die Bedingung der scheinbaren Selbstäusserung ist eben nur, dass er seiner selbst mächtiger und sich eigener werde, und desto sicherer und glücklicher seine ursprüngliche Naturbestimmung erreichen und seinen freien Zwecken leben könne. Die Erziehung soll also nicht geben und nicht nehmen, sondern nur den Menschen auf seine wahre Natur zurückführen, welche hinwieder nur durch seine freigewordene Bildung offenbar wird. Zwischen Erzieher und Zögling besteht demnach der höchste heilige Vertrag, der unter Menschen abgeschlossen werden kann, und der auch nur den tiefen Absichten der Natur gemäss abgeschlossen werden kann. Erziehung ist die Offenbarung der göttlichen Liebe des Bildners seines Geschlechts. Wahrhaft erziehen kann nur Gott, und die wahre Erziehung ist nichts als Erlösung und Befreiung. Wer daher den Menschen nicht sich selbst überlässt; wer seine Erziehung übernimmt, der tritt in ein ander Verhältnis zu ihm, als das eines Herrn zum Knecht oder des Regenten zum Untertan. Es gilt hier auch mehr, als nur irdisches Leben und bürgerliches Dasein, mehr als nur Eigentum, äussere Freiheit und Ehre" (87).

"Allein nichts ist dem Erziehen und Bilden mehr entgegengesetzt, mehr es von Grund aus zerstörend, als blosser Befehl und Zwang" (88).

"Wichtiger demnach, als dass der Zögling Vorkenntnisse und Anleitungen zu höheren Studien, oder Kenntnisse und Geschicklichkeiten sich erwerbe, ist es, dass er zu einer Selbständigkeit geführt werde, welche die Freiheit ertrage, und Gesetz und Antrieb des Handelns in sich selbst finde, wenn Zucht und Zwang von aussen aufhören" (89).

Eine wichtige Stellung nimmt für die Ausbildung der geistigen Selbständigkeit die Logik ein, wie das in der neunten Anzeige des Lehrvereins, die den Titel trägt "Soll in einem Kollegium Humanitatis die Philosophie Sitz und Stimme haben, oder nicht?", angezeigt ist: "Logik, nicht blos als schulgerechte Formlehre des Verstandes, sondern als Hauptmittel zur freien, selbstständigen Entwickelung des Denkvermögens, mit besonderer Beziehung auf Wissenschaft und Leben" (90).

Es ist aber unabdingbar, dass die Schule, die eine Erziehung zur freien, allseitig gebildeten Individualität anstrebt, ihre Tätigkeit auch frei von äusseren Zwängen entfalten kann:

"Der Geist aber, wie alles Lebendige, verweilt nur, wo Boden und Luft ihm ungestörte Selbstentwicklung gewähren" (91).

"Frei ist aber die Erziehung, welche in Allem rein menschliche Bildung anstrebt, und in diesem Streben durch Aussenverhältnisse kein Hindernis erleidet, noch erduldet..." (92).

"Allerdings bin ich noch der Meinung, und wage es noch, auch mitten in unserer Zeit, laut zu behaupten, dass dasjenige, was Dir und andern Dir Gleichgesinnten und Gleichgestimmten Kirche und Staat heisst, kein Recht über das Schulwesen und über Menschenerziehung hat..." (93).

Die Idee dieses im geistigen Sinne freien Bildungswesens sieht Troxler auch im engsten Zusammenhang mit dem Wesen der Schweiz:

"Freie öffentliche Erziehung in diesem Sinne, also gereinigt ... vom geistlichen und weltlichen, besonders von dem ausländischen Kastenwesen, das unter sich verbündet ihr noch im Wege steht, von dem Mechanismus, der die innere lebendige Bewegung stört und hemmt - ist das höchste Recht, ist das heiligste Eigentum, auf das wir Schweizer, zufolge unserer Geschichte und Verfassung, unabweisbaren Anspruch haben" (94).

Während des pädagogischen Wirkens von Troxler blühte die Aarauer Schule auf, wie zuvor das Lyzeum in Luzern. Troxler schreibt selbst:

"Die Zweifel, Bedenklichkeiten und Besorgnisse, welche natürlich anfangs gegen solch ein, auf freie Verbindung ... sich gründendes Unternehmen erhoben wurden, sind glücklich überwunden" (92).

"Der Lehrverein auf die Idee einer freien und öffentlichen Erziehung gegründet ... macht hiermit den Freunden des Vaterlandes und der schweizerischen Jugend sein fortdauerndes Gedeihen und die Wiedereröffnung seiner Anstalt bekannt" (92).

Während dieser ganzen Zeit führte Troxler auch immer noch eine Praxis. Münch schreibt darüber: "Es ist geradezu erstaunlich, welch ausserordentliche Arbeitslast der Unermüdliche in diesen Jahren zu bewältigen vermochte. Bald wieder erkannt als einer der ersten Praktiker wurde Troxler öfters sogar zu Kranken im Luzernischen und Solothurnischen berufen" (95). Auch zu Pestalozzis Sterbelager in Brugg wurde Troxler im Februar 1827 gerufen (95).

In der Aarauer Zeit beendete Troxler auch zwei seiner philosophischen Hauptwerke, die "Naturlehre des menschlichen Erkennens oder Metaphysik" 1828 und die "Logik" 1829. Die günstige Aufnahme der Logik bei Persönlichkeiten des akademischen Lebens war die Veranlassung zu einer neuen Etappe in Troxlers Leben.

Im Januar 1830 wurde er überraschend, aber zu seiner grössten Freude, zum Professor für Philosophie an der Universität Basel gewählt, wo er dann, von begeisterten Studenten gefeiert, einen festlichen Einzug hielt. Im Dezember 1830 wurde er auch zum Rektor für das folgende Jahr gewählt.

In dieser Zeit, am 27.7.1830, hielt Troxler auch seinen Vortrag "Der Kretinismus und seine Formen, als endemische Menschenentartung in unserem Vaterlande" vor der Versammlung der Schweizerischen naturforschenden Gesellschaft in St. Gallen. Dieser Vortrag war von grösster sozialmedizinischer Bedeutung, da er den Anstoss zu Massnahmen gegen das damals weit verbreitete Uebel des Kretinismus gab, und in diesem Zusammenhang zu einem wesentlichen Impuls für den Ursprung der heilpädagogischen Bewegung überhaupt wurde (*).

Troxlers Wirken in Basel war von kurzer Dauer, denn infolge der Juli-Revolution von 1829 in Paris waren auch in der Schweiz Reformbewegungen in Gang gekommen, und in Basel kam es im Zug des Rufes nach einer Verfassungsrevision zu den Auseinandersetzungen von 1831 - 1833, in deren Folge Baselland von Baselstadt abgetrennt wurde. Troxler warnte vor einer Rechtsverweigerung gegenüber der Landschaft und setzte sich gegen eine Waffenerhebung der Studierenden ein, um die Würde der Universität als Stätte von Wissenschaft, Philosophie und Religion zu wahren. Man warf ihm Feindseligkeit gegenüber der Stadt vor, und er wurde beschuldigt, einem revolutionären Geheimkomitee anzugehören. Es kam zur Hausdurchsuchung, Beschlagnahmung seiner Papiere und Stadtarrest. Er weigerte sich daraufhin, seinen amtlichen Pflichten als Dozent nachzukommen und wurde deswegen seines Rektoramtes enthoben. Als er seine Vorlesungen im August 1831 wieder aufnehmen wollte, wurde er vom Stadtpöbel bedroht, so dass er die Stadt fluchtartig verlassen musste. Ueber Beromünster kehrte er mit seiner Familie dann wieder nach Aarau zurück, wo sie von 1831 - 1834 lebten.

1832 wurde Troxler in den Grossen Rat des Kantons Aargau gewählt. Im selben Jahr wurde ihm eine grosse Ehre insofern zuteil, als er in Berlin neben Herbart und Steffens für die Nachfolge des philosophischen Lehrstuhls von Hegel, der 1831 verstorben war, vorgeschlagen wurde.

---

*) Vgl. S. 218 ff.

Von Aarau aus nahm Troxler auch regen Anteil an den politischen Kämpfen um die Revision der schweizerischen Bundesverfassung. Vor allem in seiner Schrift "Die eine und wahre Eidgenossenschaft im Gegensatz zur Zentralherrschaft und Kantonstümelei, sowie zum neuen Zwitterbunde beider. Nebst einem Verfassungsentwurf", 1833, setzte er sich für eine Lösung ein, die eine Vermittlung zwischen Zentralismus und Föderalismus nicht durch einen Kompromiss beider, sondern durch eine Vertretung von beiden in einem Zweikammersystem nach amerikanischem Muster bringen sollte. Die Idee eines solchen Bundesstaates fand zunächst 1833 keinen Anklang, doch vertrat Troxler sie auch später im entscheidenden Jahr 1848 in seiner Schrift "Die Verfassung der Vereinigten Staaten von Nordamerika als Musterbild der schweizerischen Bundesreform". Dieser Schrift ist es zu verdanken, dass sich die verfassungsgebende Kommission 1848 nach längerem ernsthaftem Ringen um das Föderalismusproblem überraschend für die Lösung des Zweikammersystems von National- und Ständerat entschied. Diese Episode wird hier geschildert wegen der eminenten Bedeutung, die das damalige Wirken Troxlers für das schweizerische Staatswesen gehabt hat.

Am 22. März 1848 kam die seit Tagen anhaltende erbitterte Debatte der verfassungsgebenden Kommission in Bern so weit, "dass die Versammlung am Punkt war, sich unverrichteter Dinge aufzulösen und der Tagsatzung den trostlosen Bericht zu geben, dass man nichts zu schaffen imstande sei. Gerade im Moment dieser Ratlosigkeit..." (96) brachte der Schwyzer Abgeordnete, M. Diethelm-Altleder von Lachen (97), erstmals Troxlers Vorschlag des Zweikammersystems nach amerikanischem Muster vor. Diethelm schreibt darüber: "Viele von den Anwesenden erstaunten ob dieser Stimme aus der Wüste (= Kanton Schwyz). Die meisten schienen achselzuckend auf mich hinunterzublicken, aber keiner wagte es, mir ge-

gegenüber aufzutreten, es herrschte einige Zeit lautlose Stille. Endlich brach der edle Munzinger das Stillschweigen, mahnte die Versammlung, sie soll die von mir aufgestellte Idee einer ernsten Prüfung würdigen. Man habe bisher alles andere versucht, es sei nun schlicht auf die Friedensstimme zu hören. Er stellt den Antrag, für diesen Tag die Sitzung aufzuheben, damit jedes Mitglied im stillen Kämmerlein dem nachdenke, was Not (zu) tun, und namentlich die aufgewiesene Idee des Zweikammersystems ruhig und unbefangen prüfe. Dieser Antrag wurde stillschweigend einstimmig genehm gehalten, und die Mitglieder vertagten die Sitzung bis auf den kommenden Tag" (96). Munzinger, der Solothurner Abgeordnete (98), lieh sich daraufhin von Diethelm Troxlers Schrift aus. Als er sie erhalten hatte, "wollte er zwar anfänglich nichts davon hören, denn das sei wahrscheinlich viel zu doktrinär; allein durch das Zureden seiner Kollegen und durch seine eigene Loyalität, nicht zu urteilen, ehe er untersucht habe, prüfte Munzinger die Sache und war sogleich dafür eingenommen" (99). Am 23. März wurde die Debatte fortgesetzt. Der Biograph Munzingers schreibt dazu: "Am folgenden Tage unterstützte der Genfer Vertreter Rilliet-Constant den Antrag, worauf an dieser Schicksalswende in einer Atmosphäre wachsender Spannung der solothurnische Landammann in die Diskussion eingriff: Wir suchen den Stein des Weisen; er liegt vielleicht vor den Füssen, und wir finden ihn nicht. Warum nehmen wir nicht das Gegebene, das Zweikammersystem?" ... "Das überzeugende Votum des Solothurner Gesandten übte auf die Abgeordneten eine tiefe Wirkung aus und brach dem Zweikammersystem freie Bahn" (100). Daraufhin wurde die Einrichtung des Zweikammersystems mit einer selten erreichten Mehrheit beschlossen.

Die Art, wie diese für die schweizerischen Verhältnisse so wichtige Entscheidung zustande kam, war für die Abgeordneten völlig unvorhergesehen. Der Munzinger-Biograph Häfliger schreibt darüber: "Der Waadtländer Henry Druey bemerkte, man sei bei den Beratungen über das Zweikammersystem derart 'sous les coup des maréchaux' gewesen, dass man regelrecht 'konsterniert' gewesen sei. Noch eindrücklicher beleuchtet die Erklärung des allgemein geachteten Jonas Furrer [101] die Stimmung bei den Verhandlungen vom 22. und 23. März. Er gestand, er sei dermassen beeindruckt gewesen, dass er nicht mehr wisse, wie er bei der Frage der Halbkantone gestimmt habe! Das Zweikammersystem sei in den Debatten nie eingehend behandelt worden und 'wie vom Himmel gefallen'. Freudig bewegt entgegnete Munzinger: 'Gewiss ist dieser Beschluss vom Himmel gefallen, und es war der Tag des Niklaus von Flüe'. In der Tat war erstmals am 22. März, dem Tag des Friedenstifters von Ranft, dem Solothurn seine Aufnahme in den Bund zu verdanken hatte, nach dem vorbereitenden Votum von Munzinger und der klaren Darstellung des Schwyzer Standesvertreters Diethelm das Zweikammersystem in seiner reinen Form entwickelt worden" (102).

In dieser Weise hat Troxlers Idee an der Konstituierung des schweizerischen Staatswesens mitgewirkt.

1834 war die Umwandlung der Berner Akademie in eine Universität beschlossen worden. Troxler wurde zum ersten Philosophieprofessor der neuen Universität Bern ernannt. Das Erziehungsdepartement trug ihm auf, eine Eröffnungsrede bei der Einweihung der Universität zu halten, "weil gerade Sie diesen nicht unwichtigen Akt in demjenigen Geiste ausführen werden, welcher der Feier und der Bedeutung des Tages am angemessendsten ist" (103).

Troxlers zu jenem Anlass gehaltene Rede "Ueber Idee und Wesen der Universität in der Republik", Bern 1834, ist in gleichem Geist gehalten wie seine übrigen Ausführungen über die Hochschulfrage, welchen wir im folgenden eine kurze Betrachtung widmen wollen. Troxler vertritt die Idee einer Universität, die das Spezialstudium auf einer alles Spezielle umfassenden Gesamtbildung aufbaut, deren Basis die Philosophie und die philosophische Anthropologie ist: "Die philosophische Fakultät ist die wahrhafteste Centralschule...", hatte er schon 1830 in "Die Gesamthochschule der Schweiz und die Universität Basel" ausgesprochen (104). Das gilt auch für das Verhältnis von Philosophie und Medizin: "Jede der drei positiven Fakultäten (Jus, Theologie, Medizin) stellt nur eine aus anthropologischen Grundlagen hervorgehende, eigenthümliche Bildung und Gestaltung der gemeinsamen, aber besonders gegliederten Elemente der philosophischen Fakultät der, oder entspringen aus den in der philosophischen Fakultät enthaltenen, verschiedenen Disciplinen unter dem gegebenen Exponenten von einem der drei in der Menschennatur und ihren Weltbeziehungen gegründeten Lebensverhältnisse" (105).

Troxler sieht die Universität im Sinn der Universitas: "Die wahre Universität ist ein geistiges Universum" (106). "Sie nimmt den ganzen Menschen in Anspruch, den geistig-sittlichen, wie den bürgerlichen-gesellschaftlichen, sie ist's, welche die Aufgabe hat, den Menschen zur vollen Humanität für Diesseits und Jenseits zu entfalten" (107).

Die Philosophie, in die sich Troxler in diesem Zusammenhang als Grundwissenschaft aller Spezialwissenschaften denkt, ist aber nicht die Philosophie im herkömmlichen Sinn, die sich bloss in Gedankenform mit Mensch und Welt in ihrem diesseitigen, erscheinungsmässigen und jenseitigen oder wesenhaften Aspekt auseinandersetzt, sondern sie ist eine höhere Wissenschaft, die aus der Philosophie mit Hilfe der

Erkenntnis des menschlichen Erkennens entwickelt werden muss, und die in der Lage ist, auch den jenseitigen, wesenhaften Teil von Mensch und Welt in einer höheren anschauenden Erkenntnis zu erfassen, ähnlich, wie das gewöhnliche Erkennen den Erscheinungsbereich durch sinnliche Anschauung und Denken erfasst. Diese höhere oder "wahre" Philosophie nennt Troxler auch "Anthroposophie" (*), und diese, bzw. die sich aus ihr ergebende Anthropologie, ist die gemeinte Zentralwissenschaft. Deshalb sagt Troxler: "Theologie, Jus, Medizin sind die drei Hauptorgane der Anthroposophie" (108).

Im gleichen Sinn wie das Schulwesen überhaupt muss die Universität im geistigen Sinn frei wirken können. Die Erkenntnis sei nötig, "dass die Universitäten ihrer Natur und ihrem Ursprunge nach sowohl vom Staat als von der Kirche unabhängige, freie wissenschaftliche Vereine sind, und es zu sein nicht völlig aufhören können, ohne in ihrem innersten Wesen verletzt und in ihrer Wirksamkeit verkümmert und gestört zu werden" (109).

Die Hochschule ist für Troxler auch eine Institution, in der das gesamte geistige Leben eines Volkes zum Ausdruck kommt: "Auch ziemt es wohl jedem Volke, ein eigentümliches Conservatorium für die höchste menschliche Gesamtbildung zu errichten, wie seinem Gotte einen Tempel" (110). Zur Zeit, als Troxler dieses schrieb (1830), bestand in Basel die einzige Universität in der Schweiz. Bern, Zürich und Lausanne besassen nur Akademien. "Die Schweiz hat, Gott sei Dank, keinen Mangel an geistigen und sittlichen Kräften ... aber an ihrer Sammlung, Vereinigung, Hinleitung aufs Allgemeine und Wirksammachung fürs Ganze - daran gebrichts" (111).

---

*) Vgl. Kapitel 8, S. 255 ff., sowie Kap. 9, ferner Anm. 845.

Eine Gesamthochschule der Schweiz sieht Troxler aber nicht etwa im engen nationalistischen Sinn, denn ihr Zweck ist, dass aus dem Gesamten der Republik "der ganze Inbegriff von Kräften und Anlagen, von Fähigkeiten und Vermögen, die wir Menschheit nennen, ... herausgebildet werde" (112), um dem Ganzen der Menschheit die Frucht dieses einzelnen Volkes übergeben zu können.

"Welch eine Geist- und Herzlosigkeit gehört also dazu, um zu verkennen, dass Wissenschaft und Bildung nicht einer einzigen Nation, nicht diesem oder jenem Areopag gehören, dass sie das Gemein- oder Erbgut der Menschheit sind, und das moralische Band aller zivilisierten Völker in allen, auch in finstern Zeitaltern ausmachen? Welch eine Verblendung und Vermessenheit gehört dazu, dieses Band zerreissen, zwischen den Nationen Europas Geistessperre einführen, und über Deutschland, England, Frankreich, Italien und die Schweiz Geistesbann verhängen zu wollen!" (113).

Die Zeit an der Universität Bern wurde für Troxler zu einer Enttäuschung. Es gelang ihm nicht, seine Idee durchzusetzen, die philosophischen Fächer zum Grundstudium für alle anderen Fakultäten zu machen. Troxler fühlte sich in seiner philosophischen Grundhaltung zunehmend vereinsamt. Zwar wurden seine Vorlesungen über Philosophie anfänglich gut besucht und begeistert aufgenommen, ebenso seine unentgeltlichen öffentlichen Abendvorlesungen. Zu diesen fanden sich teilweise bis 200 Hörer ein; ein grosser Teil davon waren Frauen. Das war viel, wenn man bedenkt, dass die ganze Universität damals bei ihrem Beginn nur 167 Studenten zählte.

Aber immer weniger wurde Troxler von seinen Zeitgenossen verstanden. Sein zentrales Anliegen war es damals, die geistigen Erkenntnisfragen des deutschen Idealismus weiter zu bearbeiten, um so "eine wahre Transzendentalphilosophie begründen und diese mit dem Geiste des christlichen Evangeliums (nicht mit dem biblischen Buchstaben oder der kirchlichen Dogmatik) in Zusammenhang und Einklang bringen zu können" (114). Das wissenschaftliche Leben der Zeit hingegen fand für solche Gedanken kein Interesse mehr und wandte sich zunehmend der Erforschung der Materie zu, meist unter Auslassung der Fragen nach dem Wesenhaften, oder unter Interpretation des Geistigen als eines Materiellen. Man warf Troxler Mystizismus vor. Er seinerseits versuchte, der materialistischen Tendenz der Zeit entgegenzuwirken. In diesem Zusammenhang gab er Taulers "Deutsche Theologie" mit einem Vorwort versehen neu heraus unter dem Titel "Das seltene, uralte geistreiche Büchlein die Teutsche Theologia oder die Christusreligion in ihrer echten reinen Konfession, wie dieselbe vor der Kirchentrennung bestanden" (1837). Auch die beiden Schriften "Die letzten Dinge der Eidgenossenschaft, oder die den Christen heiligen Schriften und ihr göttlicher Geist in Frage gestellt" (1839) und "Der Atheismus in der Politik des Zeitalters und der Weg zum Heil. Programm einer besseren Zukunft" (1850) sind auf diesem Hintergrund zu sehen. Aber Troxler fand mit seiner philosophischen Richtung kein grosses Echo mehr und wurde allmählich, einst einer der umkämpftesten Schweizer, schon zu Lebzeiten fast vergessen.

Auf medizinischem Gebiet publizierte Troxler in dieser Zeit noch einige Schriften. 1839 erschienen seine "Umrisse zur Entwicklungsgeschichte der vaterländischen Natur- und Lebenskunde, der besten Quelle für das Studium und die Praxis der Medizin", ein medizinhistorischer Abriss über die Entwicklung der Medizin in der Schweiz seit dem 15. Jahrhundert, gesehen unter dem Aspekt von Troxlers philosophischer Anthropologie. In den vierziger und fünfziger Jahren beschäftigte er sich noch einmal ausführlicher mit dem Problem des Kretinismus, vor allem im Zusammenhang mit Dr. Guggenbühls Kretinenheilanstalt auf dem Abendberg. Es erschienen von ihm die Festschrift zur Eröffnung von Guggenbühls Kretinenheilanstalt: "Die Kretinenanstalt von Dr. Guggenbühl auf dem Abendberg" 1841, ferner "Die Armé de Diu in Greierz. Eine Abart von Cretins" 1842, "Der Kretinismus in der Wissenschaft" 1844 sowie die Einleitung zu Guggenbühls erstem Bericht über "L'Abendberg, Etablissement pour la Guérison et l'Education des Enfants Crétins" 1844. Troxler schrieb auch einige Zeitungsartikel, in denen er für die Unterstützung von Guggenbühls Kretinenheilanstalt warb. 1857 verfasste er in Briefform für seinen Freund Kieser, Professor in Jena (115), eine "Abhandlung und Rede über cretinische Menschenentartung mit Zusätzen und Anträgen zu dieser philosophisch-anthropologischen Arbeit". 1838 erschien Guggenbühls "Der Alpenstich", versehen mit einem Vorwort von Troxler.

1850 setzte sich Troxler mit der Schrift "Die Aerzte und die Kantonspatente im schweizerischen Bundesstaat. Skizzen zur Reform des Sanitäts- und Medizinalwesens" für eine Reform der Patentierungspraxis der Aerzte durch die Kantone ein.

Eine grosse Ehrung wurde Troxler noch einmal anlässlich seines 50jährigen Doktorjubiläums 1853 von der Universität Bern zuteil. Im gleichen Jahr trat er als 73jähriger in den Ruhestand und zog sich mit seiner Gattin auf sein Landgut in Aarau zurück.

1854 starb Schelling in Bad Ragaz. Troxler hatte seinen einstigen Lehrer dort noch besuchen wollen.

Der Sommer von 1858 brachte für Troxler die schönste Freude seiner letzten Jahre mit sich. Die Universität Jena feierte ihr 300jähriges Jubiläum. Auf Troxlers Veranlassung nahm eine Delegation von 104 der ehemaligen schweizerischen Jenenser Studenten an der Feier teil. Der 78jährige Greis war selbst mitgereist, verlas die von ihm verfasste Gratulationsadresse und überreichte die Ehrengeschenke.

An dieser Feier lernte Troxler noch einen Geistverwandten persönlich kennen, den Sohn des berühmten Johann Gottlieb Fichte, den Philosophen Immanuel Hermann Fichte (116). Dieser hatte Troxlers Werke in seinen eigenen Schriften schon mehrfach gewürdigt und mit ihm korrespondiert (117). 1833 hatte Fichte in "Erkennen als Selbsterkennen" geschrieben: "Dennoch hat seit Platon und Plotinus keiner der neueren Philosophen, die Mystiker abgerechnet, auf die Einheit von Religion und Philosophie in der Wurzel des Bewusstseins so tiefsinnig hingedeutet als Troxler in der Reihe seiner letzten Schriften; und es kommt nun darauf an, ob die philosophierenden Zeitgenossen, denen über die mancherlei Wirren eines Erspekulierens aus dem Leeren wohl ein Licht aufgegangen sein könnte, diesen Fund zu benutzen verstehen" (118). Und in seiner "Anthropologie" schrieb er: "Die bedeutendste Leistung für eine richtige und tiefere Erfassung des Menschengeistes müssen wir jedoch in diesem Umkreise von Denkern Troxler zugestehen" (119). Ueber die von Troxler vertretene Anthroposophie sagte Fichte: "Wir nehmen keinen Anstand, uns zum Wesentlichen dieser Lehre, wenn auch nicht zur Art ihrer Begründung, vollständig zu bekennen; nicht bloss aus Gründen subjektiver Befriedigung, um der hohen begeisterungsvollen Zukunft willen, welche von ihr ausströmt, sondern - was freilich tiefer mit dem Eindruck jener Befriedigung zusammenhängt als man gewöhnlich meint - aus rein sachlichen Gründen, weil nur so es gelingt, für die geringsten wie für die höchsten, für die gemeinsten wie für die seltensten und dennoch unableugbaren Erscheinungen des menschlichen Seelenlebens eine gründliche Erklärung und den gemeinsamen Schlüssel seiner scheinbar tiefverschlungenen Rätsel zu gewinnen" (120).

1859 starb Troxlers Gattin. In ihrem Nachruf schrieb Troxler: "Sie hat mit ihrem Gatten alle Geschicke seines wechselvollen Lebens in Glück und Unglück, in Freud und Leid mit liebender Anhänglichkeit geteilt. Mit häuslichem Sinn, fröhlichem Gemüte und unausgesetzter Tätigkeit lebte sie in höchster Einfachheit, empfänglich für alle edlen Genüsse, sich in alle Verhältnisse fügend, im Familienkreise sinnig wirkend und nach allen Seiten ratend, sorgend, helfend" (121). In seinen letzten Jahren war Troxler fast völlig vereinsamt. Einem Freund schrieb er: "Ich habe jetzt alles verloren und lebe nur noch mit gebrochenem Herzen und vereinsamt" (122). Eine Enkelin besorgte noch seinen Haushalt, las ihm, der fast erblindet war, die Bücher und Zeitungen vor und schrieb die Briefe für ihn. Wie sich dem handschriftlichen Nachlass entnehmen lässt (123), blieb er bis in seine allerletzte Lebenszeit geistig tätig und an den Weltereignissen interessiert.

Am 6. März 1866 verstarb der 86jährige in seinem Heim in Aarau.

2. KAPITEL

Die Stellung von Troxlers Menschenbild in der Medizingeschichte

1. Allgemeine Gesichtspunkte

Der Krankheitsbegriff und die medizinischen Anschauungen über den Menschen basieren naturgemäss immer auf einem allgemeinen, mehr oder weniger bewusst gewordenen Menschenbild. In diesem Sinn ist die Frage nach der medizinhistorischen Stellung Troxlers zunächst eine Frage nach seinem Welt- und Menschenbild. Dieses muss seinem Krankheitsbegriff zugrunde gelegt werden. Es wird deshalb die Aufgabe des nächsten Kapitels sein, Troxlers Anthropologie genauer darzustellen. Um aber zu verstehen, aus welchem Boden Troxlers Auffassung erwachsen ist, sollen in diesem Kapitel deren Beziehungen zu den weltanschaulichen und medizinischen Strömungen der damaligen Zeit untersucht werden, insofern ihnen ein solch allgemeines Welt- und Menschenbild zugrunde liegt.

Der wesentliche Gesichtspunkt soll dabei aus Troxlers eigenen Ausführungen gewonnen werden, denn dadurch kann deutlich werden, wie er sich selbst mit seinen zentralen Auffassungen in seine Zeit hineingestellt hat.

Bei Troxler fehlt es nirgends an Bezügen zu Autoren der Vergangenheit und der damaligen Gegenwart. Sowohl seine medizinischen wie seine philosophischen Arbeiten zeugen von einer unglaublichen Belesenheit, deren Bereich sich bis zurück zu mittelalterlichen und antiken, heute oft kaum bekannten, Schriftstellern erstreckt. Beispielsweise nennt er allein 30 verschiedene Autoren in seiner kleinen Arbeit über die Wirkung des Bleis (58) oder rund 70 Autoren, die er zum grossen Teil bespricht, in seiner zweiten Abhandlung über den Kretinismus (70). Im handschriftlichen Nachlass Troxlers, der in der Basler Universitätsbibliothek geordnet, aber noch fast völlig unausgewertet vorliegt, sind Tausende von Literaturexzerpten zu allen möglichen Gebieten gesammelt, mit denen sich Troxler beschäftigt hat (123).

Es ist stets ein Grundbestreben Troxlers gewesen, geistig an das Vorhandene und die grossen Linien desselben anzuknüpfen. Darum beklagt er sich in "Umrisse zur Entwicklungsgeschichte der vaterländischen Natur- und Lebenskunde" darüber, dass das Studium der Medizingeschichte in den damaligen Zeitverhältnissen vernachlässigt und verdrängt und die medizinischen Handbücher bloss "auf eine ins Einzelne und Gewöhnliche versunkene Privatpraxis" (124) beschränkt würden, statt dass in ihnen auch die grossen umfassenden Gesichtspunkte aus der Medizingeschichte geltend gemacht würden. Troxler bezeichnet in den "Umrissen" die Medizingeschichte sogar als "die beste Quelle für das Studium und die Praxis der Medizin" (125). Und im Anschluss an deutsche Bemühungen um eine "geographische Nosologie" durch Friedrich Schnurrer (126) und eine "historische Pathologie" durch I.G.E. Hecker (127) fordert er deshalb für die angestrebte gesamtschweizerische Hochschule einen "Lehrstuhl für die Geschichte der Medizin und die Lehre von Volkskrankheiten" sowie "eine medizinische Nationalbibliothek" (128).

2. Der Ausgangspunkt

Es ist gar nicht möglich, im Rahmen dieser Arbeit die einzelnen weltanschaulichen, medizinhistorischen und philosophischen Bezüge Troxlers in einer auch nur annähernd vollständigen Art zu bearbeiten. Die medizinhistorische Uebersicht, die dieses Kapitel geben soll, geht deshalb auf Besonderes nur ein, um das Wesentliche darzustellen.

Troxler stellt Verbindungen her zu Hippokrates und Galen (129), zu der noch aus den alten Zeiten stammenden Humoral- und Solidarpathologie (130), zu Strömungen wie der von Paracelsus und van Helmont (131), zum neueren Vitalismus und zum Animismus (132), zur Iatrochemie, Iatrophysik und Iatromechanik (133), zur modernen empirischen naturwissenschaftlichen Richtung Albrecht von Hallers (134) und zu verschiedenen in der "romantischen" Epoche aufkommenden Richtungen wie z.B. der von Mesmers tierischem Magnetismus (135). Auch die Homöopathie war ihm bekannt (136).

Der unmittelbare medizintheoretische Ausgangspunkt Troxlers, von dem er in seiner Studienzeit ausging, oder, wie er sich ausdrückt, "die letzte herrschende Schule unserer Tage" (137) war die Erregungstheorie John Browns (138) und die mit dieser in Beziehung stehende naturphilosophische Schelling'sche Schule (139).

3. Troxlers Eigenständigkeit

Es ist charakteristisch für Troxler, dass er einerseits bewusst an zahlreichen und vielfältigen Bezugspunkten anknüpft und andererseits schon von Anfang an ausdrücklich seine geistige Eigenständigkeit empfindet und betont.

Schon mit seiner Dissertation (1803) will er eigene Wege

gehen und sich keiner der vorhandenen Entzündungstheorien anschliessen (140), und 1804 sagt er im Vorwort zu seinen "Versuchen in der organischen Physik" über diese Abhandlung: "Ich habe nichts weiter darüber zu sagen, als dass ich weder blinder Proselyte einer Schule, noch erklärter Antagoniste einer andern, mit eignem und freiem Sinne meine Gegenstände fasse; dass ich mir zwar erlaubte, hier und da kühnere und zwangslosere Schritte zu wagen, als es die, durch vorhandene Dogmen abgestekte Bariere zugab, aber auch die Gewissheit habe, dass man keine derselben blos durch Neuerungssucht motivirt, oder ganz fruchtlos finden werde" (141).

1806 betont er: "Ich bin nicht Brownianer, aber Brown habe ich studirt..." (142).

Und in der Vorrede zu seinen "Blicke in das Wesen des Menschen" (1811) weist er auf die innere Kontinuität seiner eigenen Gedankenentwicklung hin und verwahrt sich dagegen, noch der Schelling'schen Schule zugezählt zu werden: "Hier übergebe ich dem Publikum die Früchte eines 10jährigen Studiums der Natur, Früchte, die der Kenner leicht von den unter dem Baume eines herrschenden Systems aufgelesenen unterscheiden wird. Es enthält diese Schrift den innern Zusammenhang, und die erste Grundlage von Ansichten des Menschen, die ich bisher nur in blossen Entwürfen, oder einzelnen Bruchstücken darstellte. Wer mit meinen frühern Arbeiten bekannt ist, wird in dieser ihren gemeinsamen Lebensfaden finden, und somit die Urkunde ihrer Eigentümlichkeit" ... "Und ich hege auch für mich die Hoffnung, nicht mehr das Unrecht erleiden zu müssen, einer Schule beigezählt zu werden, welcher ich längst mich entwachsen glaubte, und mit der ich selbst bereits seit Jahren in anstössigen Widersprüchen stand" (143).

Goethe, der im November 1812 die "Blicke in das Wesen des Menschen" gelesen hatte, erzürnte sich ob der selbstbewussten Art, mit der der junge Troxler darin seine geistige Unabhängigkeit betonte. Besonders ärgerte er sich über das Motto (144), das Troxler der Einleitung seiner "Blicke" voranstellte, denn einerseits sah er in ihm seine eigene Metamorphosenidee falsch dargestellt, und andererseits war er der Auffassung, dieses Motto besage nichts weiter "als dass die Herrn wie Melchisedek ohne Vater und Mutter geboren und ihren Vorfahren nichts schuldig seien" (145).

Im übrigen rechnete Goethe das Buch zu den bedeutenden Erscheinungen des Jahres (146), fand aber, dass es, trotz "brillianten Partien", die Köpfe eher verwirre als zurechtsetze (147).

4. Troxlers Streben nach einer Synthese der verschiedenen Standpunkte

Was Troxler auszeichnet, ist, dass er versucht, einen über die einzelnen sich oft gegensätzlich gegenüberstehenden Schulen hinausgehenden, diese aber zusammenfassenden und integrierenden Standpunkt zu gewinnen. Dieses Bemühen, in Erkenntnis und Weltanschauung nicht nur analytisch in immer kleinere Einzelheiten vorzudringen, sondern vor allem auch die die Einzelheiten übergreifenden Zusammenhänge in synthetischer Weise begrifflich zu erfassen, um so die Gesamtwahrheit zu suchen, entspricht ganz dem Geist des deutschen philosophischen Idealismus. In diesem Bestreben ist deshalb Schelling für Troxler ein zentraler Ausgangspunkt: "Alle ausgeführten Theorien blieben mit Einseitigkeit geschlagen, und es bedurfte wohl nichts weniger als eine Regeneration einer universellen Wissenschaft, - zu der Schelling in unseren Tagen am mächtigsten wirkte, damit auch die Aufgabe der Medizin wieder in die Vereinigung all ihrer Richtungen zurückversetzt wurde, aus der sie, allein

sich volle Lösung versprechen darf.
Hier stehen wir, gleichsam auf den Schultern unserer Vorgänger, und unter ihnen, wie wir wollen, nur dass wir durch die frühern Verirrungen besser alle Seiten, und durch den überhaupt gebildetern Geist der Zeit genauer unsern Stand kennen. So wie es ein Unheil für die Vorzeit war, dass sie so viele so genannte falsche Theorien (richtiger einseitige) schuf, so ist es Heil für die Gegenwart, dass sie alle möglichen geschaffen hat; und der Beweis der Vollkommenheit derjenigen, welche diese nun fodert, wird seyn, dass sie alle vorigen verschlingt, und keine ausschliesst, dass sie aber jede einzelne sich unterwirft und einverleibt, dadurch ist sie auch ihren äussern Charaktern nach, einzig und wahr" (148).

Troxlers Streben nach einer Synthese der unterschiedlichen Schultheorien basiert auf seinem Menschenbild. Dieses soll deshalb im folgenden, die spätere genauere Ausführung vorausnehmend, in seinen Hauptzügen kurz zusammengefasst werden.

5. Troxlers Lehre vom Wesen des Ganzen

Es geht Troxler immer darum, den ganzen Menschen ins Auge zu fassen, ohne dabei aber den Aspekt der Teilglieder zu verlieren. Diese dürfen nicht "amalgamiert", aber auch nicht "zersplittert" (144) werden. Und auch der Mensch ist wiederum bloss ein Glied eines noch höheren Ganzen, das die ganze Welt, und letztlich das All, umfasst. Im "Grundriss der Theorie der Medizin" drückt Troxler das so aus: "Dass das All in seiner Einheit und Vielheit sich selbst gleich sey, und dass nur ein Leben das Ganze durchdrungen haben könne, ist eine Wahrheit, welche der höchsten Speculation ihr Ziel steckt, und unmittelbar in der Identität und Uebereinstimmung des Wesens aller Dinge angeschaut wird" (150).

In den Schriften der früheren Periode, die manchmal auch die naturphilosophische genannt wird (151), und die sich bis etwa 1808 ("Elemente der Biosophie") erstreckt, bezeichnet Troxler das Wesen der übergeordneten Ganzheit als das "Leben" (150), wobei er im allgemeinen (*) noch nicht unterscheidet zwischen den Wesen verschiedener Dinge oder Individuen. Das absolute Leben ist für ihn das eine Wesen alles verschiedenartig Erscheinenden: "Alles was zeitlich und endlich, was sinnlich und körperlich ist, ist daher nicht mehr jenes absolute Leben an sich, welches nur im Universum sich ausdrückt, es ist aber dieses im Individuum, denn ausser dem Individuum ist Nichts, und das Individuum ist nur, insofern das Universum in sich ist..." (151).

Das Wesen des Ganzen an sich ist kein bloss begriffliches Abstraktum, sondern ein reales "Etwas" (152), das zwar an sich nicht zum Erscheinungsdasein kommt, dieses aber aus sich hervorbringt: "Dieses Etwas ist und erscheint nicht, weil es selbst die Ursache von Erscheinung und Existenz ist; - es kann als diese nicht in der Erscheinung angeschaut und nicht in der Existenz aufgefasst, sondern muss im Urteile als Ursache vorausgesetzt werden. Es allein ist das wahrhaft Absolute, und dieses, wie ich behaupte, an sich Leben" (152).

Das Leben nimmt in der Erscheinung die Form von sich entgegengesetzten Polaritäten an, die Troxler bezeichnet als "Lebensprozess" und "Organismus" (153). Diese werden auch als das "Subjektive" und "Objektive" (154), das "Innere" und das "Aeussere" (155) des Lebens bezeichnet. Die subjektive und objektive Seite eines Gesamtwesens können nun beide relativ aktiv oder relativ passiv sein (156). Die "Actuosität" (156) wird auch als "Selbstbestimmung" (157), die

---

*) Vgl. S. 70 ff.

Passivität oder "Receptivität" (156) als "Bestimmbarkeit" (157) betrachtet.

Dadurch ergeben sich für Troxler in den frühen Schriften die "vier allein möglichen Positionen" (156), die das Leben in der Erscheinung einnehmen kann: Die Formen des relativ aktiven oder passiven Lebensprozesses, oder die des relativ aktiven oder passiven Organismus. Diese Erscheinungsformen sind untereinander alle "von gleicher Dignität" (156).

6. Das Verhältnis der verschiedenen medizinischen Grundauffassungen zu Troxlers Lehre

Da Troxler die Ueberzeugung vertritt, dass die historisch aufgetretenen weltanschaulichen und medizinischen Strömungen nur je einen Einzelaspekt der Gesamtwahrheit des "Lebens" betrachtet haben, so ordnet er jeder dieser Strömungen je eine Erscheinungsform des Lebens, wie er es versteht, zu.

Den Aspekt des Lebensprozesses sieht er auf der einen Seite aufgefasst von den Anhängern des "Autonomischen Lebensprinzips" oder der "Lebenskraft" (158), also von den Vitalisten, zu denen er in diesem Zusammenhang auch Stahl mit seinem Animismus zählt (159). Diese Richtungen beschreiben die aktive Seite des Lebensprozesses. Die passive Seite wird von Brown und seinem Hauptschüler in Deutschland, Röschlaub (160), vertreten. Diese glauben, "das individuelle Leben sey ein von aussen erzwungener Zustand..." (158).

Diese beiden Richtungen stehen sich in bezug auf die Aktivität des Lebensprozesses diametral gegenüber: "Die zuviel leidende Prämisse Browns, und die zuviel thätige Stahls würden in ihrer vollen Entwicklung die höchsten Contraste, die schon im Prinzip liegen, geben, und wirklich hat Röschlaub ebenso consequent nach ersterer die individuelle Heilkraft geläugnet, als die Stahlianer die Erzwingung der Heilung von aussen verworfen haben" (159).

Troxler aber sieht aus dem Grund keinen gegenseitigen Ausschluss dieser sich entgegenstehenden Theorien, weil ja einerseits "die Lebenskraft wenigstens eine Bestimmbarkeit von aussen durch Nutrition involvirt" (157), und andererseits "die Erregbarkeit ... in ihrem Begriffe eine Bestimmung von innen durch Thätigkeit enthält" (157).

So stehen sich Stahlianer und Brownianer als Verfechter der "energetischen und pathetischen" (155) Seite des Lebensprozesses bloss relativ gegenüber.

Diejenigen, die das Leben unter dem Aspekt des Organismus betrachten, sind für Troxler auf der aktiven Seite die Vertreter der mechanischen, auf der passiven Seite die der chemischen Auffassung des Lebens (155). Zu den Mechanikern zählt er die von Descartes ausgehende Richtung (161) sowie die Iatromathematiker (155), "teils die Solidarpathologen, und in neuern Zeiten Gallini, sowie Boerhave" (162); zu den Chemikern rechnet er Sylvius (163), und "theils auch die Humoralpathologen, am reinsten und vorzüglichsten Reil [46], welcher ... die beiden durch seine Lehre von Mischungs- und Formveränderung zu vereinen suchte" (155).

Man sieht, wie diese Ordnung gemeint ist: Die stoffliche und die nichtstoffliche oder kräftemässige Seite des gesamten erscheinenden Wesens werden unterschieden und beiden die Möglichkeit von Aktivität und Passivität zugesprochen. Und nach diesen allgemeinen Gesichtspunkten wird dann das Feld der biologischen und medizinischen Auffassungen geordnet. Jede umfasst einen Teilaspekt des Erscheinungsdaseins, aber keine das nichterscheinende Gesamtwesen an sich.

"All diese Theorien, und die übrigen frühern und spätern, welche sich immer mehr oder weniger an die eine oder andere derselben anschliessen müssen, sind an Wahrheit und Fruchtbarkeit sich gänzlich gleich, und sind nur relative Negationen des übrigen Ganzen durch eine von den vier allein möglichen Positionen. Keine ist daher die das Leben selbst ergreifende, sondern immer nur eine seiner Formen" (164).

Eine Theorie, die das Leben an sich begreift, ist aber nötig, um in allen Einzelaspekten das Gesamtwesen zu erfassen: "Nur eine höhere Theorie, sie allgemein überschwebend, und jede derselben schon mit ihrem Princip, wie das Leben die Formen seiner Existenz als einseitige Reflexe aussetzend, ist die wahre, vollendungsfähige und Alles versprechende Theorie" (156).

Troxler will also seiner medizinischen Theorie die Erfassung des Wesens des Ganzen im obengenannten Sinne zugrunde legen: "Nach nichts Wenigerm, ich gestehe es, als nach diesem Ziele hab' ich insofern gerungen, dass ich einen Grundriss einer solchen Theorie zu entwerfen, und ihr mit den nöthigen Belegen nur das ihre Realität bezeugende Relief zu geben suchte" (148).

Mit der hier angesprochenen Haltung, von diesem höheren gemeinsamen Gesichtspunkt aus den einzelnen medizinischen Strömungen ihren Platz zuzuweisen, bestimmt Troxler seine theoretische medizinhistorische Position, zunächst 1805 in seinem "Grundriss der Theorie der Medizin", aber auch noch 1812 in den "Blicken in das Wesen des Menschen", wo der philosophische Gesichtspunkt inhaltlich mehr ein anthropologischer geworden ist.

"Diese Systeme, auf welche alle anderen zurückgeführt werden können, sind nun aber nicht bloss als verschiedene Spekulationen oder individuelle Erfindungen einzelner Köpfe anzusehen, sondern als wirkliche und notwendige Anschauungsweisen der Menschheit, in welchen sich das Angeschaute selbst von seinen verschiedenen Seiten offenbart, sowie denn endlich durch sie ihr Gegenstand völlig umschrieben ward.

Es fehlte nur noch an einem diese Ansichten umfassenden und sie vermittelnden Systeme, und dieses System halte ich nun für begründet durch meine Aufstellung einer Lebenstheorie, welche sie, und zwar nicht eklektisch sondern genetisch vereinigt; in dieser Lebenstheorie erscheinen all diese Systeme an und für sich betrachtet absolut ungültig, unter sich aber und richtig zusammengefasst jedes derselben relativ gültig" (165).

Da sich in den "Blicken" Troxlers anthropologische Grundansicht gegenüber den früheren Schriften etwas modifiziert hat, ergibt sich auch eine veränderte Einteilung der verschiedenen anthropologisch-medizinischen Positionen.

Seele und Leib stehen sich jetzt, wie früher Lebensprozess und Organismus, als Polaritäten relativ gegenüber, und ihr wirklich bestehender "Zwiespalt" darf "weder angefochten, noch gefährdet werden" (166). Und wiederum wird ein "beide Verhältnisse überschwebendes Medium" (167) vorausgesetzt, das absolute Leben, das jetzt auch "Geist" (168) genannt wird.

Diesem Geist als dem nicht nur relativ aktiven sondern "absolut Handelnden" (169) oder "Selbstbestimmenden" (168) wird nun ein "absolut Leidendes" (169) oder "absolut Bestimmtes" (168) gegenübergestellt, das "Körper" (168) genannt wird.

Der Mensch besteht demnach aus vier Wesensgliedern, die sich in folgender Weise gegenüberstehen (168)(170):

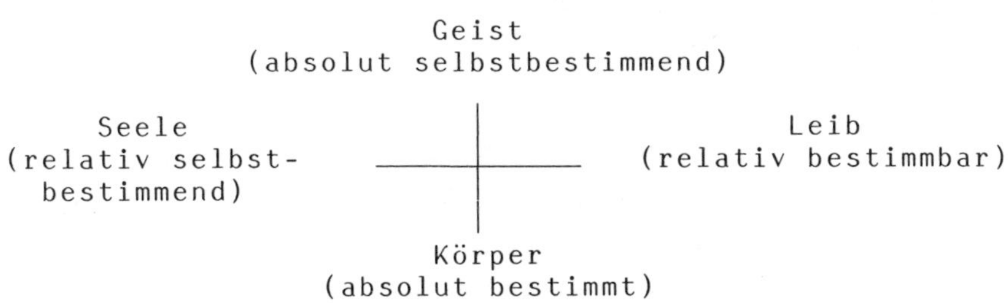

Geist und Körper stehen sich absolut gegenüber, Seele und Leib relativ. Der Geist ist das Oberste und gleichzeitig alles Umfassende.

Nach Troxler's Ausführungen in den "Blicken" beschreiben die verschiedenen medizintheoretischen Richtungen die einzelnen Teilaspekte dieses Gesamtwesens.

Zuunterst, auf der Stufe der absoluten Bestimmbarkeit, steht die alte Solidarpathologie, die das Feste, Körperhafte beschreibt, das "Tote und Inorganische" (171). "Eine Wiedergeburt der alten Solidarpathologie in vollkommenerer Form" (171) seien die neueren mathematischen, mechanischen, chemischen und physikalischen Lehren (172). Als Beispiele nennt Troxler die französische Schule mit Fourcroy und Baumès (173), in Deutschland Ackermann und Reich (174).

Auf der nächst höheren Stufe steht für Troxler die alte Humoralpathologie, "deren Prinzip der Leib in unserem Sinne, oder der den Säften vorstehende Lebensstoff ist" (175). Mit Leib ist also ein Lebensprinzip gemeint, wie es vom Vitalismus postuliert wird. Die Reil'sche Vegetationslehre nehme neuerdings diesen Standpunkt ein (165).

Brown habe die tradierte Spaltung in die Lehren der Solidar- und Humoralpathologie angetroffen und sei selbst "offenbar von der Solidarpathologie ausgegangen" (176). Bei dieser Aussage stützt sich Troxler wohl auf die ihm bekannte (177) Tatsache, dass das Leben für Brown "ein von aussen erzwungener Zustand" (177) ist, und dem Organismus von diesem keine eigene Lebenskraft im Sinne des Vitalismus zugestanden wird. Der Brownianismus habe sich erst "unter den Einwirkungen deutscher Kräfte" (178) über die Solidarpathologie erhoben, nämlich dadurch, dass er sich zur "Animationslehre" oder "Virtualpathologie" Stahls (165) "hinaufläuterte", welcher "die Seele als Prinzip der Kräfte an die Spitze seines Systems stellte" (175)(178).

Somit stehen sich nun nach Troxler Animismus und Vitalismus als die entweder das Seelische oder das Leibliche zum Hauptprinzip erhebenden Theorien polar gegenüber. Beide sind unter sich gleichberechtigt, jedoch eine Stufe höher gegenüber der erneuerten Solidarpathologie, deren Gegenstand nur das Materiell-Körperliche ist. Was nun noch fehlt, ist eine die polaren Gegensätze umfassende höhere Theorie. Damit sind wir an der Stelle angelangt, wo das Verhältnis von Troxler zu Schelling näher erläutert werden kann.

7. Troxlers Verhältnis zu Schelling

"Hier ist es, wo Schelling sich das grosse Verdienst erwarb, die zwei Verhältnisse des Organismus [Troxler meint Leib und Seele], welche er als Quantitatives und Qualitatives, oder als Verhältnisse der Erregung und Metamorphose bezeichnete, zuerst genau geschieden und wieder ihre Synthese angestrebt zu haben" (178). Schelling sei aber an seiner Aufgabe gescheitert, indem er in einer früheren Bearbeitung der Medizin das Quantitative, d.h. das Kräfte- oder Erregungsprinzip, und in einer späteren Darstellung das Qualitative, d.h. das Säfte- oder Metamorphoseprinzip, als das über das je andere Herrschende betrachtet habe. Dadurch sei er eigentlich auf die Stufe der Virtual- oder Humoralpathologie zurückgefallen (178) und habe keine "wahrhafte Vermittlung" zustande gebracht.

Diese den medizinischen Zusammenhang erläuternde Stelle der "Blicke in das Wesen des Menschen" ist die einzige, an der Troxler bei Schelling eine inhaltliche Einseitigkeit kritisiert. Die Beurteilung Schellings, die Troxler an vielen anderen Stellen seines philosophischen Werkes abgibt, und die für Troxlers anthropologische und medizinische Grundansicht die entscheidende ist, ist eine ganz andere. Was er nämlich dort an Schelling lobt, ist gerade das Aufstellen einer höheren Einheit der Gegensätze, die als deren "Identität" oder das "Absolute" bezeichnet wird. So in den "Elementen der Biosophie":

"F.W.J. Schelling aber stand es zu, die Potenzirung der neuern Philosophie zu vollenden, und das Wissen zur Absolutheit zu bringen. Er erkannte, dass der Ichheit von Fichte noch immer ein Nicht-Ich als Fremdes entgegenstehe, und so die letzte Trennung im Wissen vernichtend stellte er die absolute Identität von Subjectivem und Objectivem bedeutungsvoll als Vernunft auf. In seinem transzendentalen Idealismus erreichte er den Gipfel des Wissens, ward Vermittler der getrennten Elemente desselben in höchster Instanz, und so gelang es ihm dem Geiste seine verjährten Rechte auf Naturphilosophie wiederzugeben" (179).

Aber, und nun kommen wir zu Troxlers entscheidender Kritik an Schellings übergeordneter Einheit:

"An die Stelle des Absoluten setzt Schelling die Vernunft, oder vielmehr Vernunft und Absolutes als Eines und Dasselbe. Das Absolute bestimmt er als die Einheit des Idealen und Realen, oder des Subjectiven und Objectiven, als eine Einheit, welche mit intellectueller Anschauung aufgefasst werden kann, und behauptet diesem gemäss: 'Ausser der Vernunft ist Nichts und in der Vernunft ist Alles' (Zeitschrift für spekulative Physik 2. Bd. 2. Heft)" (180).

Das Wesentliche, worauf es Troxler hier ankommt, ist, dass Schelling keine höhere Form der übergeordneten Einheit anerkennt als die, die innerhalb der menschlichen Vernunft anzutreffen ist. Das ist genau der Punkt, wo sich Troxler von seinem Lehrer abhebt, denn für ihn ist "das Absolute Ansich als Etwas ... über das Absolute der Vernunft" (181) Erhabenes anzuerkennen, als etwas, das sich in der Form seines Ansich nicht der intellektuellen Anschauung der Vernunft offenbart.

"Dass aber Schelling von dieser Anerkennung ferne ist, wird aus dem all seine Schriften beherrschenden Denksysteme, nach welchem immer die Vernunft, oder intellectuelle Anschauung, sich die Absolutheit aneignet, klar, und bewährt sich selbst neulichst. Auf die sich aufgeworfene Frage: 'welches ist zuvörderst das Verhältniss des Seyns zum Erkennen, und umgekehrt?' antwortet er: 'Nach unserer Ansicht findt diesem Verhältnisse nach kein wahrer Gegensatz statt, jene beiden sind unmittelbar, ohne ein höheres Band, und an sich selbst, Eines!'" (181).

Troxlers anthropologische und medizinische Theorie gründet auf der denknotwendigen Voraussetzung eines den relativen Gegensätzen, wie Leib und Seele, übergeordneten realen Wesenhaften, das er als ein die differenten Lebenserscheinungen "überschwebendes Medium" "voraussetzt" (167) und als "Leben" (182), "Lebensgeist" (166), "Geist" (168), das "Absolute" usw. bezeichnet. Dieses Wesenhafte existiert an sich in einer Form, die nicht durch die gewöhnliche Vernunft aufgefasst werden kann.

Der von Schelling angestrebte umfassende anthropologische Gesichtspunkt kann nach Troxler also erst dann zu einer höheren, der neueren Zeit noch bevorstehenden Fundierung der Medizin führen, wenn er auf der Anerkennung dieses höheren realen geistigen Lebens beruht. Eine solche Theorie nennt Troxler, ihrem zentralen Gegenstand gemäss, "Vitalpathologie" (171). Und so wie der Geist der Seele, dem Leib und dem Körper übergeordnet ist und sie umfasst, so ist die Vitalpathologie der Virtual-, der Humoral- und der Solidarpathologie obenangestellt, was sich schematisch so darstellen lässt (168):

	Vitalpathologie (Geist)	
Virtualpathologie (Seele)		Humoralpathologie (Leib)
	Solidarpathologie (Körper)	

Troxler hat das Empfinden, eine solche Lebenstheorie "begründet" (165), aber noch nicht ausgearbeitet zu haben. Doch in ihr sieht er die folgenreiche Möglichkeit, wieder zu jenem höheren Wissen zu gelangen, über das die Vorzeit verfügt hat, das aber in der Zwischenzeit vergessen worden ist. Er schreibt:

"Die ausführliche Entwicklung dieser Theorie kann nun nicht weiter Aufgabe gegenwärtiger Abhandlung sein, ich behalte sie mir aber als ein besonderes Ziel, welches mir bei der ganzen Arbeit vorschwebte, für ein Tagewerk der Folgezeit vor.
Indessen möge nicht unbemerkt bleiben, dass mittelst dieser Theorie sich eine den bisherigen Ansichten verschlossene Sphäre im Gebiete des Lebendigen öffnet; eine Sphäre, welche alle neuere Lehren, mehr oder weniger nur auf das erreichbare und begreifliche Sinnliche gerichtet, als ein Unding angesehen, oder vielmehr von ihr als einem solchen abgesehen, welche dagegen [von] den meisten der bedächtlichern und bescheidern Alten als ein im Hintergrunde von allem Körperlichen liegendes Geheimnis geahnet und angedeutet wurde" (183).

8. Die Beziehung zur Vergangenheit

Es ist nun der Punkt erreicht, wo Troxlers Verhältnis zu den "Alten" geklärt werden kann. Seine Lehre vom höheren Leben ermöglicht ihm nicht nur die Zusammenfassung der zeitgenössischen und unmittelbar vorangehenden medizinischen Strömungen von einem übergeordneten Gesichtspunkt aus, sondern sie ist das Element, in dem er dem verlorengegangenen Wissen einer früheren Medizin begegnen will. Troxler ist der Auffassung, und diese ergibt sich ihm aus seinen umfangreichen Studien alter Schriftsteller und Philosophen, dass die "Lehre vom Lebensprozesse" das ursprüngliche Ziel der medizinischen Forschung gewesen sei, und dass sie sich erst später auf die Solidar- und Humoralpathologie reduziert habe (184). Noch Hippokrates (129) habe in "de Principiis" von der höheren geistlich-göttlichen Ursache der Krankheit gesprochen (169)(183). Auf diese sei auch der Ausspruch "des tiefkundigen Galens und seiner tausendjährigen Schule Ansicht, nach welcher es in den Naturen was occulta qualitate Wirkendes geben soll, zu beziehen..." (129)(183). Von den späteren seien noch Paracelsus und van Helmont (131) als Nachfolger der "echten Spiritualisten der Vorwelt" zu betrachten (185), und in neuerer Zeit auch "die kleine Klasse der dem Leben treuen Vitalisten" (185). Troxler versteht in diesem Zusammenhang unter "Vitalismus" die Lehre vom höchsten geistigen Leben überhaupt und nicht einfach die Lehre von der blossen Lebenskraft, denn die "Vegetationslehre" Reil's beschreibt nach dem Verständnis Troxlers ja bloss das Geistige, insofern es als Leib wirkt (*).

9. Die Beziehung zur Zukunft

Das Wesentliche der zukünftigen Entwicklungsrichtung der Medizin sieht Troxler darin, dass die früher vorhandene Erkenntnis vom wesenhaften Aspekt des Menschen in der Zukunft wiederum die Grundlage der Medizin bilden wird, nachdem in einer Zwischenepoche das Wissen bloss auf die Erscheinungswelt beschränkt war. Und er sieht in den zeitgenössischen Strömungen, gerade auch in denen, die von Schweizern ausgehen, Anzeichen dafür, dass die Medizin sich

---

*) Vgl. S. 56.

tatsächlich in der Richtung entwickle, in der sie das Uebersinnliche in ihr Wissen wieder einbeziehen wird. Das kommt unter anderem in seiner 1839 veröffentlichten Schrift "Umrisse zur Entwicklungsgeschichte der vaterländischen Natur- und Lebenskunde" zum Ausdruck. In diesem Abriss über die Medizingeschichte der Schweiz vom 15. bis zum 19. Jahrhundert nimmt Paracelsus zunächst die wichtigste Stellung ein. Paracelsus habe eine "ächte Jatrosophie" (186) begründet und die Medizin eigentlich "zum zweiten Mal" (187) geschaffen. Er ist für Troxler einen Geistes mit Hippokrates und Galen in seiner Forderung nach der Erkenntnis des Ganzen von Mensch und Natur, d.h. gemäss ihrem wesenhaften und erscheinungsmässigen Aspekt. Und die spätere schweizerische Naturforschung und Arzneikunde hält Troxler für "eine lichthelle und glückliche Auslegung der sinnreichen Geistessprüche" des Paracelsus: "Ein Ding ist das Innere und Aeussere, eine Constellation, eine Influenz, eine Concordanz, eine Zeit, ein Erz, ein Terniabin, eine Frucht, denn das ist der Limbus, in dem alle Geschöpfe verborgen liegen und sind, als in dem Saamen da liegt der ganze Mensch."
"Ein Arzt ist der, der da öffnet die Wunderwerke Gottes männiglich. Betracht, dass kein Arzt der Krankheit oder des Menschen Grund mag fürhalten, er habe denn genugsam Zeugniss aus dem Licht der Natur. Dasselbige Licht ist die grosse Welt. So soll denn keiner Arzt sein, der nicht studirt hat Kosmologie, Physik, Geographie, Astronomie, Theosophie" (188).

Es sind hauptsächlich zwei zeitgenössische Strömungen, in denen Troxler eine erneute Hinwendung der schweizerischen Medizin zum Wiedereinbeziehen des Uebersinnlichen zu erblicken glaubt, das sind, vielleicht erstaunlich für einen Leser der Moderne, die durch Albrecht von Haller begründete naturwissenschaftliche Richtung und der Mesmerismus.

Vom Begründer der naturwissenschaftlichen Physiologie, dem

Berner Albrecht von Haller (134), spricht Troxler "mit Ehrfurcht und Stolz" (189). Seine Leistung, "die Entdeckung der Irritabilität, der Reizbarkeit der organischen Teile oder besser der Lebenserregung überhaupt" (190), bildet "einen Hauptwendepunkt in der Geschichte der Medizin" (190). Troxler referiert (191), "dass es eigentlich Haller und seine Schule sind, die den Uebergang von der früher allein herrschenden teleologischen Betrachtungsweise in der Naturforschung zu der ätiologischen machten", und die "das physiologische Experiment in seine vollen Rechte einsetzten und dadurch den Antrieb gaben, die ursachlichen Bedingungen jeder concreten Funktion aufzusuchen. Damit war denn aber die Unterscheidung des Mechanismus vom Organismus oder der sogenannten toten Natur von der lebendigen und beseelten, so wie die Erhebung der Physiologie und Biologie über das blosse Spiel physischer und chemischer Stoffe und Kräfte eingeleitet. Die Virtualmedizin löste auch von diesem Zeitpunkte an die Humoral- und Solidarpathologie ab, und es war so zu sagen das Geisterreich in der Körperwelt entdeckt. Was Gaubius und Gorter nachher Grosses und Schönes von Vitalität, Sensibilität und Irritabilität, Wolf von Entwicklung, was später Brown von Erregbarkeit, andere von Lebenskraft, Blumenbach von Bildungstrieb, Reil von Vegetation und Kielmeier von organischen Kräften lehrten, wurzelt alles auf diesem Grund, ist Gold aus diesem Schachte, und nicht nur die erste wissenschaftliche Physiologie, sondern auch die erste Grundlage zu einer wahren Psychologie verdanken wir Schweizer und mit uns die Nationen unserm einzigen Albrecht Haller" (191)(192).

Man ersieht aus diesen Zeilen, worin für Troxler die Bedeutung der naturwissenschaftlich experimentellen Methodik Hallers liegt: Sie führt zur sicheren Erkenntnis einer Reaktionsfähigkeit oder Eigentätigkeit von belebten und beseelten Körpern und ermöglicht dadurch eine Unterscheidung dieser von den anorganischen Mechanismen, und damit die Einsicht, dass es auch höhere als bloss materielle physikalisch-chemische Kräfte geben muss. So gesehen, führt die naturwissenschaftliche Methodik zu Hinweisen auf das Uebersinnliche, von dem Paracelsus gesprochen hat, und das Troxler in seiner Vitalpathologie wieder umfassend und nicht nur in einzelnen Aspekten behandeln will.

Die zweite Strömung, die Troxler in "Umrisse zur Entwicklungsgeschichte der vaterländischen Natur- und Lebenskunde" als Entfaltung von Paracelsus' Ideen ansieht, und die er ganz besonders würdigt, ist die des Mesmerismus. Troxler sagt, es sei der nach seiner Ansicht in Weil (Kanton Thurgau) geborene Anton Mesmer (135) gewesen, der "die wichtigste Entdeckung des achtzehnten Jahrhunderts gemacht" (193) habe, indem er "die von seiner Hand ausströmende Heilkraft" (193) als eine im Menschen wirkende immaterielle Kraft in ihren Wirkungen beobachtet und beschrieben habe. "So war ... eine neue Ansicht gewonnen, welche nun mit der vor Jahrhunderten durch unsern Paracelsus begründeten höhern Physiologie zusammenschlug und auf ein Naturprinzip im Menschen führte, welches im Anfang nur unvollkommen erkannt thierischer Magnetismus genannt wurde" (193). Zwar habe Mesmer nur einen "Keim" (193) gelegt, und noch sei die letzte Natur dieser Kräfte nicht geklärt. Aber dennoch gebühre Mesmer der Ruhm ihrer Entdeckung (194). Und deshalb stellt ihn Troxler sogar neben Paracelsus auf den "Hoch- und Gipfelpunkt" der Medizin (193).

Im gleichen Sinn wie Mesmer beurteilt Troxler Johann Heinrich Rahn (195), der mit seiner Sympathielehre ebenfalls auf die immateriellen Kräfte im Menschen hingewiesen habe. Rahn betrachtet "die Sympathie, die ihm auch Homöopathie oder Homöobiotik ist, als die Ursache des Magnetismus, und gesteht der Idee einer lebendigen Atmosphäre um den Menschen, die Reil aufstellte, Humbold und Carus so geistreich ausbildeten, nahekommend, unbekannten Ausflüssen des thierischen Körpers eine mächtige Wirkung auf Sympathie und Antipathie zu" (196)(197).

So sind für Troxler die Ergebnisse der moderneren naturwissenschaftlichen Physiologie und die vom Mesmerismus und verwandten Strömungen beobachteten Phänomene gleichermassen Hinweise der neueren Zeit auf eine höhere Wirklichkeit, die in Natur und Mensch wirksam ist. Eine ältere Medizin hat von ihr noch gewusst, und sie wird wieder Gegenstand einer neueren, höheren und umfassenderen Theorie der Medizin werden, deren Begründung sich Troxler widmen will.

Das, was die einstige Mystik noch von der Natur des Menschen gewusst hat, wird in einer neuen, höheren Mystik, die auf der Grundlage des modernen wissenschaftlich-philosophischen Bewusstseins entwickelt sein wird, in der Zukunft wieder errungen werden (*). Das meint Troxler, wenn er sagt:

"Wie sonderbar, dass die Medizin nach Jahrhunderten und nach Jahrtausenden erfahrungsmässiger und wissenschaftlicher Ausbildung aus ihren Zersetzungen und Missbildungen wieder in die ursprünglichen, mystischen und magischen Naturgründe zurückläuft!" (198).

---

*) Ueber das Verhältnis der alten Mystik zur zukünftigen, auf dem modernen wissenschaftlichen Bewusstsein begründeten Mystik vgl. Kap. 8, speziell S. 280 ff.

3. K A P I T E L

Das Menschenbild

1. Zur Methode von Troxlers Darstellung

Im vorangehenden Kapitel wurde auf den Kernpunkt hingewiesen, in dem Troxler den blossen Idealismus des frühen Schelling überschreiten will. Dieser Punkt ist der folgende: Schelling stellt das absolute Geistige so dar, als ob es an sich von der menschlichen Vernunft erfasst werden könnte, ja er spricht ihm nach Troxlers Auffassung nur die Seinsform zu, die es innerhalb des menschlichen Bewusstseins hat, also eine Ideelle (*). Troxler aber muss sich dasselbe Geistige notwendigerweise als ein Reales denken, denn als das tätige Wesen eines erscheinenden funktionellen Ganzen muss es wirkender, wirklicher Natur sein.

Troxler vertritt also einen Standpunkt, der dem des scholastischen Ideenrealismus (199) entspricht: Das Geistige ist real, in der Form seines An-sich und in der Form, in der es als Gesetzmässigkeit in der Erscheinungswelt wirkt (Universale ante rem und Universale in re), es ist ideell, wenn es in der Form der menschlichen Vernunft erscheint (Universale post rem).

Die Grundlage von Troxlers Menschenbild ist nun dieses Realgeistige, das er denkerisch als existierend fordern muss. Eine Wahrnehmung von diesem Realen hat er allerdings nicht, denn es erscheint ja für das gewöhnliche Bewusstsein nicht in seiner wesenhaften Form. Und doch muss es denknotwendig

---

*) Vgl. S. 58 ff.

der gewöhnlichen Erscheinungswelt zugrundegelegt, hypostasiert (*) werden.

Könnte nun nicht eine Bewusstseinsform erreichbar sein, für welche das Geistige in seiner wesenhaften Form erscheinen würde, welche also eine Wahrnehmung des Geistigen an sich hätte, und welche dieses Wahrgenommene zum Begriff bringen könnte, genau so, wie im gewöhnlichen Bewusstsein die wahrgenommene Erscheinungswelt von der Wissenschaft zum Begriff gebracht wird?

Wie wir sehen werden, ist das eine Frage, die schon den 26jährigen Troxler beschäftigt (**), und deren tiefere Bearbeitung er zur Hauptaufgabe seines späteren philosophischen Schaffens macht (200).

Ich werde nun, der Gedankenentwicklung Troxlers historisch folgend, zunächst sein Menschenbild und, auf diesem aufbauend, im 4. bis 7. Kapitel seinen Krankheitsbegriff sowie seine wichtigsten medizintheoretischen Anschauungen darstellen. Erst im 8. Kapitel soll dann das angedeutete Problem einer Erkenntnis des Uebersinnlichen besprochen werden, so dass im 9. Kapitel durch das Zusammenführen der gewonnenen anthropologisch-medizinischen und der philosophisch-erkenntiswissenschaftlichen Aspekte die eigentliche medizinhistorische Bedeutung Troxlers bestimmt werden kann.

Das Menschenbild Troxlers basiert also ganz allgemein auf der denknotwendigen Forderung der Existenz eines übersinnlich Wesenhaften. Und bei den alten Philosophen, von deren Werken er ausführliche Kenntnis hat, findet er noch Darstellungen über das höhere Wesen des Menschen, die sei-

---

*) Ueber "Hypostasierung" und "Hypostase" vgl. S. 76.

**) Vgl. Kap. 8, vor allem S. 255.

ner Forderung entsprechen. So sagt er in seinen "Vorlesungen über Philosophie": "Schon früher haben die Philosophen einen feinen, hehren Seelenleib unterschieden von dem gröbern Körper, oder in diesem eine Art von Hülle des Geistes angenommen, eine Seele, die ein Bild des Leibes an sich habe, das sie Schema nannten, und das ihnen der innere höhere Mensch war" (201).

Den konkreten Inhalt dieses prinzipiell zu fordernden Wesenhaften vermag Troxler aber nicht zu bestimmen, da er ja keine Wahrnehmung von ihm hat. An die Stelle dieses nur auf Grund einer entsprechenden Anschauung zu erkennenden Inhalts setzt Troxler deshalb, ohne dass er sich vielleicht immer Rechenschaft über die Berechtigung dieses Vorgehens ablegt, Begriffskonstruktionen und Phantasievorstellungen. In diesen wird zudem das Geistige nicht immer als rein Geistiges, sondern manchmal als eine Art verfeinertes Stoffliches oder als bloss physikalische Kraftwirksamkeit dargestellt (*).

Er sagt selbst, wie er in seiner Gedankenentwicklung vorgeht: Auf der erwähnten Voraussetzung des realgeistigen Gesamtwesens, der "Identität der Factoren" (202), entwickelt er durch "Construction" (202) "schematisch" (203) die einzelnen Glieder des Ganzen. Er deduziert also rein begrifflich aus dem, dessen Existenz er allgemein fordern muss, dessen konkreten Inhalt er aber nicht wahrnehmen und zum Begriff bringen kann.

Das, was Troxler in solcher Art rein begrifflich als in sich gegliederten Inhalt entwickelt hat, sucht er dann in einem weiteren Schritt mit den aus der gewöhnlichen phy-

---

*) Vgl. Troxlers Ansichten über die Kropfentstehung S. 203 ff., und seine Ausführungen über die elektromagnetische Natur der Substanzen, S. 120.

sich-sinnlichen Empirie, also induktiv, gewonnenen Fakten zum Zusammenstimmen zu bringen (204), denn es geht ihm ja darum, das Uebersinnliche in seiner differenzierten inhaltlichen Gliederung bis in seine physisch-sinnliche Erscheinungsform nachweisen zu wollen. Ein solches Zusammenstimmen ist für ihn dann der "Beleg" (205) für die Richtigkeit seiner ursprünglichen Deduktion, wobei er die "Analogie" (206) als berechtigtes Mittel zur Herbeiführung dieser Uebereinstimmung ansieht. Deutlich formuliert Troxler dieses Vorgehen im "Grundriss der Theorie der Medizin": "Aber diese Function [Troxler meint eine einzelne Organfunktion, die er durch begriffliche Konstruktion aus dem vorausgesetzten Uebersinnlichen entwickelt hat] fodert auch die Aufzeigung ihres Organs [als physisch-empirisches Wahrgenommenes] in bestimmten Stufen, welche wir wieder am besten in einem Parallelismus, der durchs Ganze fortgeführt, und den Grund - Ansichten desselben entsprechend, beweisend wird, nachweisen können" (207). Als Beispiel für dieses Analogiedenken möge Troxlers Auffassung der Ansteckung als eines auf magnetischen Kräften beruhenden Phänomens dienen (*).

Weil Troxler seine denknotwendige allgemeine Hypostase im Besonderen durch begriffliche Konstruktion, Analogieschlüsse und Phantasievorstellungen weiter verarbeitet, gewinnen seine konkreten Ausführungen oft den Charakter von willkürlichem Schematismus und fehlender Wirklichkeitsgemässheit.

Die Forderung der Existenz eines realen höheren Wesenhaften selbst bleibt von dieser Willkürlichkeit aber unbehelligt, denn sie ergibt sich aus den Ueberlegungen, die im folgenden weiter dargestellt werden sollen.

---

*) Vgl. kontagiöse Krankheiten, S. 176 ff.

2. Das übersinnlich Wesenhafte

Die Wirklichkeit setzt sich für Troxler nicht nur aus den in der Erscheinungswelt gegebenen einzelnen Elementen zusammen. Der Zusammenhang des Einzelnen, das übergeordnete Ganze, gehört auch zur Wirklichkeit, auch wenn es an sich nicht selbst zur Erscheinung kommt, sondern sich nur in den einzelnen erscheinenden Elementen und in deren Beziehungen untereinander offenbart. Das Nichterscheinende ist sogar das Wesentliche des Ganzen.

So ist es auch beim Menschen. Was an ihm in der Erscheinung an einzelnen verschiedenen Teilen aufgefunden werden kann, macht zusammen noch nicht den ganzen Menschen aus. Das Ganze ist mehr als die Summe der Teile. An sich ist es das den Teilen Uebergeordnete, das in ihnen wirkt. Dieses "höhere Princip" (208) ist, obwohl es in seinem An-sich nicht zur Erscheinung kommt, ein Reales und nicht bloss ein Ideelles, denn es ist die wirkende, alle Teilglieder aktiv bestimmende Gesamtgesetzmässigkeit oder Funktionseinheit. Troxler nennt es deshalb auch "höhere Individualität" (209) oder übersinnlicher "Organismus " (210).

Die reale Fähigkeit dieses Gesamtprinzips, die ihm untergeordneten, zueinander teilweise gegensätzlich stehenden Teilglieder gemäss seiner Gesamtgesetzmässigkeit zu durchdringen und aufeinander zu beziehen, wird in Troxlers naturphilosophischen Schriften als "Indifferenzvermögen" (211) bezeichnet. Sie ist das Realvermögen, welches die differenten Faktoren des Ganzen "auf das seiner Einheit entsprechende Verhältnis zu reduziren vermag, also durchaus selbstbestimmend bleibt" (211). Das denknotwendig hypostasierte höhere Wesen ist also eine wirkende tätige Gesetzmässigkeit im Sinne des Universalienrealismus (Universale in re oder, abgesehen von der Erscheinungswelt, Universale ante rem), man könnte auch sagen eine übersinnliche Wesenheit.

In seiner Dissertation (1803) spricht Troxler noch nicht vom Wesen des Menschen als solchem, sondern im Rahmen der Entzündung, vom Wesen des Organischen. Er schreibt dort, dass der wesentliche Charakter des Organischen im allgemeinen nicht bekannt sei, sondern nur dessen produktive Produkte: "...organici in omne et singulum quadrantem characterem essentialem et universalem non novimus, nisi quod sit productum productivum" (212). Das in allen organischen Geschehnissen wirkende, aber an sich eben unerkannte Ganze nennt er "processus vegetativus" (212) oder einfach "vegetatio" (213), was der Bezeichnung "Leben" in seinen anderen naturphilosophischen Schriften entspricht (214).

Unter "Leben" versteht Troxler in seinem übrigen Frühwerk aber nicht nur das lebendige Wesen des Organischen, sondern das nichterscheinende Wesen von jeglichem Erscheinenden, also auch dasjenige des Menschen. Das Leben ist All-Leben, das Absolute überhaupt, in welchem Troxler zunächst nicht einzelnes Wesenhaftes unterscheidet: "Das Leben ist das Absolute in diesem Universum..." (215), sagt er 1803 in den "Ideen zur Grundlage der Nosologie und Therapie". Auf die entsprechende Stelle im "Grundriss einer Theorie der Medizin" (1805) haben wir schon hingewiesen:

"Dass das All in seiner Einheit und Vielheit sich selbst gleich sey, und dass nur ein Leben das Ganze durchdrungen haben könne, ist eine Wahrheit, welche der höchsten Speculation ihr Ziel steckt, und unmittelbar in der Identität und Uebereinstimmung des Wesens aller Dinge angeschaut wird" (150). In "Ueber das Leben und sein Problem" (1806) heisst es: "Es allein ist das wahrhafte Absolute, und dieses ist wie ich behaupte, an sich: Leben" (152). In den "Elementen der Biosophie" (1808) sagt er, dass "...ein Leben das Universum beseelt und beleibt..."(216). Dieses Leben nennt er dort als Wesen alles Erscheinenden auch "Urbild" (217).

Troxler weist darauf hin, dass er als Erster auf das "Leben" in diesem höheren Sinne hingewiesen habe: "Schon ehe Leben zum Lieblings- und Modethema unserer Litteratur ward, erkannte ich es als Etwas über alles, was immer an der Spitze bisheriger Systeme steht, Erhabenes an..." (218).

Obwohl Troxler in diesen frühen Jahren noch vom All-Leben spricht, das ja als das Wesen aller Dinge auch das Wesen des Menschen sein muss, so verwendet er doch schon 1804 eine Formulierung, nach der dem Menschen eigentlich eine individualisierte Wesenheit zugesprochen werden muss. Denn in den "Versuchen einer organischen Physik" spricht er vom höheren "Organismus" (210), einer "höheren Individualität" (209), ja sogar von einer "individualisirten Identität" (219). Doch wenn Troxler noch im gleichen Buch schreibt, dass das Individuum in seiner Unsterblichkeit "wieder im Leben des Alls zerfliesst" (220), so kann daraus entnommen werden, dass der Gedanke einer absoluten unsterblichen geistigen Individualität für ihn zunächst noch nicht so feststeht.

In der Tat ist in "Blicke in das Wesen des Menschen" (1812) die "Gattung" das Wesen des Menschen (221). Deshalb wird dort, wie aus dem Zusammenhang zu entnehmen ist, unter "Geist" eigentlich noch nicht ein individueller Menschengeist verstanden. Auch 1817 heisst es noch im "Archiv der Medizin, Chirurgie und Pharmazie": "Der wahre Mensch aber - und dies ist, wenn Niemand anders, die Gattung - ist auch physisch über die Welt erhaben" (222). Erst in der "Naturlehre des menschlichen Erkennens" (1828) und in den "Vorlesungen über Philosophie" (1835) bekennt sich Troxler eindeutig zu einem individuellen unsterblichen geistigen Wesenskern, der beim Menschen die Stellung des früheren "Lebens" einnimmt (*).

---

*) Vgl. S. 87 ff.

In dieser Entwicklung von Troxlers Auffassung des menschlichen geistigen Wesenskerns finden wir den Uebergang wieder von der Ansicht des Avarroes zu derjenigen des Thomas von Aquin im Streit über die Frage der Unsterblichkeit der menschlichen Seele (223).
Doch wie auch das Höhere des Menschen, sein eigentliches Wesen, von Troxler genannt und verstanden wird, immer sieht er sich vor die dargestellte (*) Notwendigkeit gestellt, ein solches reales Wesenhaftes als Erklärung für die Phänomene der Erscheinungswelt zu fordern. Denn in der Erscheinungswelt ist sich der wirkliche Mensch in seiner Gliederung gegeben und nicht in dem An-sich seiner Ganzheit, das ja auch als Realität betrachtet werden muss. Ueberall sieht Troxler den Menschen nur in seiner Gliederung dargestellt:

"In keinem Lehrbuch sah, in keinem Hörsaal hörte ich noch anders, als dass der Mensch eine moralische und eine natürliche oder, sie die Neueren sich ausdrücken, eine psychische und eine physische Natur habe" (224).

Doch dieser Gegensatz muss einer höheren Einheit unterworfen sein:

"Jener Gegensatz im Menschen, als Wurzel aller im Menschen unterschiedenen Mächte ist eine Tatsache des Lebens, die alle seine Aeusserungen bedingt; aber wie nähme der Mensch andererseits diese Unterscheidung in sich selbst wahr, wenn er nicht ursprünglich und unmittelbar in sich eines wäre, oder diese Spaltung einmal ins Leben geführt, keiner Beziehung und Vermittlung fähig wäre!" (225).

Weil sich so eben "das vollkommenste Etwas" des Menschen als ein denknotwendiges "Postulat" (226) ergibt, sagt Troxler von ihm, es sei "das Urwahre und das Gewisseste selbst, was der Menschheit aller Zeiten und Orte einleuchtete" und

---

*) Vgl. S. 66 ff.

"was jeder Mensch durch Selbstüberzeugung in sich findet" (227).

Doch Troxler ist sich bewusst, dass er dieses Höhere als ein Existierendes zwar begrifflich fordern muss, dass er aber keine unmittelbare Anschauung davon hat. Deshalb ist dieses absolute Leben auch das "Problem" (228), sogar der einzige Gegenstand aller Probleme (229), denn "Es ist das Unbekannte, von der Menschheit nach allen Seiten gesuchte und nicht gefundene, weil es selbst keine Seite ist" (230).

Das Absolute ist also an sich ein Etwas, aber für die gewöhnliche Erkenntnis ist es ein Nichts. Troxler drückt das so aus:

"Es konnte nicht gefunden werden, weil es nicht gesucht werden konnte; denn ausser Erscheinung und Existenz setztet Ihr das Nichts! - Allein es gibt kein Nichts! - Als dieses setztet nur Ihr, was nicht in Erscheinung und Existenz liegt; es gibt aber Etwas, was an sich nicht ist und nicht erscheint" (228).

"Es gibt kein Inertia und kein Vakuum - nichts als Leben! Das Leben kann also auch nichts anderes suchen und nichts anderes finden als sich selbst; des Lebens Problem ist das Leben" (228).

"Eine solche unbekannte Grösse, ein solches X der Philosophie, ist das Absolute. Nach diesem rangen alle Philosophen, welche es wirklich waren" (231).

"Es giebt also ein Nichts nur in dem Sinne, dass es ein Etwas ist! - Aber darum kein Etwas nur in dem Sinne der Erscheinung oder Existenz, und eben deswegen ein Nichts für sie" (232).

"Das Leben ist ein Transcendentes sowohl in Beziehung auf sein Phänomen, die Vernunft, als auf sein Product, die Natur" (217).

Weder die Philosophie noch die Naturerkenntnis sind also in der Lage, das Leben oder den Geist an sich zu erfassen. Aber Troxler empfindet in sich den "Trieb immer lebhafter, diesem Ziele zuzusteuern" (233). Und so sucht er, über die zeitgenössische Philosophie und Naturerkenntnis hinausstrebend, nach einem neuen Zugang zu diesem Uebersinnlichen. In der Vorrede zu seinen "Blicke in das Wesen des Menschen" gibt er der Richtung dieses Suchens, das seine ganze spätere Philosophie prägen wird, folgendermassen Ausdruck:

"Ich will, um deutlich zu sagen, was meine Elemente der Biosophie zu leise ausgesprochen, gar keine Naturphilosophie mehr, wie sie im Sinne unserer Zeit liegt.
Ich will eine Metaphysik, welche von der Physik notwendig vorausgesetzt wird und deren keine ohne die andere ist, wie besonders die Anthropologie zeigt; - doch keinen blossen Idealismus! - Dem Uebernatürlichen, welches über das Ideale und Reale gleich erhaben, so wie ihm die Natur unterworfen ist, dem will ich ein lautes und ernstes Wort reden; gibt es doch deren genug, die nur von einem unter aller echten Idealität und Realität liegenden Natürlichen zu sprechen wissen.
Hypothese - so denke ich - ist notwendig. Verwerflich ist Hypothese nur, sofern sie nicht hypothetisch genug ist. Die Hypothese, die dieses ist, muss allen Hypothesen ein Ende machen.
Und eine Wahrheit strahlt mir entgegen aus einem dämmernden Blau, kaum von dem des Himmels unterscheidbar - sie erfüllt mich mit Ahnung und Sehnsucht. Man nehme diese Blätter daraufbeschieden, sie anzudeuten" (234).

Mit diesen Worten drückt Troxler das Erlebnis aus, das er an der Grenze seines Erkenntnisvermögens hat. Er muss, wie ausgeführt worden ist (*), dem gegliederten Ganzen der er-

---

*) S. 66 ff.

scheinenden Menschennatur ein reales Wesen zusprechen, das zwar in der Form seines An-sich für das gewöhnliche Bewusstsein nicht zur Erscheinung kommt, das aber dennoch als übernatürliche Realität gefordert werden muss.

Die hier zitierte "Hypothese" versteht Troxler deshalb nicht etwa als ein bloss Ausgedachtes, sondern als die besprochene notwendige Voraussetzung, die gerade wegen ihrer Denknotwendigkeit als eine Wahrheit akzeptiert werden muss, die aber vorläufig nur geahnt und angedeutet werden kann, insofern als sie dem an der physikalischen Erscheinungswelt haftenden Erkennen nicht als Anschauung zugänglich ist. Troxlers "Hypothese" ist also eigentlich eine Hypostase, aber nicht im Sinne Kants etwas Dinglich-Reales, das dem bloss Gedachten untergeschoben wird, sondern im klassischen Sinn der antiken Philosophie der realgeistige, aber dem gewöhnlichen Bewusstsein nicht erscheinende Grund der Dinge. Die "Physik" muss diesen denkerisch allgemein voraussetzen, aber nur eine durch Anschauung erkennende "Metaphysik" könnte ihn seiner konkreten Wirklichkeit nach erfassen. Dem Problem dieses höheren Erkennens ist später Troxlers hauptsächliches philosophisches Streben gewidmet (*)

3. Ueber das kosmologische und ontologische Verhältnis von Wesen und Erscheinung des Lebens

A. Das Wesen

Das All-Leben ist in kosmologischer Hinsicht die "Ursache" (235) von allem, was im irdischen Sinn erscheint und existiert, dieses seine Wirkung.

---

*) Vgl. Kap. 8.

"Die Erscheinung ist nur ein Phänomen, die Existenz nur ein Produkt des Lebens; schöpferisch ruft das Leben beide aus dem, was nicht erscheint und nicht ist - aus sich selbst hervor. Das Leben allein ist Ursache: aus ihr entspringt alles was ist und erscheint, und kehrt unumgänglich in sie wieder zurück" (236).

Das Mittel, wodurch das Leben Erscheinung und Existenz aus sich hervorbringt, nennt Troxler "Urteil" (235). Das ist ein Ausdruck, den er in diesem Zusammenhang ganz "im eigentlichen Stammbegriffe der Sprache" (237) verstanden haben will.
"Die Wirkung erscheint und ist mittelst des Urteils der Ursache" (238).

Bei diesem Hervorbringungsakt enthält oder schafft die unsterbliche Ursache schon in ihrem An-sich das Wesen der in der Erscheinung hervorbringenden Differenzen. Schematisch kann der Schöpfungsakt folgendermassen dargestellt werden, wie er in "Ueber das Leben und sein Problem" und "Elemente der Biosophie" angeführt wird:

Schema der "Causalität" des Lebens

Unsterbliche Ursache (239)
Leben

Urteil (239)

Ewige Erscheinung
("Das Ewige der Erscheinung ist Gott...")

Unendliche Existenz
("...das Unendliche der Existenz die Natur" (240)

Urteil (241)

Phänomene in der Zeit
("Zeitlicher Schein...")

endliche Produkte
("...endliches Sein der Sterblichen" (242)

Sterbliche Welt (242)
Wirkung des Lebens

Dieses Verhältnis von Ursache und Wirkung wird von Troxler als das der "Vitalität" oder der "Causalität" des Lebens bezeichnet (243).

B. Die Erscheinung

"Das Leben als Ursache ist nicht und erscheint nicht; - sondern lebt" (240), es schwebt über Erscheinung und Existenz, und deshalb werden es die Psychologen und Anatomen vergeblich in Seele und Leib suchen (244). Und doch sind die Phänomene und Produkte von Zeit und Raum, die erscheinende Welt also, die Wirkung oder "Offenbarung" (245) der einen Ursache.

"... Daher wird zwar überall und immer das Leben gefunden, doch meistens nur in seinem Abglanze in der Lichtseite oder in seinem Abrisse in der Schattenseite" (246).

Die Ursache bleibt auch in der Wirkung sich selbst gleich; deshalb lebt auch die Welt und ist selbsttätig in Intelligenz und selbständig in Existenz, doch so, dass sie nicht existiert oder erscheint (247).

"So verwahrt sich das Leben als Geheimnis in der Erscheinung, und so offenbart es sich als Wunder in der Existenz" (248).

Weil jede einzelne Erscheinung ihrem Wesen nach letztlich das All-Leben ist, bezeichnet sie Troxler an einigen Stellen auch als "Monade" (249). Er versteht darunter jegliches Teilganze, dessen Wesen das Wesen des Ganzen ist. Also beispielsweise die kleinsten Einheiten des lebenden Gewebes (250), oder auch jede beliebige grössere Einheit des Gesamtwesens (251). An einer Stelle bezeichnet der Ausdruck Monade bloss die zeitliche Grundeinheit, im Unterschied zum "Atom", der räumlichen Ureinheit (252). Immer aber ist mit Monade ein Teilganzes gemeint, das mit dem totalganzen Wesen identisch ist. Alle Teilganzen eines Ganzen sind untereinander identisch, insofern ihr Wesen dasselbe ist (253), aber verschieden, insofern sie je einen Teilaspekt dieses Ganzen, das sie alle in sich tragen, besonders ausgebildet haben:

"Wie alles Lebende nur eine Identität in sich trägt, welche durch alle Differenzen des Lebensprocesses und Organismus hindurchläuft, so sind auch alle diese Differenzen nur Entwicklungen aus einem und demselben, und daher sind überhaupt alle Systeme und Actionen, alle Organe und Functionen in der kleinsten, wie in der grössten lebenden Monade ihrem Wesen nach enthalten, nur dass in einer jeden Beschränkten das eine mehr als das andere hervortritt, und Form wird; und selbst auch diese Form verschlingt sich in der Existenz wieder mit anderen Formen, und bildet Teilganze eines Totalganzen, in welchen notwendig ein besonderes System und eine besondere Action, und selbst eine besondere Function und ein besonderes Organ das Herrschende ist" (254).

Das eine All-Leben ist also in kosmologischer Hinsicht die schöpferische Ursache der differenzierten Erscheinung und bleibt in ontologischer Hinsicht als deren wahres Wesen bestehen. Das Wesen ist erhaben über die Vergänglichkeit der Erscheinung, und das Leben ist nicht nur das Schaffende alles Erscheinenden und Existierenden, sondern auch deren Vernichtendes (255).

"Alles entspringt und vergeht im Leben, nur sein Urtheil nicht, denn dies ist eben nur das Erschaffen und Vernichten der Ursache in sich" (256).

Das Wesen nimmt also die Erscheinung wieder zurück. Diese Idee findet sich schon in Troxlers Dissertation: Schon im Gesunden bildet und zerstört sich das Ganze des Lebensprozesses fortwährend durch Erschaffen und Wiederzerstören von Monaden (250). Der Tod steht also nicht dem Leben, sondern der Geburt entgegen. Sterben und Werden offenbaren das Schaffen und Vernichten des Lebens an sich.

"Nie und nirgends wird das Leben geboren und kann auch nirgends und nie sterben."
"Nur über Sein und Schein herrscht der Tod, - und Tod ist nur der Abgrund der Welten im Leben, wie Geburt nur Ursprung derselben aus dem Leben ist" (228).

4. Die Gliederung des Menschen in Troxlers naturphilosophischen Schriften

In den Schriften vor "Blicke in das Wesen des Menschen", vor allem in "Versuche in der organischen Physik" (257) und, auf diesen aufbauend, im "Grundriss der Theorie der Medizin" (258) lässt Troxler aus dem höheren Wesen ein dichotom gegliedertes Ganzes entstehen, wie es auf dem Schema auf Seite 81 in zusammenfassender Weise dargestellt ist.

Das Schema macht deutlich, dass Troxler sich drei bzw. vier hauptsächliche Seinsstufen der menschlichen Wesenheit vorstellt: 1. Die Stufe der "Universalität", 2. die der "Allgemeinheit", 3. die des "Besonderen" (259) und 4., wie wir noch sehen werden, die der organischen Entsprechung der verschiedenen Stufen (*).

Auf der Stufe der Universalität differenziert sich der höhere "Organismus", die "höhere Individualität" in die physische und psychische Hemisphäre, die auch die Sphären von "Organismus" und "Lebensprozess", von "Objektiv", "Real", "Kontraktiv" auf der einen Seite und von "Subjektiv", "Ideal", "Expansiv" auf der anderen Seite genannt werden. Diese Ausdrücke werden bei Troxler in diesem Zusammenhang synonym gebraucht.

---

*) Vgl. S. 82 ff.

Schematische Gliederung der Seinsstufen der menschlichen Wesenheit

Organismus = höhere Individualität (269)

Stufe der Universalität (259)
("Lebensprozess und Organismus")

Subjektive (269), ideale, expansive Seite (273) Sphäre des herrschenden psychischen Lebensprozesses (269) Psychische Hemisphäre (262) Sensibles System (269)	Objektive (269), reale, kontraktive Seite (273) Sphäre des herrschenden physischen Lebensprozesses (269) Physische Hemisphäre (261) Seite des Organismus (270)

Stufe der Allgemeinheit (259)
("Aktionen und Systeme")

Gehirn = Zentralorgan (272)		Leber = Zentralorgan (272)	
Intelligenz (269) Vernunft (262) Innerer Sinn (269) Prinzip des Lichts und Selbstbestimmung (261) Subjektive Seite (261)	Sensation (269) Empfindung (262) Aeusserer Sinn (269) Prinzip der Schwere und Bestimmbarkeit (261) Objektive Seite (269) Sensibilität (260)	Egestionssystem (260) Irritabilitätssystem (260) Nach aussen gerichtet (267) Relativ selbstbestimmend (266)	Assimilationssystem (260) Relativ bestimmbar (266)

Stufe des Besonderen (259/261)
("Funktionen und Organe")

Wollen=selbstbestimmenderes Erkennen (262)	Erkennen= bestimmbares Wollen (262)	Subj. Auffassung der Natur. Aeusseres als Inneres wahrgenommen(269)	Obj. Auffassung der Natur. Aeusseres als Aeusseres aufgenommen(269)	Funktionen (267)	(Organe) (268)	Funktionen (271)	(Organe) (267)
↓	↓	↓	↓	↓	↓	↓	↓
1. Trieb und Instinkt(265)	1. Begreifen (264)	1. Geruch	1. Getast	1. Exkretion	- Niere	1. Respiration In-/Expiration	- Lunge, absorb. lymphat.Gefässe
2. Affekt und Leidenschaft	2. Urteilen (264)	2. Geschmack	2. Gefühl	2. Sekretion	- Milz und Drüsen	2. Digestion Verdauen und Resorption	- Magen,Darm,Gland. conglobatae, Milchgefässe
3. Entschiedenes Wollen (265) Gewissen. Reelles Schliessen, mit Entschluss zum Handeln. Entschluss	3. Wissen Ideelles Schliessen. Schluss(265)	3. Gehör	3. Gesicht	3. Muskularaktion	- Diaphragma Muskeln	3. Zirkulation Venen und Arterien	- Herz, ab- und zuführende Gefässe Arterie = Sensation Vene = Irritation

(Troxler nennt auch andere Einteilungen (263), die hier aber irrelevant sind: "In Rücksicht auf die inneren Sinne ... bin ich jetzt nicht im Stande, die bestimmten Potenzen zu fixieren" (263))

Diese beiden hauptsächlichen Hemisphären differenzieren sich auf der Stufe der Allgemeinheit wiederum in je eine "objektive" und "subjektive" Seite. Aus "Lebensprozess" und "Organismus" der vorhergehenden Stufe entstehen hier die allgemeinen "Aktionen und Systeme", wobei mit Aktion eine Tätigkeit und mit System ein organisch Strukturhaftes gemeint ist.

Diese Aktionen und Systeme verwandeln sich auf der Stufe des Besonderen zu den speziellen "Funktionen und Organen". Die Stufe des Besonderen ist die der sinnlichen Erscheinung, wogegen die vorherigen Stufen nicht sinnlich zur Erscheinung kommen:

"Der Lebensprocess mit seiner Einheit ist Grund der differenzirten Actionen des Lebens, und die Functionen sind die besonderen Aeusserungen jener Actionen, denn Function ist der Uebergang einer Action in die Erscheinung, wie die Action Uebergang des Lebensprocesses in die Function ist. Der Organismus in seiner Identität ist gemeinsames Substrat all seiner Systeme, und die Systeme sind die Grundlage der von ihnen constituirten Organe, denn Organ ist ein Werkzeug, mit welchem ein System in die Objektivität wirkt, und System setzt einen Organismus als Ursache seiner Wirkung voraus. Die Functionen und Organe sind daher nichts anderes, als die äussersten, und daher allein sinnlich wahrnehmbaren Effecte des Lebens..." (261).

Hier begeht Troxler in seiner schematischen Entwicklung allerdings eine gedankliche Inkonsequenz. In der "physischen Hemisphäre" lässt er nämlich aus den Systemen der zweiten Stufe nicht etwa "Organe" der dritten Stufe entstehen, sondern "Funktionen" (267). Diesen Funktionen ordnet er erst im nachhinein die Organe zu, die er nicht aus dem Uebergeordneten herleitet, sondern in Form eines "Postulats" (274) dazubringt. (Diese Organe sind auf dem Schema in Kästchen angeführt.) Deshalb kommt der Mensch, entgegen dem

Sinn des obigen Zitats, eigentlich nicht auf der dritten Stufe sinnlich zur Erscheinung, sondern auf einer von Troxler an diesen Stellen nur unklar angedeuteten vierten Stufe, wo sich die Funktionen in Organen manifestieren.

Und wie den Funktionen der dritten, so sind auch den übergeordneten Aktionen und Systemen der zweiten Stufe Organe zugeordnet. So ist die Leber das "Zentralorgan" oder der "Indifferenzpunkt" der physischen Hemisphäre dieser Seinsstufe, das Gehirn das entsprechende auf der psychischen Seite.

Diese unterste Stufe entspricht dem, was er in "Blicke in das Wesen des Menschen" als Körper bezeichnet. Wir sehen daraus, dass bei Troxler schon von Anfang an seine spätere "Tetraktys" veranlagt ist (*).

Die dreifache Gliederung innerhalb der Stufe des Besonderen versteht Troxler so, dass in ihr eine Entwicklung oder Steigerung zum Ausdruck kommt. Die zweite Unterstufe ist eine Höherentwicklung in bezug auf die erste, die dritte ist die höchste und zugleich eine Synthese der zwei unteren.

So ist beispielsweise das Tasten entwicklungsmässig gesehen eine Vorstufe für das Fühlen und Sehen (275). Im Tasten findet ein Anstossen gegen ein Aeusseres statt, es ist die "Notion des Aussereinanderseins im Raume", die Troxler durch eine Linie veranschaulicht (276). Das Fühlen ist demgegenüber schon ein Gewahrwerden von Formen, Konturen und Flächen. In das Fühlen ist deshalb das Tasten aufgenommen.
Im Sehen kommt zur Fläche die Tiefe, d.h. die dritte räumliche Dimension. "Das Aussereinanderseyn des Getastes, und

---

*) Vgl. S. 87 ff.

das Nebeneinander des Gefühls wird hier ein Ineinandersein..." (277). Das Sehen ist deshalb eine Synthese des Tastens und Fühlens.

So besteht "eine ursprüngliche Identität dieser Organe" (278) oder, anders gesagt: Die einzelnen Sinne bzw. ihre Organe sind stufenweise Metamorphosen desselben Grundprinzips. Dabei wird erst dem Auge als dem höchsten Organ der "Sinne der Endlichkeit" (279) der Raum endgültig erschlossen (280).

Analoge Verhältnisse gelten für die "Sinne der Zeitlichkeit" (281): Sie metamorphosieren sich von der tiefsten Stufe, der des Geruchs, über die des Geschmacks zu der höchsten, der des Gehörs, auf der erst die Zeit durch den Sinn vollständig erschlossen wird. Diese Stufen werden in der Entwicklung vom Kind zum Erwachsenen allmählich durchschritten (282).

So gliedert sich in Troxlers Naturphilosophie die menschliche Gesamtwesenheit stufenweise in immer weitere, zueinander jeweils in einem polaren Verhältnis stehende Differenzierungen, die sich letztlich durch die einzelnen Organe mit ihren Funktionen in der Erscheinungswelt in verschiedenartig metamorphosierter Form offenbaren.

5. Rhythmus, Wachen und Schlafen, Harmonie und Symmetrie

A. Rhythmus

Das Wesen des Ganzen ist in bezug auf den Zusammenhang der Teile "selbstbestimmend" (283), es setzt die Teilganzen aus sich heraus und nimmt sie wieder zurück, es akzentuiert einzelne Funktionen und lässt sie wieder zurücktreten (283).

So entsteht im Leben des Ganzen ein Rhythmus zwischen polaren Tendenzen, die, allein für sich, das Ganze vereinseitigen würden.

"Es muss angenommen werden, dass solche Wechselverhältnisse nur da möglich sind, wo ein vollendeter Organismus in sich selbst Organismen enthält, die eines Wechselverhältnisses unter sich nach einem Gesetz des Ganzen fähig sind;
- je mehr diese Wechselverhältnisse aus der Selbstbestimmung des Organismus hervorgehen, je mehr Wechsel und Periode in einem Ganzen durch sich selbst und für sich selbst bestimmt, und je normaler der Rhythmus ist, desto vollkommner selbst das Ganze seyn müsse, denn es setzt dies die individuellste, umfassendste, und in sich selbst am meisten harmonische Natur voraus" (283).

So muss man sich die organischen Prozesse in rhythmischer "Trennung" und "Alternation" (284) vorstellen. Im "Consens und Antagonisem" (285) wirken sie als Partialganze mit- und gegeneinander. Die Uebergänge ihres gegenseitigen Vorwiegens sind nicht als scharfe Trennungen, sondern als "Aufgang" und "Untergang" (286) der Polaritäten, oder wechselweise "Kulmination" (287) vorzustellen. Diese polaren Funktionen bedingen sich gegenseitig und können nicht ohne einander sein. So finden nach Troxler eine Kulmination der Lebertätigkeit im Schlafen und eine Kulmination der Gehirntätigkeit im Wachen statt (288), als Ausdruck des jeweiligen Prävalierens der "subjektiven oder objektiven Seite des Lebens" (288), des Bewusstseins oder der Reproduktion. Im Einschlafen kulminieren nacheinander die untergeordneten Zentralorgane Herz, Magen und Lunge, im Aufwachen Nieren, Milz und Diaphragmatätigkeit (289).

B. Schlafen und Wachen

Schlafen und Wachen bilden nur einen der vielfältigen Rhythmen im Leben, obwohl einen der grundlegendsten. Denn es drückt sich in ihnen die "Entgegensetzung der zwei generellsten Sphären, der von uns als subjective und objective bezeichneten", aus (290). Schlafen und Wachen sind demnach positive Zustände (291), d.h. ein Ausdruck des jeweiligen Ueberwiegens der Seele oder des Leibes (292). Durch den rhythmischen Wechsel zwischen Wachen und Schlafen wird ein Gleichmass errichtet zwischen der "Consumtion des Tages" und der "Reconstruction der Nacht" (293). Beide sind für das Gesamtleben gleichermassen nötig. Bedingung für das Wachwerden ist gelungene Reproduktion (293), und das Wachen seinerseits bedeutet "eine Beschränkung der physischen Reproduktion" (294).

"Der Schlaf ist Negation eines vollen Bewusstseyns, das Wachen ist Negation einer freien Reproduction" (291). Der Grund für beide ist aber die in ihren "herrschende Einheit" (291). Nur im harmonischen Ausgleich von beiden ist gesundes und bewusstes Leben möglich (295).

"So wohl also dieser Wechsel vielfältig modificirt werden und variiren kann, so wenig kann er absolut aufgehoben werden, ohne mit sich auch das Leben zu zerstören, oder wenigstens eine dasselbe zerrüttende Metamorphose herbeizuführen. Die Richtung ist leicht zu bestimmen nach unserer Ansicht - in einem Falle wird sich die Objectivität des organischen Wesens seiner Subjectivität opfern, seine Reproduction wird verklärt sich in Bewusstseyn auflösen, bis dieses auch mit jener erliegt; gegentheils wird die Intelligenz in einer überwiegenden Productivität ihr Grab finden, bis Stupidität in der grössten Unförmlichkeit der Masse triumphirt; jenes ist das höchste Erwachen des Weisen, dieses das tiefste Einschlafen des Cretins, jener geht im Tode auf in die Lichtwelt, und dieser im Leben unter in die Nacht der Schwere..." (296).

C. Harmonie und Symmetrie

Alles im Leben wickelt sich im Rhythmus ab, und es ist deshalb nichts als konsequent, wenn Troxler theoretisch formuliert: "Und so offenbart die Welt in zeitloser Harmonie und in endloser Symmetrie das Leben" (252). Er sagt sogar, die Periodizität sei "praestabilirt", die Produktivität sei "praedeterminirt" (297). In der "Entwicklung der Erscheinung" gibt es deshalb "keine Rückkehr und keine Verirrung", und in der "Ausbildung der Existenz" "auch kein Unglück und keine Verrücktheit" (298). Durch "Vorsehung" und "Schicksal" (298) drückt sich das Leben aus.

"Gott erscheint zwar in jedem Zeitalter anders, und die Natur existiert in jeder Weltgegend verschieden; aber immer lebt ein und derselbe Gott in aller Erscheinung, wie ein und dieselbe Natur in aller Existenz lebt" (298).

Bei solchen Gedanken erhebt sich die Frage, woher denn die Disharmonie und die Asymmetrie im Welt- und Krankheitsgeschehen komme. Troxler deutet diese Problematik an: "Das Leben hat daher kein anderes Problem als das: einer ihm selbst gleichen, allseitigen und gleichmässigen Erscheinung und Existenz" (249). Dieses Problem wird uns bei der Betrachtung des Krankheitsbegriffs weiterbeschäftigen (*).

6. Die Gliederung des Menschen in "Blicke in das Wesen des Menschen" und in den späteren philosophischen Schriften

A. Die Tetraktys

In seinen "Blicke in das Wesen des Menschen" (1812) strebt Troxler gegenüber seinen früheren mehr naturphilosophisch

---

*) Vgl. S. 127 ff.

gehaltenen Schriften bewusst eine anthropologische Betrachtung an (*). Eine solche sei vor ihm von der Naturphilosophie noch nicht gepflegt worden: "Habt Ihr es nach all Eueren hochgepriesenen Entdeckungen, nach Eueren sogenannten höheren Ansichten, nach Eueren vielhändigen Bearbeitungen der Naturphilosophie auch nur zu einem Schattenrisse von Anthropologie gebracht?" (300).

Zum ersten Mal stellt Troxler hier die "Tetraktys" (301), die Viergliedrigkeit des Menschen, dar, die Einheit aus Geist, Seele, Leib und Körper. Diese Viergliedrigkeit ist allerdings schon in den früheren Schriften (302) angedeutet, und in den späteren Hauptwerken (200) bleibt sie die unveränderte Grundlage des Menschenbildes. Sie ist als der Kerninhalt von Troxlers Anthropologie anzusehen.

In den früheren Schriften finden wir die Entsprechung von Geist, Seele und Leib in der Form des höheren Lebens oder des höheren Organismus, der sich in die psychische und physische Seite des Gesamtwesens differenziert (**). Und der Körper findet seine Entsprechung in dem, was als organisch-materielles Substrat den Differenzierungen des Lebens als Erscheinungsmedium dient. Er ist das, was Troxler in den "Ideen zur Grundlage der Nosologie und Therapie" den "Exponenten" nennt (303), bzw. das, was als "Masse" für den Organismus bloss etwas "Raumfüllendes" und "dem Leben etwas ganz Accidentelles" (304) ist. Von Anfang an schwebt Troxler also ein viergliedriges Bild des Menschen vor, dessen höhere Glieder nichtsinnlicher Natur sind, und dessen tiefstes Glied, der Körper, dem Menschen das sinnliche Erscheinungsdasein ermöglicht.

---

*) Vgl. S. 75.

**) Vgl. Schema S. 81.

Dass auch dem späteren philosophischen Werk in anthropologischer Hinsicht die Tetraktys zugrundeliegt, geht zum Beispiel aus der "Naturlehre des menschlichen Erkennens" hervor, wo er seine "Blicke in das Wesen des Menschen" in folgender Weise kommentiert: "Da der Hauptzweck dieser Schrift war, eine philosophisch genügende Grundansicht der menschlichen Natur durch Vereinigung von Metaphysik und Physiologie, und ungetrennt von Psychologie, aufzustellen, verband ich die Ideen von innerm, höherm, Gott zugekehrtem Wesen und Leben, und von Dasein und Wandel des Menschen in der Erscheinungswelt, und stellte die heilige Tetraktys der höchsten Naturentwicklung im Gegensatze und in der Wechselwirkung von Geist und Körper, als Urverhältnis, und von Seel und Leib, als ihre Beziehung, dar. In dieser Ansicht ist die menschliche Natur aus sich selbst erkannt und erklärt; und sie daher auch der allein gültige und ganz vollendete Schematismus, da er selbst die Laufbahn und den Kreislauf ihrer Systeme in der Natur gegründet, Anfang und Ende der falschen Philosophie, sowie die ewige Mitte der wahren, nachweiset" (305).

Im gleichen Sinn heisst es in den "Vorlesungen über Philosophie" 1835, dass der Mensch "nach unserer Ansicht ein Geist ist, der die Natur, das Wesen und Leben von Seele, Leib und Körper in einer Einheit umfassen und durchleuchten soll..." (306).

Im folgenden gehen wir daran, die einzelnen Glieder der einen Menschennatur nach Troxler darzustellen.

B. Der Geist

Der Geist, auch "Nous" oder "Pneuma" genannt (307), ist eigentlich "der Mensch oder das vollkommenste Etwas seines Wesens" (227). Er ist das Erhabenste und Innigste im Menschen, er ist sein Unsterbliches (309). Der Geist ist "das einzig wahre Prinzip der Humanität" (310), er ist das

"Edelste im Menschen" (311).

"Durch Geist will ich die geheimnisvolle und wunderbare, dem Menschen selbst noch verborgene Tiefe des Menschen, die Ursache und den Endzweck seines eigenen Wesens, den Ursprung und den Abgrund seiner Gattung und aller Persönlichkeit bezeichnet wissen" (312).

Wie schon dargestellt wurde (*), wird in Troxlers früheren Schriften das Wesen der Individualität nicht unterschieden von der Gattung. So sagt er im "Grundriss der Theorie der Medizin": "Das Leben der Substanz der Erde unter der Form der Individuen ist die Gattung, und nur die Gattung ist Individuum" (313). Oder in "Blicke in das Wesen des Menschen": "In diesem Geiste des Lebens ist gegründet die Menschheit; in ihm sind alle Menschen eines, alle unsterblich, weis und frei, in ihm ist die Gattung und ihr Schicksal; und er ist hinwieder in allen Menschen, in jedem sein Spiritus familiaris oder Dämon, in allen der verborgene Quell von Genie und Charakter" (312). Er ist "die unendliche Menschheit im Menschen" (314). Es ist nach dieser Auffassung der "eine und derselbe Geist, der als Gattung durch Sprache und Zeugung die Kultur und die Natur der Menschheit unterhält" (315).

In der "Naturlehre" spricht Troxler dann vom Geist des Menschen als einem individuellen, in dem er ihn bezeichnet als "die wesenhafte und lebendige Monade im Menschen oder die eigentliche Entelechie der menschlichen Natur, wie sie ausser und über Seele und Leib liegt" (305). Dieser individuelle Geist ist "absolutes Ich", Ich "an sich" (316), oder "Ichselbst" (317), "alleinige Persönlichkeit und ewige Selbsttätigkeit" (318), die nur "der zu sich gekommene und in sich vollendete Mensch" erreicht (318), und die zu unterscheiden

---

*) Vgl.: S. 73.

ist vom "psychischen Ich und physischen Selbst" (318).

In den "Vorlesungen" nennt er diese geistige Individualität des Menschen die "unvergängliche Substanz der menschlichen Natur", "nach Plato und Leibnitz eine individuelle Einheit", die nicht nur, wie Hegel meint, "eine unwesentliche vorübergehende Erscheinung" des allgemeinen Weltgeistes sein könne (319).

Das Reich des Geistes ist "das Reich des Unbegreiflichen und Unaussprechlichen, welches als Himmel und Paradies, als Schicksal und Gericht über dem Scheitel aller Menschen liegt; jenes unbekannte Binnenland im Menschen, der Wirkungskreis der Gattung, das latente Leben oder die Wurzel des Lebensbaums, der im ganzen Geschlechte sich verzweiget" (320).

Es liegt nahe, dass eine solche Sicht der menschlichen Wesenheit auch den Bereich miteinbezieht, der sonst dem Religiösen zugestanden wird. Der menschliche Geist in seiner Vollkommenheit, der menschliche "Vollendungsgeist", ist "die wahrhafte und wirkliche, in Gott ruhende, verborgene menschliche Natur" (321).

"Der Mensch aber in seinem Ansich, in seiner eigentlichen Natur ist das Ebenbild Gottes..." (322). Der menschliche Geist ist aber nicht Gott selbst, sondern "die Asymptote der menschlichen Natur in bezug auf Gott" (323), er nähert sich ihm an, "ohne je Gott selbst zu werden" (324).

Für Troxler ist entscheidend, dass die göttliche Natur im Menschen nicht etwa erst "nach diesem Leben und nur in einer anderen Welt" erreicht werde, sondern er ist der Auffassung, dass sie als "das himmlische ewige Sein des Göttlichen mitten im menschlichen Wesen und Leben anerkannt" (325) werden müsse. Aber "diese göttlich-menschliche Natur ... erscheint niemals und nirgends in der Erscheinungswelt selbst; als solche hat sie sich nur einmal mitten unter den Menschen in ihrem reinsten Lichte und höchsten Lebensblick, aus der Unendlichkeit hervorgetreten, durch die ganze Natur und Geschichte der Erde hingeworfen; aber auch keiner von den Menschen, die waren und von denen keiner, die noch sein werden, weset und lebt ohne diese übernatürliche Natur" (321).

"Das ewige Leben, welches uns so nahe, und das Reich Gottes, das mitten in uns ist, aber sich nur den Verklärten und Vollendeten, den Seligen und Heiligen wirklich aufschliesst, ist an sich eben nichts anderes, als diese menschliche höhere, innere oder göttliche Natur" (326).

Dieser Geist ist nach "Blicke in das Wesen des Menschen" das Erschaffende und Vernichtende (312), das Leib und Seele und durch diese auch den Körper hervorbringt (*).

"Dieser Geist ist es, der die ursprüngliche und unmittelbare Einheit von Seele und Leib darstellt, jedoch weit entfernt, ein blosses Band, nur ein Vermittlungsglied beider zu sein, vielmehr als Hervorbringendes und Gesetzgebendes über beiden schwebt und sowohl die Unterscheidung, als Wiederbeziehung derselben begründet" (312).

C. Seele und Leib

Seele und Leib stehen in einem polaren Gegensatzverhältnis, nicht in einem Herrschaftsverhältnis, zueinander (308), denn sie entspringen als gleichberechtigte Glieder aus dem Geist (327), der den Körper "beleibt" und "beseelt" (328).

"Der Leib ist, und ist in keiner Hinsicht geringer als die Seele, denn er ist ein Glied des Urteils des Geistes und

---

*) Vgl. S. 98.

entspringt beziehungsweise im Gegensatze, wie sie; oder wie sollte der Mensch, in seinem Ansich unendlich, von der einen Seite der Unterscheidung in sich endlicher sein als von der andern?" (327).

Die Seele oder "Psyche" (323) ist eine "geistige Seele" (327); sie offenbart den Geist von der "ideellen" Seite her wie der Leib von der "reellen": "Seele und Leib sind selbst nichts anderes, als das Urteil und Mittel dieses Geistes, so dass man, wie der Geist an sich unsterblich ist, die Seele einen ewigen, den Leib einen räumlichen [*] Lebensgeist nennen könnte, in dem er, ein und derselbe, sich in jener von seiner ideellen, in dieser von seiner reellen Seite offenbart.
In der Seele lebt daher der Mensch ein ewiges Leben, in dem Leibe ein räumliches und ist vermöge des einen über jedes zeitliche, vermittelst des anderen über jedes örtliche Verhältnis erhaben.
Die Unendlichkeit also, welche ich einerseits demjenigen, was ich Leib nenne, ebensowohl zuschreibe als sie der Seele zuerkannt wird, stammt beiden aus dem Geiste an und ist nichts anderes als der Ausdruck seiner Unsterblichkeit in ihnen" (115).

Seele und Leib werden also von Troxler als zwei gleichberechtigte Ausdrucksformen des Geistes verstanden, die ihrem Sein nach noch überirdisch, d.h. über Zeit und Raum erhaben, sind. Erst durch ihren Bezug auf die irdische Körperlichkeit werden sie an Raum und Zeit gebunden:

"Gegenteils aber nehme ich in dem Menschen, sowie einen örtlichen Leib, auch eine zeitliche Seele an, insofern näm-

---

*) Mit "räumlich" meint Troxler hier "unendlich", vgl. die unmittelbar folgenden Sätze.

lich Seele und Leib auf das irdische Leben beschränkt sind und keine Beziehung über die Person hinaus haben.
Die zeitliche Seele ist an sich keine andere, als die ewige, und der örtliche Leib an sich eben das, was der räumliche - es ist die eine Seele und derselbe Leib, welche jenseits dem Geiste zunächst entquollen, diesseits aber dem Körper zugewandt, die gleiche Unterscheidung und Beziehung des Menschen in sich auf unendliche und endliche Weise offenbaren.
So wie sich die unendliche Einheit der ewigen Seele und des räumlichen Leibes im Geiste darstellt, so die endliche der zeitlichen Seele und des örtlichen Leibes in dem Körper" (329).

Die Seele nennt Troxler auch die "übersinnliche Seele", die "höhere Psyche", die eigentliche Seele (330). Sie verfügt über die "selbstbewussten und freitätigen Fähigkeiten und Vermögen im Menschen" (331), über die "Sphäre der Freiheit, der Vernunft und des Willens" (324). Jedoch ist ihre Freiheit nur eine relative, gegenüber der des absoluten Geistes, der erst "wahrhaft weise und frei" (322), und der "die erst im eigentlichen Sinne ethische" (332) Natur des Menschen ist.

Den Leib, oder das "Soma" (333), nennt Troxler auch "untersinnliche Seele". Er ist, wie schon dargestellt wurde, analog der Seele als nichtsinnliches Prinzip zu denken, mit Hilfe dessen der Geist sich im Körper zur Erscheinung bringt:

"Da geht aber eine merkwürdige Metempsychose oder Metamorphose des Geistes vor. Der aus der ursprünglich in Gott gesetzten menschlichen Natur sich entwickelnde Geist kann seiner Natur nach nicht unmittelbar im Körper in so grosser Weltferne von Gott sich gestalten, daher geht aus ihm eine Psyche hervor, diejenige, welche wir früher Leib nannten. Sie ist und waltet vor und unter aller Sinnlichkeit, wir werden sie daher künftig die untersinnliche Seele nennen.

Mit dieser Seele ist aber auch zugleich und zumal, wie alle Gegensätze es sind, die mit ihr in Wechselwirkung tretende Psyche gesetzt, welche wir früher Seele nannten. Sie äussert und verwirklicht sich aber erst nach und über der Sinnlichkeit, wo sie auch in einer ganz andern Richtung besteht und fortwirkt; wir werden sie daher fortan als übersinnliche Seele bezeichnen" (330).

Diese Lehre von Leib und Seele nennt Troxler "Seelenlehre mit zwei Psychen" (334).

Als Indiz für die Existenz eines solchen nichtsinnlichen Leibesprinzips führt Troxler Erscheinungen an, die er als Hinweis auf eine nichtsinnliche Beziehung des Leiblichen mit seiner Umwelt betrachtet: "Auch wäre es leicht erweisbar, sollte ich hinabsteigen in das Gebiet des wirklichen Lebens, dass es eine Lebensgemeinschaft gibt, die der ewigen Seele gleich jede endliche Vermittlung übersteigt; ich führe nur an das Ueberschauen unermesslicher Räume, das Wunder der lokomotiven Bewegung, Ansteckungen ohne unmittelbare körperliche Berührung, den sogenannten tierischen Magnetismus, die Erzeugung und so weiter, Ereignisse, wodurch der räumliche Leib wohl nicht erst entbunden, sondern vielmehr zu ihrer Möglichkeit schon vorausgesetzt wird" (329).

Es ist aufschlussreich, dass Troxler an dieser Stelle das Geschlechtliche und die Fortpflanzung, die er immer als eine Aufgabe der dem Seelischen und Leiblichen sowie allem Individuellen übergeordneten Gattung ansieht (335), in den Wirkungsbereich des Leibes verlegt. An das oben Zitierte unmittelbar anschliessend, führt er fort:

"Unwidersprechlich scheint mir der räumliche Leib aus dem Dasein von zwei Geschlechtern, ihrer gegenseitigen Anziehung, dem Entsprechen in ihrer Bildung und der aus ihrer Vermischung erfolgenden Frucht dargetan werden zu können, in dem die Gattung stets als Vermittelndes über und zwischen

ihnen zu schweben scheint.
Mir ist daher ein räumlicher Leib eine ebenso unumgängliche Folgerung der Voraussetzung eines unsterblichen Geistes im Menschen, als die ewige Seele, und eine ebenso notwendige Prämisse zur Begründung aller Phänomene des menschlichen Lebens, insofern sie über das Individuum hinaus sich erstrecken" (329).

Und wie die Zeugung Ausdruck der Gattung im Leib ist, so sieht Troxler die Sprache als Offenbarung der Gattung in der Seele: "Eben darum reicht auch die Macht der menschlichen Individualität nicht zu, den Ursprung der Sprache zu ergründen, so wenig als den der Zeugung; denn alle Individualität ist ja durch das menschliche Geschlecht, und über dieses schweben Sprache und Zeugung als Offenbarung der ewigen Seele und des räumlichen Leibes" (315).

Im Leib waltet das Lebensprinzip (308) als solches, die von der Reil'schen "Vegetationslehre" (165) beschriebene Lebenskraft. Diese gehört zu einer anderen Klasse von Kräften als die rein materiellen Kräfte des Körpers. Das Lebensprinzip ist "der Leib in unserm Sinne, oder der den Säften vorstehende Lebensstoff" (336); er entspricht dem Archäus des Paracelsus. Der Leib ist die Form, in welcher der Geist die Lebenserscheinungen des Körpers erst hervorbringt. Die Seele hingegen ist die Form, in der der Geist das höhere seelische Leben bewirkt.

"Von diesem Geiste des Lebens geht die Inspiration aus, die aller Entwicklung und Ausbildung vorsteht, die in leiser Leitung in dem Höheren des Menschen sich kundgibt und allzeit und überall den Zwiespalt in ihm aussöhnt, die in dem Tieferen als Impetum faciens als Archäus äussert, die Verrichtungen des wirklichen Lebens beherrscht und die Inkubationen der Natur leitet" (312).

Diese Gedanken verdeutlichen noch einmal das Verhältnis

von Troxlers "Vitalpathologie" (*) zum Vitalismus, wie er gewöhnlich verstanden wird. Troxler akzeptiert die Lebenskraft im Sinn des Vitalismus, aber sie ist für ihn nur der leibliche Ausdruck des dem ganzen Menschen zugrunde liegenden übergeordneten Lebensgeistes. Das ist der Grund, weshalb er Paracelsus und van Helmont mit ihren Archäuslehren zu den Vitalpathologen rechnet (185).

Der Leib ist nicht nur Träger der Lebenskraft, er hat auch niederere Bewusstseinsfunktionen zu erfüllen. Troxler schreibt ihm Instinkt, Gefühle, Antriebe (324), Empfindung, Begehrungen und Triebe (337) zu. Statt "Freiheit oder Vernunftwille" wie in der Seele, herrscht in ihm "Naturinstinkt oder Naturnotwendigkeit" (324).

Leib und Seele stehen untereinander in einem Verhältnis von "Gegensatz" und "Wechselwirkung" (331). Beide sind für sich relativ selbständig, und beide hangen voneinander ab, wie Troxler am Beispiel von Wachen und Schlafen zeigen will (338). Keines beherrscht das andere, "oder wer hat je erwiesen, dass die Seele in einer solchen Herrlichkeit gegen den Leib dastehe und der Leib in einer solchen Abhängigkeit gegen die Seele?
Die Seele ist kein durchaus unabhängiges Prinzip und kann schon dieses ihres Gegensatzes wegen zum Leibe nicht sein, so wie der Leib gegenteils in jeder Lebenswirkung eine Art von Selbständigkeit bewährt, die ihn der Seele vielmehr entgegenstellt, als unterwirft" (308).

Das Schaffende, Trennende und Beziehende von beiden ist eben der Geist.

D. Der Körper

Der Körper oder "Sarx" (333) ist bei Troxler das unterste

---

*) Vgl. S. 59.

Glied der menschlichen Gesamtwesenheit.

Troxler stellt sein Menschenbild nirgends in einer streng konsequenten Systematik dar. Die genaue Klärung seiner Begriffe, insbesondere derjenigen des Körpers, ist aus diesem Grund nicht immer möglich. In der Darstellung des Körpers ist ein Widerspruch versteckt, der Troxler selbst nicht zum Bewusstsein gekommen zu sein scheint, denn er macht auf ihn nirgends aufmerksam. Dieser Widerspruch besteht darin, dass der Körper einerseits aus dem einen Geist entstehen soll, andererseits aber in einen absoluten Gegensatz zu ihm gesetzt wird. Das Problem haben wir schon an früherer Stelle kennengelernt, wo Troxler das Organisch-Materielle gegenüber den Differenzierungen des Lebens, aus dem alles entstammen soll, ein Akzidentell-Aeusserliches sein lässt (*).

Es soll "der Geist" sein, der "den Körper hervorbringt" (339). "Die Materie ist von Gott ausgehender Geist" (330). Aber der Geist erschafft den Körper nicht unmittelbar, sondern erst durch sein Wirken als Seele und Leib. In "Blicke in das Wesen des Menschen" lässt Troxler den Körper durch die Wechselwirkung von Leib und Seele entstehen und setzt ihn dann in einen absoluten Gegensatz zum Geist. Nach der "Naturlehre des menschlichen Erkennens" entsteht der Körper aus dem Leib und wird von der Seele wieder in Geist aufgelöst: "Die eine dieser Psychen ist die Seele vor und gleichsam unter der körperlichen Natur, die dieser Natur zugrunde liegende und sie hervorbringende, die andere aber ist die Seele nach und über dieser körperlichen Natur stehende und sie wieder auflösende und in Geist zurückbildende" (340).

Die folgenden grundlegenden Passagen aus den "Blicken" stel-

---

*) Vgl. S. 82 - 83.

len das den oben beschriebenen Widerspruch enthaltende Verhältnis der menschlichen Wesensglieder dar:

"So wie sich die unendliche Einheit der ewigen Seele und des räumlichen Leibes im Geiste darstellt, so die endliche der zeitlichen Seele und des örtlichen Leibes in dem Körper.
Der Körper aber ist wesentlich von dem Leibe verschieden, wie der Geist von der Seele; so weit der Geist über die Seele erhaben ist, so tief steht der Körper unter dem Leibe.
Der Körper kömmt mir daher durchaus in keinen Gegensatz gegen die Seele, sondern ist vielmehr durch den Gegensatz der zeitlichen Seele und des örtlichen Leibes bedingte Wirkung des Lebens, ein Produkt, von welchem die endliche Einheit von Seele und Leib das Prinzip ist.
Der Körper muss eigentlich in bezug auf den Geist betrachtet werden; - wie jener das Unsterbliche, das Ueberirdische, das Unendliche an sich im Menschen ist, so ist der Körper das Sterbliche, das Irdische und Endliche an ihm.
Alles, was daher vom Geiste bejahend ist gesagt worden, gilt von dem Körper verneinend; es gibt im Menschen überhaupt nichts so Ungeistiges und Lebloses, so Unterworfenes und Gebrechliches, als der Körper.
Der Körper ist aber deswegen kein blosses Scheinwesen, ist nicht nichtig, wie in vielen idealistischen Lehren der neueren Welt das Irdische überhaupt dargestellt wurde, sondern sein Wesen ist etwas sehr wesentliches, ja so wesentlich in seiner Art als das des Geistes - denn der Körper ist der absolute Gegensatz des Geistes, wie der Leib der relative der Seele ist" (341).

An anderer Stelle sagt Troxler:

"Der Geist ist das lebhafteste Leben, der Körper das lebloseste; Seele und Leib stellen den Uebergang und die Verknüpfung des einen und andern dar.

Der Körper ist gleich dem Geiste, insofern er als Geschöpf den Schöpfer, den Grund des Werdens im Werke des Gewordenen offenbart; aber der Körper ist dem Geiste eben deswegen nur gleich, wie das Nichts dem Etwas, wie der Tod dem Leben" (170).

Das Problem des Entstehens dieses geistlosen Materiell-Körperlichen aus dem Geist ist eigentlich noch ungelöst: "Wie der Geist sich zu Gott erhebt, erkennen wir, wie aber der Körper aus ihm hervorging, ist Geheimnis" (342).

In "Blicke in das Wesen des Menschen" erklärt Troxler die Entstehung des Körpers durch den Rückzug des wirkenden Geistes aus seiner Erscheinung (343): Das aus dem "Leben" entspringende und dem Irdischen zugewandte Geistige wird dort das "Pneuma" oder "geistigste Materie" (344) genannt, die im Blut ihren "Sitz" hat. Sie offenbart sich in Form von Seele und Leib in der "Doppelnatur des Flüssigen" (175), d.h. in den Kräften und Säften des Organismus. Diese Kräfte und Säfte werden dann "gehemmt" (345), es kommt zur "Stagnation des Leiblichen und Seelischen" (345) sowie zum "Vergehen des Geistigen" und dadurch zum "Werden des Körperlichen" (345).

In ähnlicher Weise, als Rückzug des lebenden Geistes aus seiner irdischen Erscheinungsform, erklärt Troxler im "Grundriss der Theorie der Medizin" die Entstehung des Anorganischen, im Unterschied zum Organischen, in dem dieser Geist noch wirkend ist: "Diess sind die beyden Lebensprocesse, welche wir nun auch in der Wirklichkeit finden und mit dem Nahmen von organischem und inorganischem zu bezeichnen pflegen. Beyde sind nur der Richtung nach verschieden, sind nur ein Aufwachen und Einschlafen der Erde, centrifugale und centripedale Bewegung ihres Lebens" (346).

Der Körper ist also "ungeistig" (341), in ihm "erhebt sich die blinde Notwendigkeit und die starre Wirklichkeit" (170). Er ist der "tierähnliche, irdisch lebende Sinnenmensch", "der mit diesem Erdenleben aufhört und keine Auferstehung hat" (347).

Einerseits also ist das Materiell-Körperliche aus dem Geist entstanden, andererseits aber besteht eine "absolute Widerwärtigkeit" (348) zwischen ihnen. Ja, Troxler spricht dem Körper sogar ein eigenes Wesen zu, das als Wesen dem wesenhaften Geist absolut entgegengesetzt ist: "Das Wesen des Körpers ist das privative Prinzip, welches die neue Welt als ein bloss dem affirmativen entgegengesetzten negatives begriff, was sie nun aber wieder im Sinne der Urwelt in seiner Verkehrtheit gegen das positive verstehen lernen muss, das als Tohu der alten Jezirah, als das Kenon kai ouden der Genesis, als das Nichts der Macabeer, als das Finstere oder Böse der Chaldäer und Perser, als das Adäs der Aegypter und Griechen, als die ungeschlachte Materia prima usf." (341).

Troxler macht geltend, dass vor ihm auf das Materielle nur in bezug auf den Erscheinungsaspekt, nicht aber in bezug auf den Aspekt des Wesenhaften aufmerksam gemacht worden sei: "Das absolute Verhältnis dieser Theorie hat sich dagegen noch keineswegs entwickelt; es ward ja von den wenigsten nur der positive Faktor geahnet und angedeutet, der privative aber noch immerhin und allgemein übersehen oder verunstaltet, denn es haben die Jatro-Mathematiker, die Jatro-Chemiker und Mechaniker nicht etwa das Leben, sondern den Tod der Materie ergriffen.
Es ist nun dieses, das Leben der Materie (und nicht den eignen erstorbenen Geist) aus der alten Finsternis ans Licht, eben die wissenschaftliche Aufgabe der neuern Welt..." (349).

Es leuchtet ein, dass, wenn zwei verschiedene lebendige, d.h. wirkende, Prinzipien miteinander in Einheit auftreten sollen, das eine dem andern sich unterordnen muss, oder dass beide durch ein drittes, ebenfalls aktives, Prinzip vermittelt werden müssen. Beide Möglichkeiten finden sich bei Troxler in seiner Darstellung des Verhältnisses von Geist und Körper. Einmal lässt er "das göttlich Reale im Menschen" den Gegensatz zwischen Geist und Materie überwinden (330). Der Mensch befindet sich dann in einem Kampf "in der Mitte zwischen einem höllischen und einem himmlischen Grundwesen" (349). Im andern Fall muss sich das Sterbliche im Menschen dem Unsterblichen unterordnen. Jenes ist dann ein "Gehorchendes" und "Untergeordnetes" (310), es ist deshalb "absolut bestimmbar" (170). Wäre es umgekehrt, nämlich so, dass "der Körper in ihm den Geist überwältigt" (350), so würde ein krankhafter Zustand eintreten. In absoluter "Selbstbestimmung" muss der Menschengeist sich seine Glieder unterordnen (170)(349).

Der Widerspruch, dass der Körper bzw. die Materie aus dem Geist entstanden, ihr Wesen aber dem Geist absolut entgegengesetzt sei, lässt sich innerhalb von Troxlers monistischem Weltbild nur klären, wenn man, wie er das zum Beispiel in "Versuche in der organischen Physik" und dann in der "Naturlehre" und den "Vorlesungen über Philosophie" tut (*), eine Differenzierung und Individualisierung schon innerhalb des Allgeistes selbst annimmt. Die dann denkbaren Einzelgeister wären dann die Wesen der einzelnen menschlichen Individualitäten und von allem, was sonst an unterscheidbaren geschaffenen Dingen vorkommt. Dem Materiellen wäre dann auch ein eigenes Wesenhaftes zuzusprechen, dessen Erscheinung oder Produkt es wäre. Die Verkörperung des Menschen müsste dann als ein Ergreifen der äusseren Materie durch die Wesenheit des Menschen verstanden werden, d.h. als eine Ueberwin-

---

*) Vgl. S. 72, 89 ff.

dung und Bestimmung des Wesens der Materie in seiner Wirksamkeit durch das wirkende Wesen des Menschen. Troxler drückt den letzten Gedanken selbst folgendermassen aus:

"Der Organisationsprozess ist durch etwas dem Geiste ganz fremdes bedingt. Damit der Mensch sich verkörpere, muss die Welt in sein Leben dringen. Der Organismus hat seine Wurzel im Diesseits, und er würde nicht, wenn nicht die Materie als eine rudis und indigesta moles den Lebensgeist gleichsam herausforderte, wie denn das Privative überhaupt das Positive unablässig reizt" (351).

Indem das Tote der Aussenwelt in das Lebendige des Menschen aufgenommen wird, verliert es seine Eigenwirksamkeit. Umgekehrt lebt der Mensch in der Welt nur dadurch, dass er in diesem Materiellen leben kann:

"So wie die Welt im Leben des Menschen stirbt, so lebt der Mensch im Tode der Welt, das heisst, er besteht auch als Naturkörper nur, dass er als ein solcher ein Bestimmtes ist, das von einem Selbstbestimmenden einer höhern Ordnung abhängt und durch diese Abhängigkeit das Gesetz der Welt an das Gesetz des Lebens knüpft"(171).

E. Gemüt und Sinnlichkeit, Individualität und Ichheit, Person

Die in der Tetraktys als Geist, Seele, Leib und Körper dargestellten vier Glieder der Menschennatur sind eine Einheit. Der Geist selbst ist das einheitsschaffende, alle Teilglieder durchdringende Ganze (352). Er "ist die ursprünglichste und unmittelbare Einheit des Menschen selbst..." (310). Ja, er ist der eigentliche Mensch: "Der reine und erste ursprüngliche und selbständige Mensch ist nicht der Körpermensch; dieser ist schon der Welt zugefallen. - Der heile und freie, vollendete und geschlossene Mensch ist aber auch nicht der sinnlich lebende und wesende, der Seel- und Leibmensch, denn dieser ist nur im Gegensatz zwischen Gott und der Welt. - Es ist der Geistmensch" (353).

Troxler nennt dieses Einheitsschaffende auch "Gemüt". Er bezeichnet damit wesentlich dasselbe wie mit "Geist", weshalb er diesen auch den "gemütlichen Geist" (354) nennt. Doch grenzt er das Gemüt insofern vom Geiste ab, als er unter ihm nicht den unsterblichen Geist in seinem An-sich, sondern in seiner einheitsschaffenden Beziehung zu den anderen Wesensgliedern versteht:

"Das Gemüt ist des Menschen eigentliches Leben, denn es ist die Einheit von dem unendlichen Leben und dem endlichen, ebensowohl, als von dem idealen und realen Leben" (355).
"Das Gemüt ist des Menschen Wesen; Geist und Körper, Seele und Leib sind in ihm nicht als Geist und Körper, nicht als Seele und Leib, sondern als eine gleichartige, und um sich selbst gleiche Mischung aller vier Elemente seines Wesens" (355).
"Das Gemüt ist die wahre Individualität des Menschen", in ihm "lebt der Mensch sein vollkommenstes und umfassendstes Leben..." (355), es ist "der Mensch an sich" (356).

Das Gemüt ist also schon der Mensch an sich, aber eben in einer auf das irdische Dasein eingeschränkten Form. Das Wesen des Gemüts ist "selbst in engerer Sphäre kein anderes als das des Menschen in weiterer..." (357). Das Gemüt ist nämlich "das Wehen des Geistes zwischen Seele und Leib im Körper" (358), es steht als Unsterblich-Sterbliches zwischen dem unsterblichen Geist und dem sterblichen Körper (359), und es ist das "Band von Leib und Seele" (355). Das Gemüt ist "der unverrückbare Mittelpunkt seiner Individualität und Ichheit" (360).

Die "Ichheit" ist das, "was Seele und Leib unterscheidet und bezieht, was in keinem von beiden und in jedem derselben ist..." (361). Und die "Individualität ist die Scheidung und Wende von dem unsterblichen und sterblichen Leben" (362), bezieht also Geist und Körper aufeinander. Die Ichheit erhält durch die Individualität eine Beziehung auf das Unendliche (363).

Unter "Person" wird der Geist verstanden, insofern er im Körper lebt (170), sie ist "der Mensch diesseits im Körper" (364).

Das im irdischen Leben alle diese Seinsbereiche Umfassende ist das Gemüt. Wie das Gemüt die innere Mitte, so ist die "Sinnlichkeit" die "äussere Mitte" aller Wesensglieder des Menschen. Sie ist die Einheit, in der der Mensch als ganzer sinnlich zur Erscheinung kommt.

"So wie also das Gemüt die innerste Tiefe der menschlichen Natur ist, die, Geist und Herz in sich einend, schon in diesem irdischen Dasein und Wandel die Ewigkeit und das Reich Gottes atmet, mit dem es, in Rücksicht auf die Erscheinungsnatur, auf übernatürliche Weise zusammenhängt, so ist die Sinnlichkeit die äussere Mitte, die von zwei Seiten bedingt, die relative Reflexion der zwei sich entgegengesetzten Psychen und den Hoch- und Wendepunkt des Körpers, der Welt zugekehrt, darstellt" (365).

"Was man sinnliche Natur nennt, ist ein Ganzes und nicht eine Einseitigkeit im menschlichen Wesen, darum neigt der ganze Mensch in seiner Lebendigkeit so sehr zu sinnlicher Anschauung" (366). "Sinnlichkeit ist sowohl das Band von Seel und Leib, als die Mitte von dem organischen Körper und dem vernünftigen Geist" (366).

Indem Troxler neben Geist, Seele, Leib und Körper auch Gemüt und Sinnlichkeit als Seinsformen des Menschen ansieht und die Sinnlichkeit nach ihrer Beziehung zu Seele oder

Leib in eine tätige und leidende aufteilt, kommt er zu "7 Leben oder Wesen" (342) des Menschen, die er in folgender Weise in die tetradisch gegliederte Ganzheit des Menschen einreiht:

"7 Leben oder Wesen" des Menschen

Geist

Seele

leidende Sinnlichkeit Gemüt tätige Sinnlichkeit

Leib

Körper

7. Der Begriff des Organismus bei Troxler

Der Begriff des Organismus wird bei Troxler in verschiedenen Zusammenhängen verschieden gefasst.

In "Versuche in der organischen Physik" wird an verschiedenen Stellen das höhere Wesen des Menschen selbst, d.h. das individualisierte All-Leben, als "Organismus" bezeichnet: "Der Grund der Erscheinung ist ein Organismus, in welchem das gemeinsame dem All in Einheit eingeborne ideale und reale Princip gegenseitig die höchste Potenzirung, und nur darum den vollen Schein einer unabhängigen Existenz erreicht hat" (367).

Im "Grundriss der Theorie der Medizin" versteht Troxler unter Organismus das, was in der leiblichen Differenzierungsrichtung des einen höheren Wesens aufzufinden ist, also den organisch leiblichen Teil des Menschen, und setzt diesen in einen Gegensatz zum "Lebensprozess", der prozessualen Differenzierungsrichtung des Einheitswesens. In den "Versuchen" werden diese beiden Richtungen auch die "Sphären des herrschenden psychischen und herrschenden physischen Lebensprocesses" (209) genannt. Mit dem, was im "Grundriss" als Organismus bezeichnet wird, ist also an dieser Stelle der "Versuche" nichts Strukturhaftes, sondern organische Tätigkeit gemeint.

In den "Ideen zur Grundlage der Nosologie und Therapie" versteht Troxler unter Organismus zunächst das Ganze mit all seinen Teilen, wenn er sagt: "Allein der Organismus ist nicht nur Einheit, er ist in dieser auch wieder Vielheit; und deswegen tritt jene Einheit, die ein Ganzes bleiben, und doch zur Vielheit werden soll, in quantitative Differenz. Nur darauf kann die ganze Verschiedenheit der Systeme und Organe beruhen, und jedes derselben ist eine eigene Synthesis, aber keiner andern, als der durch den ganzen Organismus verbreiteten Factoren" (369). Unter diesen Faktoren versteht er die besonderen Differenzierungen des Lebens oder seine "Modificationen" (370).

Der so gedachte Organismus ist aber noch nicht ein sinnlich-materieller, denn zu diesem wird er erst durch die schon erwähnte Aufnahme des materiellen Substrates, seines "Exponenten": "Jede dieser Besonderheiten hat ihren bestimmten Exponenten, denn nur dadurch ist sie Individuum oder Organ" (303). "Aber eben die Masse als Raumerfüllendes ist dem Organismus und dem Leben etwas ganz Accidentelles; denn mit dieser Masse besteht er wohl in Zeit und Raum, aber nicht in sich selbst" (304). So gedacht, ist der Organismus eine nichtsinnliche, in sich differenzierte, tätige Einheit, die erst durch Einverleiben von Materie zum sinnlich erscheinenden Organismus oder Organ wird.

Aus dem Gedanken heraus, dass der Organismus im obigen Sinn an sich nicht physisch-sinnlicher Natur ist, und dass "jede organische Einheit ... ihrem Wesen nach mit allen andern identisch ist" (253), ergibt sich für Troxler, dass dem Organismus auch keine physikalische Grösse zugesprochen werden kann: "Aller Organismus hat als Organismus gleiche Grösse, und diese ist eine in ihm selbst verschlossene, welche weder mit der Ausdehnung seines äussern Umfangs wachsen, noch mit der Reduction desselben abnehmen kann. - Der allumfassende Organismus und das einzelnste Organ sind an sich gleich gross" (374). Der Organismus ist also an sich eine intensive Grösse und wird zur extensiven erst durch seine Verbindung mit dem materiellen Substrat.

In "Blicke in das Wesen des Menschen" ist Organismus an gewissen Stellen nicht mehr die im Stofflichen erscheinende, an sich aber nicht zur Erscheinung kommende Tätigkeit, oder gar die übersinnliche Gesamtwesenheit selbst, sondern das vom Nichtsinnlichen gestaltete Stofflich-Körperliche: "Wohl gäbe es keinen Organismus, wenn Geist, Seele und Leib nicht wären, denn Organismus ist nichts anderes als ihr Ausdruck im Körper" (328).

Der so verstandene Organismus, das Materiell-Körperliche des Menschen, ist aber nicht dessen einziger Aspekt, obwohl viele Zeitgenossen sich nur ihm zuwenden: "Wäre die Welt nicht, so lebte der Mensch im Geiste; - aber für Euch ist der Geist nicht, und so lebt Ihr nur in der Welt, oder in dem äussersten Vorwerke des Menschen gegen sie, im Organismus" (328).

Dieser Organismus ist nur der vom übersinnlichen Menschen gestaltete Stoff: "...Es tritt als höchstes Resultat des vom Geiste überwundenen Widerstandes die gesetzliche Ordnung hervor, welche Ihr als Organismus bewundert..." (351).

Dieser "objektive Organismus" ist eigentlich nur der "Leichnam" (375). Aber ausser diesem existiert noch "ein anderer Organismus als der anatomierbare", er ist das aus "den höhern Lebenssphären" von Leib, Seele und Geist Stammende, hier auch "Lebensprozess" oder "Organisationsprozess" genannte (376). "Der Organisationsprozess erfüllt die Organisation, und die Einheit von dieser und von jenem macht eben das aus, was wir Organismus nennen" (376).

So betrachtet ist der Organismus weder bloss das Nichtsinnliche, Prägende, noch allein das stofflich geprägt Werdende, sondern die Einheit beider. Der Ausdruck der höheren Organisationen oder Wesensglieder muss deshalb im Stofflich-Körperlichen nachgewiesen werden können:

"Seele und Leib, sowohl als der Lebensgeist legen, in dem sie die Schranken der Person und den Wirkungskreis des Organisationsprozesses eingegangen sind, ihren ursprünglichen Charakter ab und erscheinen nun in mittelbaren und abgeleiteten Formen, die indessen selbst als Endliches, Zeitliches und Oertliches, das Unendliche, Ewige und Räumliche, unverkennbar offenbaren" (377).

Auf die vier Wesensglieder bezogen sagt Troxler: "Es zerfällt mir daher der Organismus in vier Systeme..., ...sie bezeichnen mir auf eine dem Schema des Lebendigen überhaupt entsprechende Weise die Glieder der zwei bisher durchgeführten Verhältnisse" (378). Das heisst: Im erscheinenden Organismus soll der Abdruck der vier Wesensglieder Leib und Seele, Geist und Körper, und ihrer Verhältnisse zueinander, aufgefunden werden können. Troxler stellt sich diese Entsprechung in der folgenden Weise vor:

Die Gliederung des Organismus als Ausdruck der Wesensglieder (schematisch) (379)

System der Spiration
(Geist)

|

System der Reflexion — System der Zirkulation — System der Digestion
(Seele) (Gemüt) (Leib)

|

System der Existenz
(Bindegewebe, Knochen
Epidermis etc.)
(Körper)

Die Systeme der Spiration und Zirkulation werden, entsprechend dem Verhältnis von Geist und Gemüt, nicht so scharf unterschieden, indem das Herz selbst als "Lebensorgan" (380), "Organ des Geistes" (381) und "Sitz des Lebensgeistes" (377) bezeichnet wird, als überirdisches Prinzip in der Endlichkeit (378). Das Herz ist auch das "Hauptorgan des Atemholens" (378), aber nicht nur für die gewöhnliche Luft, "sondern in ihm weht noch ein ganz anderer Odem nieder in den Menschen - der Geist, der ihn belebt" (378).

8. Mensch und Natur

A. Die vier Naturreiche

In Troxlers Naturphilosophie ist das "Leben" der schöpferische Urgrund alles dessen, was in irdischer Form erscheint und existiert, also alles dessen, was in den vier Naturreichen an Mineralischem, Pflanzlichem, Tierischem und Menschlichem vorhanden ist. Die Unterscheidung und Beziehung der vier Reiche aufeinander werden von Troxler nirgends systematisch dargestellt. Vergleicht man die darauf bezüglichen Stellen seines Werkes miteinander, so bleiben sie nicht ohne Widerspruch. Trotzdem ist es möglich, in ihnen einige leitende Gesichtspunkte zu verfolgen. Diese sollen im folgenden kurz dargestellt werden, um zu zeigen, wie sich Troxler das Verhältnis von Mensch und Natur denkt.

Für Troxler gibt es insofern nichts Lebloses in der Welt, als alles Erscheinende dem lebendigen schöpferischen Urgrund entstammt und deshalb in seinem Wesen an sich lebendig ist:

"So wie Erscheinung und Existenz überhaupt nur Urtheil dieser Ursache in sich sind, so ist alle Wirkung nur Wirkung des Lebens. Es giebt also nichts Lebloses; Alles was ist und erscheint ist lebendig in seinem Ansich, und erscheint und ist nur, in dem es lebt; Erscheinung und Existenz selbst sind nur Offenbarung des Lebens" (382).

In bezug auf dieses Leben an sich sind für Troxler deshalb die Unterscheidungen zwischen Organischem und Anorganischem, zwischen Pflanzlichem und Tierischem, ja sogar zwischen Tier und Mensch unberechtigt:

"Eben so verhält es sich mit dem Gegensatze von organisch und inorganisch, indem aller Bau und alle Form durchgehend Ausdruck des Lebens, und folglich Organ desselben ist, nur dass jede Besonderheit durch sie ein differentes Leben offenbart" (383).

"Alles in ihm [im Universum] ist nur ein Lebensprocess und Organismus, von dem wir eben nur das uns entdeckbare Universum zur Anschauung haben, und welches nur unrichtig, oder bloss symbolisch, als Pflanze oder Thier angesehen werden kann" (384).

Auch der Mensch entstammt dem Wesen der Welt, und in bezug auf seine Erscheinung ist er sogar "das eigentliche Thier der Erde" (385). In bezug auf ihren Wesenskern sind also alle vier Reiche ursprünglich eins.

Und doch anerkennt Troxler grundlegende Unterschiede zwischen den Naturreichen.

Wie er das Organische vom Anorganischen trennt, haben wir schon gesehen (*): Das Anorganische ist deshalb eine tote Erscheinung, weil sich aus ihm das Wesen in seiner Lebendigkeit zurückgezogen hat. Im Menschen selbst ist das Anorganische auch zu finden, und zwar eben als das Materiell-Körperliche. Doch dieses zeigt sich als Totes erst, wenn es durch Krankheit, z.B. in der trockenen Gangrän, aus dem

---

*) Entstehung des Anorganischen: vgl. S. 100.

lebendigen Organismus herausgefallen ist: "In dem Brande fallen also Leben, Krankheit und Tod zusammen - ausser ihm liegt die anorganische Welt" (386).

Als das Prinzip, das nach Troxler den Organismus in der Erscheinungswelt zu einem lebendigen macht, haben wir die dem Leib zugrundeliegende Lebenskraft kennengelernt (*). Sie ist das, wodurch sich auch der menschliche Organismus als organischer vom Unorganischen unterscheidet. In seiner Dissertation spricht Troxler dem Menschen, den Tieren und Pflanzen gleichermassen dieses organische Lebensprinzip zu (387). In bezug auf dieses Prinzip besteht also Gleichheit des Pflanzen-, Tier- und Menschenreiches.

Weder die Materie noch die Lebenskraft noch die den Tieren und Menschen zukommende Seele dürfen als Prinzipien gedacht werden, die vom absoluten Leben unabhängig und isoliert sind, auch wenn die auf den Seiten 82 ff. und 98 gemachte Einschränkung berücksichtigt wird. Alle Wesensglieder sind letztlich Formen, die auf den absoluten wesenhaften Geist zurückgehen. Deshalb sagt Troxler:

"Die Physiologie fiel nur darum, weil sie von diesem höhern Princip verlassen gedacht wurde, in ihre chemischen und mechanischen Abnormitäten, oder suchte entseelt ein Surrogat des allgemeinen Geistes, der in allem Lebenden ist, in specifischer Lebenskraft. Dieses chimairische X sollte wieder leben, was todt war gedacht worden! - Es zeigen sich hier dieselben Verirrungen, welche wir in der andern Sphäre des Organismus gefunden hatten. Eine für sich existirende Seele war dort die Hypothese..." (388).

Die Seele kommt dem Menschen und, wie der Ausdruck "Animismus" (**) besagt, auch dem Tier zu. Was das Tier von der

---

*) Vgl. S. 96.

**) Vgl. S. 52.

Pflanze unterscheidet, ist die Sinnes- und Empfindungsfähigkeit. "Wenn Reproduction ... der gemeinsame Character alles Organischen ist, so ist Sinn der eigenthümliche des Thieres" (389). Die Sinnenfähigkeit weist auf ein seelisches Innenleben hin:

"Was ist aber Sensation? - Ihr Grundcharacter geht dahin zurück, dass, wo sie entsteht, ein Inneres und ein Aeusseres gegeben seyn muss, und dass sie eben nichts anderes ist, als ein Product der Determination von dem letztern und der Action des erstern. - Dieses Product in seiner Identität ist die Empfindung, welche in ihrem Reflexe als Gegensatz von Anschauung und Object erscheint" (390).

Wie die Empfindung, so erklärt sich Troxler auch die Erregung als auf dem Wechselverhältnis eines Aeusseren mit einem Inneren beruhend.

"Die Empfindung entsteht aber selbst nur durch die Entgegensetzung eines Innern und eines Aeussern, und ist die Durchdringung der Determination von diesem und der Action von jenem, oder ist als Erregung zu denken" (390).

Das Tier verfügt also über ein seelisches Innenleben, das sich in Sinnen-, Empfindungs- und Erregungsfähigkeit ausdrückt. Es hat ein Selbstgefühl, in welchem es sich von der Pflanze unterscheidet: Zwar seien "die ersten Anlagen, oder vielmehr die äussersten Reste von Sinnen" (391) schon in der anorganischen Natur zu finden, zum Beispiel als stoffliche Affinitäten, und auch die Pflanzen zeigten Phänomene wie "Suchen des Lichts" (391) und andere, "die auf die sich von der rohen Materie emporwindende Sinnlichkeit hindeuten" (392). Aber trotzdem "bleibt die Sensation doch ein prärogatives Attribut der Thiere" (390). Und auch das Selbstgefühl, das man aufgrund von gewissen Phänomenen den Pflanzen zuschreiben müsse (393), sei noch auf einer prinzipiell tieferen Stufe als das tierische Selbstgefühl: "Das Subjektive erhebt sich aber in dem Thiere in eine höhere Potenz, und daher muss auch dieses Gefühl in ihm sich auf eine höhere Stufe erheben, und schon zu einer selbstbewussteren Empfindung werden" (394).

Ausser diesen Seeleneigenschaften gesteht Troxler dem Tier auch Verstand zu, "der unmittelbar auf die einseitige Sinnlichkeit folgt" (394). Durch diese Annahme will Troxler "jene Handlungen, denen ein entsprechendes Wissen parallel gehen muss" (395), begreifen können. Die Entwicklungsstufe des auch dem Tier zukommenden Sinnesverstandes ist dann die "notwendige Bedingung höherer Erkenntnisse, welche aber selbst noch ein Ueberschreiten derselben [der Verstandesstufe] fordern, und wohl allein menschliche sind" (396). Diese höhere, nur menschliche Stufe ist die der Vernunft.

Damit kommen wir zur genaueren Unterscheidung von Mensch und Tier, die vor allem in "Versuche in der organischen Physik" dargestellt ist.

In der ersten Abhandlung, "Ueber die Sinne und die Elemente der Sensationen, besonders die zwei höchsten" (397), stellt Troxler das Tasten, Fühlen und Sehen einerseits und das Riechen, Schmecken und Hören andererseits als Metamorphosen des Sinnes "der Endlichkeit" (279) und des Sinnes der "Zeitlichkeit (281) dar. Das Sehen ist der höchste Sinn der Endlichkeit, das Hören der höchste der Zeitlichkeit.

In der zweiten Abhandlung, "Ueber das Problem die Thiere zu ordnen" (298), teilt Troxler die Tiergattungen nach den von ihnen prädominierend entwickelten Sinnen ein (*). Dadurch kommt er gemäss dem zugrundeliegenden Matamorphosegedanken zu einer entwicklungsbezogenen Gliederung des Tierreiches: "Wenn meine frühern Auseinandersetzungen richtig

---

*) Vgl. S. 17: Prioritätenstreit mit L. Oken.

sind, so muss auch diese Gradation der Sinne sich in dem Thierreiche offenbaren, und zwar so, dass jedes generische Thier einen der Sinne in seiner höchsten Entwicklung darstellt" (399).
"Allein der herrschende Sinn ist Character der Gattung, und bestimmt den Rang des Thiers im Reiche der gesammten Animalität gleichsam als eines individuellen Organs in dem ganzen Körper" (299).

Die Entwicklungshöhe der Tiere ergibt sich nicht bloss aus der Vollkommenheit eines Einzelsinnes, sondern aus der Harmonie aller:

"Die Vollendung des Tieres ist allein nach dem Grade, in welchem es die höhern Sinne mit den tiefern verknüpft, nach der Vollkommenheit und dem Gleichgewichte, in welchem es alle einigt, zu schätzen" (399).

Es ist nun der Mensch, der alle Sinne in der grösstmöglichen Harmonie in sich vereinigt hat, und dessen Menschsein erst dadurch ermöglicht wird:

"Der Zustand der höchsten gleichmässigen Vollendung aller, und der grössten Einstimmung unter sich ist es, der in dem Menschen hervorbricht, und mit welchem nothwendig auch die grösste Unterscheidung des Aeussern vom Innern, die allseitigste Kenntnis der Natur, und die bewusste Individualität coexistent ist, während in allen andern Gattungen immer noch ein Sinn - oft selbst viel weiter als im Menschen ausgebildet, - die übrigen beherrscht, und das Wesen durch diese überwiegende Sinnlichkeit, in welcher sich die übrigen verlieren, wieder an die Natur zurückführt, fesselt, und sich nicht zu der Reflexion emporschwingen lässt, welche nur mit dem vollendeten Gleichgewichte der Sinne hervorbrechen kann" (400).
"Nicht abhängig davon, aber durch eine innere Nothwendigkeit damit verbunden, erwacht mit dieser Ausbildung der

Sensibilität das Selbstbewusstseyn im Menschen..." (395).

So sieht Troxler eine Entwicklungsreihe von der anorganischen Welt bis zum Menschenreich: "Die sg. inorganische Welt wird durch Individualität Pflanze, die höchste Pflanze durch Selbstgefühl Thier, das vollendetste Thier durch Selbstbewusstseyn Mensch - der Mensch durch völliges Bewusstseyn dieses Bewusstseyns - Vernunftwesen, - und in der Vernunft schaut sich das All selbst an, wird selbst ideelle Form, während im sg. todten Seyn ganz reelle Form ist" (401).

Nicht nur in bezug auf das Sinnessystem, sondern auch für alle andern Systeme und Prozesse ist der Mensch das Zentralwesen. Die Tiere sind deshalb "individualisirte Systeme des Centralorganismus" (402), und der Mensch "kann daher als der wahre Prototypus, und wieder als die contrahirte Summe angesehen werden; - die Thiere sind blos die Ektypen - nicht von ihm, wie er in Concreto dasteht, sondern von dem, was sich in ihm als verschiedene Systeme in Eines das Vollkommenste, emporgewunden hat" (403).

Troxler denkt sich also die Entwicklung der Natur zum Menschen hin ganz im Sinne Herders, Goethes und Okens (404): Es entwickelt sich nicht eine Erscheinungsform aus der andern, sondern das Wesen der Welt, bei Troxler "die gemeinsame Weltseele" (405), bringt sich in immer vollkommeneren Formen oder Metamorphosen zur Erscheinung. Der Mensch ist das vollkommenste lebende Ganze der Erde, er wiederholt ihre Möglichkeiten und stellt deshalb "den sublimsten Microcosmus derselben" (406) dar.

Der Mensch ist aber nicht bloss Zusammenfassung der Natur. "Der Mensch steht mit seinem ganzen Wesen höher als die gesammte Naturwelt..." (407). In ihm kommt nämlich das Wesen selbst, der Geist zur Erscheinung. Und so sieht Troxler das Verhältnis vom Menschen zur Natur in folgender Weise: "Im Menschen kehren alle Naturreiche wieder. Körper ist die Erdennatur, Leib die Pflanzen-, Seel die Tiernatur, Geist der Mensch" (353).

B. Ueber die Wechselwirkungen zwischen Mensch und Natur

Troxler strebt eine medizinische Theorie an, deren Grundlage die Einsicht in die Beziehung zwischen Mensch und Natur ist, eine Theorie also, "welche als höchste Forderung eben die Bestimmung der allseitigen Verhältnisse von Individuum und Aussenwelt aufstellt, und von deren Befriedigung man nur die Elemente zur Erkenntnis des wirklichen Lebens und der Gesundheit, zur Einsicht in die Krankheiten, und zur Bewirkung der Heilung erwarten darf" (408).

Die Grundlage der Beziehung zwischen Mensch und Natur beruht nach Troxler, ähnlich wie bei Paracelsus und anderen, auf dem im Vorangehenden ausgeführten Prinzip, nach dem der Mensch als Mikrokosmos anzusehen ist:

"Die selben Principien, welche Principien des Universums sind, sind es auch von der Substanz der Erde, und jeder Individualität auf derselben; diejenige aber, welche dieselben in der höchsten Bindung in sich einigt, ist ohne Zweifel die Menschheit, und daher können wir dieselbe als die vollkommenste Indifferenz gegen alle äusseren Differenzen annehmen..." (409).

Demnach muss alles, was in der Welt zu finden ist, auch im Menschen nachweisbar sein und umgekehrt. Jedem Faktor im Mikrokosmos entspricht ein solcher im Makrokosmos.

"Die Aussenwelt steht uns nun aber im Gegensatze von höherer Art auf, sie, eine Welt für sich, wie das Individuum, entwickelt aus sich eine Fülle von Differenzen, und es lässt sich daher schon im Voraus vermuthen, dass, wenn die Individualität zu einer höheren Differenzirung in sich gelangt seyn werde, dieselbe ihre allseitige Entsprechung in jenen finden müsse, wie wir auch bereits schon als notwendig früherhin postulirt haben" (410).

Die Aussenwelt wirkt in Form ihrer einzelnen, d.h. "differenzierten", Faktoren auf den Menschen, und zwar immer so, dass im Menschen das dem Aussenweltfaktor entsprechende Element getroffen wird. Das Teilganze des Makrokosmos wirkt in diesem Sinn "spezifisch" auf seine Entsprechung im Mikrokosmos.

"Dem zufolge werden wir also eben so, wie wir behaupteten, dass in jedem Theilganzen des Totalganzen, Alles, was in dem letztern, nur in der Relation desselben differenzirt sey, ebensogut behaupten können, dass jedes Theilganze die Affizirbarkeit des Totalganzen, und jede besondere Potenz und Substanz die Influenz der Aussenwelt überhaupt habe, nur dass, so wie jede der letztern eine specifische Synthesis universeller Factoren ist, und jedes der erstern unter einem eigenthümlichen Exponenten durch das Ganze herrschender Prinzipien liegt, ihre Relation auch überhaupt eine specifische seyn müsse; es geschieht also ganz mit Recht, wenn dem richtigen Begriffe von vita propria der richtige von Specificum entgegengesetzt wird, und zwar auch von einer doppelten Seite, als specifische Reitzung, und specifische Nahrung. Diese muss aber selbst in den concreten Gliedern der Aussenwelt, in der Fülle von der Natur selbst dargebotener Objecte, und in der Menge möglicher Combinationen nachgesucht werden; nicht nur jede Action und jedes System wird seinen bestimmten Gegensatz in einer allgemeinen Sphäre der Aussenwelt haben, sondern auch jede Function, und jedes Organ, und selbst innerhalb diesen muss sich für jede der möglichen allgemeinen Differenzen eine entsprechende Modification des Specificums darthun lassen" (411).

Sogar zu den Gestirnen steht der Mensch in solchem Zusammenhang: "Der Einfluss der grossen Wirkungen im Universum, und der Gestirne ist demnach nicht als Chimäre zu verwerfen, wie es nur ein suffisanter schwacher Geist, dem er ausser die Sphäre des Begreiflichen fällt, wagen kann" (412).

Die Art der Wechselwirkung von Aussenwelt und Mensch muss folgendermassen gedacht werden: Nicht die Erscheinungsformen der korrespondierenden Faktoren wirken aufeinander, sondern deren Wesenhaftes an sich, das selbst nicht zur Erscheinung kommt. Wenn also scheinbar Erscheinung auf Erscheinung wirkt, wirkt eigentlich Wesen auf Wesen (*). Die Einwirkung des Fremden veranlasst dabei eine reaktive Tätigkeit des Eigenen, die sonst nur der Möglichkeit nach, nicht aber der Aktualität, der Wirklichkeit nach vorhanden wäre. Das Aeussere ist also nur Veranlassungsgrund, das Innere oder Wesenhafte aber ist die eigentliche Wirkursache des Wirkeffekts. Auf diese Weise denkt sich Troxler, teilweise Brown folgend, die organische Tätigkeit bedingt. Diese Anschauung ist im folgenden Passus ausgedrückt.

"Das Aeussere, und das organische Innere verhalten sich gegenseitig, wie Bedingendes und Bedingtes zugleich, und stehen also unter sich in Wechselwirkung. Nur durch das Leben an sich ist der Organismus empfänglich für das, was ihn von aussen trifft, und eben auch dadurch nur das Aeussere vermögend in ihn einzuwirken. Nur insofern dieses Aeussere in den Organismus eingreift wirkt er entgegen und lebt" (413).

"Daraus folgt, dass alle Einflüsse auf den Organismus nur potenzirend sich verhalten können, das ist, dass sie in ihm Etwas der Wirklichkeit nach setzen, was in ihm der Möglichkeit nach liegt" (414).

Das Wirkende im Verhältnis von Natur und Mensch ist also das Wesenhafte selbst. Offenbar hatte Troxler das Bedürf-

---

*) Vgl. die Wirkungen von Krankmachendem, S. 137 ff., und Heilendem, S. 168 ff.

nis, sich dieses für die Sinnlichkeit unanschauliche Wesenhafte auf dem Hintergrund der ihm damals bekannten naturwissenschaftlichen Phänomene zu erklären.

In der Elektrizität und im Magnetismus waren damals schon Kräfte bekannt, die an sich zwar auch nicht sinnlich anschaubar sind, deren Existenz man aber aus den Indizien der Erscheinungswelt notwendigerweise annehmen muss. Elektrizität und Magnetismus waren nicht nur im Zusammenhang mit dem anorganischen, sondern, wie die Geschichte des Galvanismus und die des anfänglichen Mesmerismus zeigen, auch im Zusammenhang mit organischen Körpern und dem Menschen bekannt.

So mag es wohl kommen, dass Troxler an die Stelle des Wesenhaften von Mensch und Aussenwelt an einigen Stellen Elektrizität und Magnetismus setzt. Das absolute Leben, aus dem Erde und Mensch hervorgehen, bezeichnet er im "Grundriss der Theorie der Medizin" als "die Einheit der Prinzipien des Lichts und der Schwere, und diese in ihrer besonderen Tendenz als Expansivität (- Tendenz vom Centrum zur Peripherie, welche das Licht beschreibt,) und als Contractivität (- Tendenz von der Peripherie zum Centrum, welche durch die Schwere ausgedrückt wird,) ..." (415).

Hat sich das absolute Leben differenziert bzw. individualisiert, so nehmen Licht und Schwere ebenfalls individualisierte Formen an, und zwar als Elektrizität und Magnetismus. Licht liegt der Elektrizität zugrunde und ist innerstes Prinzip der erscheinenden Bewegung, Schwere individualisiert sich in Magnetismus und ist Grund der erscheinenden Gestaltung (416).

Deshalb ist für Troxler beim Individuum die tierische Elektrizität das Wesen des Lebensprozesses, und der tierische Magnetismus das Wesen des Organismus (417). Beide stehen in Beziehung zu Elektrizität und Magnetismus der Aussenwelt.

"Unbegreiflich müsste es nähmlich ewig bleiben, wie zwischen Individuum und Aussenwelt irgend eine Wechselbeziehung statthaben könnte, wenn nicht beyde ungeachtet ihrer äussern Differenz durch eine innere Identität unter sich verknüpft wären, diese ist aber nothwendig die höhere des Substrats von beyden; dieselben Principien, welche demnach in der Aussenwelt die Electrizität und der Magnetismus hat, wird auch das Individuum in seiner Duplicität als Lebensprocess und Organismus haben, denn in beyden drückt sich nur die höhere Antithese von Licht und Schwere aus, nur dass in der äussern Natur Electrizität und Magnetismus als reductive Processe erscheinen, während dieselben im Individuum als Productive hervortreten" (418).

Die Aussenwelt kann prinzipiell auf zwei Arten auf das Individuum wirken: Die äussere "Potenz" wirkt "erregend" auf die dynamische Seite des Organismus, den "Lebensprozess". Auf die materielle Seite, den "Organismus", wirkt "ernährend" die äussere "Substanz" (419). Die Erregung und der Reiz kommen dabei zustande durch "eine Wechselwirkung des allgemeinen und individuellen elektrischen Processes", die Ernährung durch "eine Wechselbestimmung des allgemeinen und individuellen magnetischen Processes" (419).

Auch mit dem Folgenden will Troxler sagen, dass nicht Erscheinung auf Erscheinung, sondern Wesen auf Wesenhaftes wirke:

"Ein solches Verhältnis des Gegensatzes muss ... selbst bis ins Specifische und Individuelle beyderseits verfolgt werden, doch immer dem Grundsatze getreu, dass nur das Wesen, und nicht so wie Viele der Alten mit ihrer Signification wollten, eine oberflächliche Auffassung einseitiger Aehnlichkeit der Form (obwohl auch hierin schon etwas liegt) das Bestimmende der aufzunehmenden Relation seyn dürfe" (420).

Auf solcher Grundlage aufbauend, möchte Troxler die Stoffe

der Erde, die "nur Metamorphosen des Urstoffs", aber "an sich identisch" (421) sind, in gesetzmässiger Weise ordnen können, um so ihre Spezifität verfügbar zu machen.

Eine solche Ordnung konstruiert er in schematischer Weise im "Grundriss der Theorie der Medizin", indem er den Substanzen Elektrizität oder Magnetismus als Wesenhaftes zugrundelegt und sie dann in ein Koordinatensystem zu bringen versucht, das nach den geographischen Richtungen orientiert ist. Elektrizität wird dabei nämlich mit Expansion und Bewegung, und deshalb mit dem Erdäquator oder der Ostwestrichtung, Magnetismus mit Kontraktivität, Gestaltung, und so mit der Erdachse oder der Nordsüdrichtung zusammengebracht (416). In verwandter Weise hat Troxler auch in den "Ideen zur Grundlage der Nosologie und Therapie" den Wasserstoff östlich, den Kohlenstoff nördlich, den Stickstoff südlich und den Sauerstoff westlich genannt und den Metallen in diesem System eine indifferente Mittelstellung zugewiesen (421).

So versucht Troxler, der Gesetzmässigkeit von Mensch und Aussenwelt und ihren gegenseitigen Verhältnissen näherzukommen, um eine Grundlage für eine medizinische Theorie zu gewinnen, in der das Krankmachende und das Heilende in ihrem gesetzmässigen Wirken erfasst werden können.

4. KAPITEL

Der Krankheitsbegriff bei I.P.V. Troxler

1. Zur Einführung des Themas

Es ist Troxler selbst, der sich am Beginn seiner medizinischen Laufbahn das grundlegende Ziel setzt, die Bestimmung davon zu erarbeiten, was Gesundheit und Krankheit eigentlich sind, und welches ihr Verhältnis zueinander ist. Und er hat die Empfindung, der Erste zu sein, der sich die Bearbeitung dieser für die Medizin so grundlegenden Thematik vornimmt. So schreibt er noch im Jahr seiner Dissertation, 1803, in den "Ideen zur Grundlage der Nosologie und Therapie":

"Offenbar liegt zwischen diesen [d.h. den Modifikationen des gesunden Lebens] und der Krankheit selbst eine noch in all unsern Kompendien unausgefüllte Kluft, und all mein Bemühen wird nun dahin gehen, diese in Etwas auszufüllen. Die Erreichung meines Ziels sezt folgende Probleme voraus: was ist Gesundheit? was ist Krankheit?" (308)

Diesen Fragen widmet sich Troxler ausführlich in einer allgemeinen Weise 1803 in "Ideen zur Grundlage der Nosologie und Therapie", 1804 in "Versuche in der organischen Physik" und 1805 im "Grundriss der Theorie der Medizin" sowie 1812 in "Blicke in das Wesen des Menschen". Was er in anderen Schriften und Aufsätzen über Gesundheit, Krankheit und ihr Verhältnis zueinander ausführt, beruht auf den Gedanken der genannten Werke.

2. Der Begriff der Gesundheit

Der allgemeine Begriff der Gesundheit bei Troxler ergibt sich unmittelbar aus seinem Menschenbild, das im vorangehenden Kapitel in seinen Hauptzügen dargestellt worden ist.

Wenn das in Teilganze differenzierte "Leben" sich in einem Gleichgewichtszustand in bezug auf seine Glieder und Prozesse halten kann, dann ist es gesund. Gesundheit ist der Ausdruck der Harmonie der Teile im "lebenden" Ganzen.

Diesen grundlegenden Gesundheitsbegriff des Gleichgewichts finden wir schon in Troxlers Dissertation. Er schreibt dort (371), dass jedes organische Individuum nur so lange lebe und gesund sei, als ein ständiger Austausch seiner entstehenden und vergehenden Monaden stattfinde. Jeder gesunde Organismus beinhalte nämlich schon Zerstörungsprozesse: "... momentum destructionis iam statu sano omni organismo insidens..." (372). Der Abbauprozess wird aber immer wieder durch eine entsprechende "Reorganisation" (373) ausgeglichen, und so machen Tod und Wiedererzeugung gemeinsam das vegetative Leben aus: "...et mors, et palingenesia vicissim et iunctim vitam vegetativan constituant..." (250). Deshalb bietet das Individuum äusserlich zwar den "Aspekt einer Statue" (373), aber innerlich bleibt es "in keinem Moment" (373) dasselbe, sondern ist in ständiger Umwandlung begriffen. Der "normale" oder gesunde Lebensprozess muss in einem "Aequilibrium" von "Organisation" und "Desorganisation" (373) bestehen.

Dieser Gleichgewichtszustand kann aber nur durch eine übergeordnete Gesetzmässigkeit aufrechterhalten werden, die eine wirkende Realität ist, und die sich die beiden divergierenden Prozesse unterordnet. Diese Kraft, dieses reale Wirkvermögen der übergeordneten Gesetzmässigkeit nennt Troxler in seiner Dissertation "vis vitalis, (Indifferenzvermögen)" (422).

Gesundheit wird also von Troxler als ein aktiver Gleichgewichtszustand begriffen, der durch jene übergeordnete, kraftende Gesetzmässigkeit bewirkt wird.

In der Dissertation bezieht sich diese Harmonie bloss auf das Verhältnis zwischen Aufbau und Abbau, in den späteren Schriften wird derselbe Gesundheitsbegriff auf die gegenseitigen Verhältnisse aller möglichen Glieder und Prozesse des ganzen Menschenwesens angewendet, so zum Beispiel in den "Ideen zur Grundlage der Nosologie und Therapie": "Gesundheit ist die absolute Form des Lebens - also der Inhalt aller Formen desselben, aber eben deswegen sind alle in ihr verwischt, alle im Gleichgewichte..." (308). Gesundheit ist als Gleichgewichtszustand auch in bezug auf die extremsten einander gegenüberstehenden Prozesse aufzufassen, auf die nämlich, die zum Aufleben oder Absterben führen: "Die Gesundheit ist die unzerlegte Valetudo vitae an sich, und zwar nicht bloss das unaufhörlich zwischen Erkrankung und Genesung schwebende, sondern auch das stetig das Aufleben und Absterben vermittelnde, wovon Erkranken und Genesen nur Seitenbeziehungen, Leben und Tod aber die Hauptgegensätze darstellen" (422).

Ein Hauptmittel der übergeordneten Ganzheit, die von ihr beherrschten, sich oft entgegengesetzten Teile in einem gesunden Verhältnis zu bewahren, ist der Rhythmus (*). Er hat den Ausgleich des Entgegengesetzten durch "Trennung und Alteration" (284) zu schaffen. So wird beispielsweise durch den Rhythmus von Wachen und Schlafen "die Consumtion des Tages durch die Reconstruction der Nacht ausgeglichen" (293). Gesundheit ist Leben im Wechsel und Gleichmass sei-

---

*) Zum Rhythmus vgl. S. 84 ff.

ner Faktoren, zum Beispiel von "Expansion und Contraction" (423), und somit deren "Mitte" oder "Indifferenz" (423).

Wäre das erscheinende Leben immer gesund, so befände es sich "in zeitloser Harmonie und in endloser Symmetrie" (252). Seine "Perdiodicität" wäre dann "praestabilirt" und seine "Productivität" "praedeterminirt" (297). Gesundheit ist eben "die ungetrübte reine Form des Lebens" (215).

Der Begriff der Normalität ist bei Troxler gleichbedeutend mit dem der Gesundheit: "...Der Grund der Normalität [ist] eine an sich identische, nur unter differenten Exponenten und Synthesen der Factoren sich verschieden äussernde Integrität des Lebens" (424).

Es versteht sich von selbst, dass eine so verstandene Normalität keine statistisch durchschnittliche, sondern nur eine ganz individuelle sein kann, je nach dem nur individuell möglichen Gleichgewichtszustand der Teile in Bezug auf das je einzelne Ganze!

Gesundheit kann auch als das Resultat der Uebereinstimmung von Wesen und Erscheinung bezeichnet werden, denn die wesenhafte Gesamtgesetzmässigkeit muss sich in der Erscheinungswelt durchsetzen. Das Resultat davon ist die Harmonie im erscheinenden Wesen. Deshalb ist für Troxler die Gesundheit auch Schönheit, insofern Schönheit als die Uebereinstimmung eines für das gewöhnliche Bewusstsein unanschaulichen Wesens mit seiner anschaubaren Erscheinungsform verstanden wird: "Sie [die Gesundheit] ist die vollkommenste Gestalt des Lebens, die wahre organische Schönheit. Begreifen kann sie nur, wer das Leben anschauen kann, denn sie ist selbst Nichts, als dieses ungestört durch inadequate Affectionen, ungetrübt durch Accidenzen.

Es erhellt also, dass jede Definition [hier: der Gesundheit] nur negativ seyn kann, und daher seit Entstehung der Medicin das so oft misslungene Bestreben der Aerzte und Philosophen sie positiv zu geben. Als absolute Form kennt sie nichts, als die Einstimmung mit dem Gehalte, wie die Schönheit im Kunstwerke, und hat keinen Gegensaz; es ist folglich sehr unrichtig, der Gesundheit die Krankheit entgegenzustellen" (425).

Die Gesundheit wird also ihrem Wesen nach nicht dadurch geklärt, dass sie als Erscheinung einfach der Krankheit positiv gegenübergestellt wird. Sie kann erst dann wirklich begriffen werden, wenn das sie bewirkende reale Wesenhafte in einer anschauenden Erkenntnis erfasst wird. Sie offenbart sich dann als die ungestörte Verwirklichung dieses Wesenhaften in seiner physisch-sinnlichen Erscheinung.

3. Der Uebergang von der Gesundheit zur Krankheit

Dem "Leben" gelingt es nicht immer, den idealen Gesundheitszustand aufrechtzuerhalten, bzw. sein "Problem" vollkommen zu lösen, das in "... einer ihm selbst gleichen, allseitigen und gleichmässigen Erscheinung und Existenz..." (299) besteht.

Die Gesundheit kommt ja durch den Ausgleich der sich innerhalb des Ganzen entgegengesetzten Tendenzen zustande. Diese Einzeltendenzen sind aber Differenzierungsformen oder "Modificationen" des einen Lebens. Für sich genommen, sind diese Modifikationen deshalb einseitige Ausprägungen des Lebens. Das bedeutet, dass die Gesundheit sich im Ausgleich von Vereinseitigungen entwickelt, die, ohne diesen Ausgleich, als Krankheitstendenzen anzusehen sind, da sie das Ganze nicht mehr in seiner allseitigen Ausgewogenheit offenbaren. Gesundheit besteht also notwendigerweise im fortwährenden

Ausgleich von Krankheitstendenzen.

Aus diesem Grund betrachtet Troxler nicht jede Vereinseitigungstendenz des Gesamtorganismus als Krankheit. In diesem Punkt unterscheidet sich beispielsweise seine Auffassung von Hypersthenie und Asthenie von derjenigen der damals herrschenden Brown'schen Schule. Diese fasste Hypersthenie und Asthenie als Krankheiten auf (*), für Troxler hingegen können Hypersthenie und Asthenie als einseitiges Ueberwiegen der "Irritabilität (Wirkungsvermögen)" oder der "Sensibilität (Receptivität)" (426) durchaus noch Momentanzustände der Gesundheit sein. Sie sind "nicht selbst Krankheit" (370):

"Die Einheiten der Factoren im Ganzen führten in der Betrachtung für sich zu nichts weiter, als Hypersthenie und Asthenie, als Modificationen des Lebens" (370).
"Wenn nun Hypersthenie nichts anderes bedeutet als ein Vorschlagen der Irritabilität über die Sensibilität, - und Asthenie ein Ueberwiegen der Sensibilität über die Irritabilität, so sind diese Zustände nur als Formen der Individualität oder als Durchgangspunkte im Lebensprocesse anzusehen" (427).

Auch die Konstitution ist nicht als etwas Krankhaftes, sondern als ein je individuelles Verhältnis der Lebensmodifikationen zueinander anzusehen:

"Es ist ja eben nur der verschiedene Stand der Faktoren in verschiedenen Individuen, der sie zu verschiedenen Individuen macht, der uns den Grund der vielfältigen Constitutionen giebt oder vielmehr es selbst ist.
Schon Geschlecht und Alter bieten uns die vielseitigsten

---

*) Hypersthenie und Asthenie bei Brown, vgl. Anm. 138.

Verhältnisse von den Beziehungen der Factoren unter sich dar - die mannichfachste Gradation von Hypersthenie und Asthenie, und wir finden in allen Subjecten derselben die gleiche Fülle von Gesundheit" (428).

Solche einseitigen Zustände des Lebens wie Hypersthenie und Asthenie, die aber im Gesamtzusammenhang ihren gesunden Ausgleich finden können, nennt Troxler "relative Gesundheit" (429).

Das Leben muss also die Möglichkeit haben, sich in seinen Modifikationen bis zu einem gewissen Grad zu vereinseitigen, bevor man es als krank bezeichnen kann, es "muss in jeder dieser Modificationen eine gewisse Breite gegeben seyn, innerhalb welcher sie blosse Modification bleibt, denn Entgegensetzen der Faktoren ist ja überhaupt zum Leben notwendig" (430).

4. Die Krankheit

Schon als Gesundes bewegt sich also das Leben fortwährend auf die Krankheit zu, ohne diese aber ganz zu erreichen, da es seine einseitigen Tendenzen immer wieder ins Gleichgewicht zu bringen vermag. Die notwendigen Krankheitstendenzen des Gesunden sind die Vorbedingungen zur Krankheit:

"Soll aber eine wirkliche Abweichung von dem Normalverhältnisse der Thätigkeit der Gebilde unter sich und zum Ganzen eintreten, so ist dies nur dadurch möglich, dass das einzelne Gebilde schon das Normalverhältnis in seiner Individualität verlassen habe, schon die Normalität seiner eigenen Lebensthätigkeit überschritten habe, und erst dann kömmt es in den Widerspruch mit dem Uebrigen, welchen Röschlaub als Krankheit aufstellt".
"Das einfachste organische Gebilde muss ja schon für sich, individuell angesehen, krank seyn können!" (431).

Wodurch wird aber die gesunde Lebensmodifikation zur kranken?

Troxler bezeichnet den Punkt, bis zu welchem noch von Gesundheit gesprochen werden kann: "Diese Breite kann keine andere seyn, als die, bey welcher die Indifferenz der Factoren (das Indifferenzvermögen) dieselben auf das seiner Einheit entsprechende Verhältnis zu reduciren vermag, also durchaus selbstbestimmend bleibt" (430). Wird diese Breite überschritten, "so wird die Modification zur Differenzirung, in dem nun - die Indifferenz nicht aufgehoben, denn das wäre Tod, aber excentrisch, der einen oder andern Polarität unterworfen wird" (423).

Wenn also die Gesamtgesetzmässigkeit sich nicht mehr in den Einzeltendenzen so geltend machen kann, dass es diese ins Ganze integriert, so entsteht Krankheit. Die Krankheit ist "die Wiederholung der Abweichung in einer weiteren Sphäre" (431). Oder anders ausgedrückt: "Die Krankheit ist immer nur das Hervortreten einer Differenz, welche mit der ihr entgegengesetzten in der Gesundheit indifferenzirt lag" (425). Krankheit ist somit die Emanzipierung des Teils vom Ganzen.

In mehr religiöser Terminologie ausgedrückt und auf weitere Bereiche als den der bloss individuellen Krankheit angewendet, sagt Troxler: "Im Abfalle vom Leben nach der einen oder anderen Seite liegt die Quelle alles Uebels in seinen tausend Gestalten..." (432). "Dies ist der Fall der Menschheit; jeder Fall derselben ist Abfall vom Leben; und daher die Erbsünde, der sie noch allzeit und allgemein erlag: statt des Lebens die Erscheinung oder Existenz zu ergreifen" (230).

Dasjenige, was sich in der Krankheit vom Ganzen emanzipiert, kann die Materie sein, die vom Organismus beherrscht und eingegliedert werden sollte: "Man kann sich gleichsam die organische Thätigkeit an die organische Materie (die aber an sich Eins sind) bald enger, bald weiter gefesselt, und so auch den Kreis des möglichen normalen Wechsels der Factoren in den verschiedenen Organen verschieden denken. Die Modification des Lebens kann daher, solange sie mit der organischen Beweglichkeit eines individuellen Gebildes nicht in Widerspruch kömmt, fortschreiten, und bleibt relative Gesundheit; so wie ihr aber eine quantitative Differenz nicht zu folgen vermag, entsteht Krankheit. Die Modification des Lebens, Hypersthenie und Asthenie giebt nur: das Allgemeine, den Stoff der Krankheit; der Exponente: das Besondere oder die Form" (429). In anderen Worten: "Krank sein ist das Inadequatseyn der organischen Thätigkeit zu ihrem gegebenen Exponenten" (433).

Doch nicht nur ein unüberwundener Gegensatz zwischen der organischen Tätigkeit und der von ihr zu beherrschenden Materie bedeutet Krankheit. Krankheit kann auch dadurch bedingt sein, dass sich die verschiedenen Arten der organischen Tätigkeit selbst widersprechen: "Da wir nun auch die, die individuelle Indifferenz überschreitende Expansion oder Contraction als das Wesen der Krankheit angenommen haben, ... so werden wir auch hierin die ursprünglichen Differenzen der Krankheit zu setzen haben..." (434).

Den Krankheitsprozessen liegen also immer vereinseitigte Prozesse des Gesunden zugrunde, so eben, dass die Harmonie des Ganzen in Unordnung gebracht worden ist:

"Es ist aber unumgänglich ein und derselbe Lebensprozess, welcher der Gesundheit und der Krankheit zugrunde liegt, so gewiss, als es ein und dasselbe Lebendige ist, in welchem der Lebensprozess in die Form von dieser oder von jener ausbricht" (435).
"...Nur dieses ist der Unterschied, dass jene Tatkraft der Lebenswirksamkeit in der Krankheit nicht in der Eintracht, wie in der Gesundheit als erhaltendes Prinzip, sondern in

der Zwietracht" (436) sich offenbart.

Den "Zustand des Lebensprozesses überhaupt" bezeichnet Troxler nach lateinischem Gebrauch in "Blicke in das Wesen des Menschen" als "Valetudo vitae", "und dann Gesundheit und Krankheit nur als näher bestimmte Verhältnisse desselben", als "Valetudo secunda" und "Valetudo adversa" (436). Das bedeutet: der Lebensprozess an sich äussert sich in der Erscheinungswelt in einer vollkommenen oder unvollkommenen, harmonischen oder unharmonischen Form, das heisst als Gesundheit oder Krankheit. Und das Uebergehen der einen Form in die andere macht das Erkranken und Genesen aus.

5. Erkranken und Genesen

Troxler wehrt sich dagegen, dass Gesundheit und Krankheit als zwei gleichwertige, aber einander entgegengesetzte Zustände des Lebens betrachtet werden, und zwar deshalb, weil sich in der Krankheit ein Aspekt geltend macht, der in der Gesundheit nur Teil eines grösseren Ganzen war:

"Es ist folglich sehr unrichtig, der Gesundheit die Krankheit entgegenzustellen. Die Krankheit ist immer das Hervortreten einer Differenz, welche mit der ihr Entgegengesetzten in der Gesundheit indifferenzirt lag, und deshalb ist die Gesundheit über diesen Gegensatz überhaupt erhaben" (425). Die Gesundheit ist die die Krankheiten "vernichtende Identität" (425).

Gesundheit und Krankheit sind also für Troxler auch nicht starre Zustände des Organismus. Denn Gesundheit ist ein aktiver Integrationsstandpunkt, der vom Gesamtwesen in unablässiger Tätigkeit gegen vielerlei Dissoziationskräfte behauptet werden muss. Gelingt das nicht mehr, so erkrankt der Organismus durch die entstehende Rebellion eines Teilganzen. Sobald aber der Gesamtorganismus diesen Teil wieder zu integrieren anfängt, wird der Genesungsprozess ingang-gesetzt.

Demnach sind sich Erkrankungs- und Genesungsprozess ent-gegengesetzt. Beide sind im Verhältnis zur Gesundheit eigent-lich als Krankheit zu bezeichnen (437), denn "nicht nur das Heraustreten aus ihr, sondern auch das Zurückkehren in sie, ist Differenz, beide sind nur der Richtung nach verschieden" (438). Beide sind "Negationen" (439) der Gesundheit, bloss "relative" (440) Formen des Lebens gegenüber der "absolu-ten", "ungetrübten reinen Form des Lebens" (440).

Ein vorliegender Krankheitsprozess kann also beides sein: "Die Differenz also, welche in einem Fall = Krankheit ist, kann in einem anderen = Genesung seyn, und die, welche jetzt = Genesung ist, wird in einem andern = Krankheit seyn. Ihre Erscheinung als Krankheit oder Genesung wird nur bestimmt durch das Heraustreten oder Zurückkehren in die Indifferenz. Daraus folgt, dass Krankheiten überhaupt nicht absolut be-stimmte Anomalien, oder wie sie gedacht wurden, einzelne böse Wesen seyen, und dass Genesung nicht als eine absolut heilsame Operation im Organismus begriffen werden dürfe, wie noch sehr häufig geschieht. Man kann viel mehr mit Grund sagen, jede Krankheit werde nur durch ihre entgegengesetzte gehoben" (441).

In der Erkrankung wirkt die "vis morbifica", in der Genesung die "vis medicatrix naturae" (442). Erkrankung ist "Deflex" von, Genesung "Renitenz zu der Autonomie des Lebens" (443), sie sind "zentrifugale" und "zentripetale Bewegung des Le-bens" (444).

"...Die Differenz, welche durch ihre Wirklichkeit unmittel-bar die Möglichkeit einer anderen setzt, ist Erkrankung, diejenige hingegen, welche zu ihrer Möglichkeit schon die Wirklichkeit einer andern fordert, ist Genesung" (437).
Oder anders ausgedrückt: "So ist jede mögliche Differenz als Position die Negation einer anderen Entgegengesetzten,

und die Wiederherstellung von ihr fodert eine Negation der Position..." (445). So "vernichten" sich Erkrankung und Genesung gegenseitig (446).

Ist das Leben im Erkrankungs- oder auch im Genesungsprozess begriffen, so ist es in seiner vollen, allseitigen Aktionsfähigkeit reduziert: "Es erhellt daraus, dass nur die Gesundheit als die vollste Entwicklung der Möglichkeit des Lebens in der Wirklichkeit angesehen werden kann, und dass sowohl die Genesung als die Erkrankung als Beschränkungen derselben angenommen werden müssen; denn so gewiss als wir in der letztern unter der Form excessiver Bestimmbarkeit die Selbstbestimmung actu aufgehoben, potentia aber in ein blosses Streben verwandelt sehen, so ist andererseits das Leben unter der Form vorwaltender Selbstbestimmung in seiner Bestimmbarkeit eben auch actu aufgehoben, und bloss potentia der herrschenden Selbstbestimmung gleich" (447).

6. "Scheidung" und "Krise"

Der Punkt, wo die Gesundheit in Krankheit übergeht, oder wo die Disharmonie des Ganzen am Entstehen ist, nennt Troxler "Scheidung" (448). Der andere Punkt, wo die Vereinigung der getrennten Glieder wieder zustande zu kommen beginnt, ist die "Crise" (449). Auf der "dynamischen" Seite des Organismus äussert sich diese als "Lysis", auf der "plastischen" als "Crisis" (450).

Da jede Krankheit, wenn sie nicht mit dem Tode enden soll, in die Genesung übergehen muss, muss auch jede Krankheit notwendigerweise ihre Krise haben (451). Diese ist selbst aber nicht als Krankheit zu betrachten: "Die Crise ist uns demnach aber selbst nur Symptom und Phänomen, und der Grund der Crise die Genesung, welche ins Leben zurückgeht" (452).

In der Krise wird durch "Ueberwiegen der Zentripetalkraft" ... "das extravagirende System indifferenzirt" (453). Aber das gelingt nur dann vollkommen, wenn die "die Extravagam bestimmenden Potenzen" ... "durch Sekretion" ausgeschieden oder aber "durch Intususception in die Identität durch Wachsthum, Production" aufgenommen werden (453). Wenn der Organismus nicht genügend "Energie" hat, dann bringt er nur "Mitteldinge zwischen Excretion und Intususception" zustande, und zwar in Form von "Metastasen" oder "Fieberkuchen" (454). Das ist ein Beweis für "eine nicht ganz gelungene Hebung der Abnormität", und daraus ergibt sich nach Troxler die Wichtigkeit und Unabdingbarkeit des "kritischen" Prozesses. "Die Crise ist demnach nicht als etwas rein Zufälliges anzunehmen, sondern immer nothwendig - aber man sollte unter Crise auch nicht nur den Auswurf einer inadequaten Potenz, sondern überhaupt die Indifferenzirung verstehen" (454).

7. Das Fieber

Troxler deutet das Fieber als einen Ausdruck der Krise (455). Es zeigt den Punkt in der Krankheitsentwicklung an, an dem das Gesamtprinzip des Organismus die Anstrengung unternimmt, sich seine von ihm dissoziierten Teile wieder unterzuordnen. Das Fieber ist "nur ein Ausdruck des Strebens im Organismus nach irgendeinem identischen Zustand des Ganzen" (456). Aber nicht, dass die Integrierung der Teile in das Ganze schon gelungen ist, zeigt das Fieber an, sondern dass sich der Kampf um diese Integrierung gerade abspielt: "Die Existenz des Fiebers beweist daher immer, dass es weder der einen, noch der andern der sich entgegengesetzten Tendenzen gelungen ist, sich in dem wirklichen Leben festzusetzen, und es kann daher die Ursache des Fiebers als ein Conflict des Erkrankens und Genesens angesehen werden, bei dessen völliger Entscheidung für das eine oder andere es auch wirklich endet" (457).

Das Fieber ist selbst keine Krankheit. Es ist nur der Ausdruck des Ueberwindenwollens einer solchen, oder manchmal auch nur des Ueberwindens der noch im Gesunden ablaufenden Tendenz zur Dissoziation des Ganzen: "Fieber findet sich ja auch oft, wo wir nach keiner Rücksicht Krankheit anzunehmen berechtigt sind. Es ist eine bekannte Bemerkung, dass wir am Abende Fieber haben, ohne krank zu seyn. Der Grund ist allein darin zu suchen, dass in dieser Periode diese differenten, und durch die Einflüsse des Tages differenzirten Systeme sich zur Indifferenz neigen, welche im Schlafe zustande kömmt. Hier findt sich der Organismus in eine Progression zu einem universell gleichmässigern Zustande; und deswegen ist auch der Puls unmittelbar vor dem Schlafe fieberhaft" (458).

Das Fieber gilt nach dem oben Gesagten nicht nur als ein Ausdruck dafür, dass eine Ueberwindung der Krankheit bevorsteht, sondern nur dafür, dass die Ueberwindung angestrebt wird. Diese kann auch misslingen. Das Fieber kann demnach auch die Ausbreitung der Krankheit anzeigen. Es ist dann das Zeichen für die Progression eines Prozesses vom "individuellen" Einzelteil über das "generelle" Teilganze zum "universellen" Ganzen (459): "Denn Fieber beginnt immer nur erst da, wo die refl. Krankheit über die Sphäre, in der sie entsprang, hinausschweift - so dass wir anerkannt kein sichereres Zeichen der Progression im Ganzen haben, als Fieber, und da, wo dieselbe bestimmt beschränkt ist, sich niemals Fieber findet. Ebenso erlöscht das Fieber andererseits immer, wenn die Krankheitsreflexion so universell geworden ist, z.B. dem Phthisiker, Hektiker, denn die das Fieber von Anbeginn seiner Krankheit verfolgt hatte, verlässt es, sobald dieselbe ihre Entwicklung im Ganzen erreicht hat" (459).

Troxler unterscheidet die Arten des Fiebers nach "Wesen",

"Charakter" und "Form" (457).

Unter "Form" versteht er hier die einzelnen äusseren Krankheitsformen, mit denen das Fieber auftritt (460). Beispiele sind katarrhalische, rheumatische Fieber usw.

Mit "Charakter" ist die Art des Fiebers selbst gemeint, als sein typischer und rhythmischer Verlauf, das heisst der "Wechsel seiner Momente" (460). Dieser ist bedingt "durch den Conflict des Erkrankungs- und Genesungsprocesses" (460) und findet letzlich seine Begründung schon "in dem normalen Leben selbst", nämlich "in der Complexion und Wechselwirkung der Theilganzen unter sich" (460).

Mit "Wesen" des Fiebers wird sein Bezug zum übergeordneten Gesamtprinzip des Organismus ausgedrückt, das heisst zur "Ursache, von welcher das Fieber ausgeht" (460). Denn in "Typus und Rhytmus" des Fiebers kommt das in den Teilganzen um Harmonie ringende Gesamtprinzip des Lebens zum Ausdruck. Und diese Beziehung zum Ganzen ist das Wesentliche des Fiebers. Auf sie sind auch die drei Hauptphasen zurückzuführen, die jedes Fieber, wenn auch in unterschiedlicher Intensität, aufweist: die "Exacerbation", "der eigentliche Anfall oder Paroxismus als die Mitte", und die "Remission" (461). "Jedes Fieber" ist "überhaupt nichts anderes, als ein solcher vollendeter Umlauf des excentrisirten wirklichen Lebens um seine Axe..." (461).

8. Die Ursache der Krankheit

Im dritten Kapitel (*) wurde dargestellt, wie sich Troxler die Wechselwirkung von Organismus und Aussenwelt denkt. Die Aussenwelt ist nicht die Wirkursache [causa efficiens],

---

*) Vgl. S. 117 ff.

sondern bloss die Veranlassung oder Bedingung des individuellen Lebens des Organismus [causa occasionalis]. In Form von "Reiz" und "Nahrung" kommen äussere Einflüsse an das Lebewesen heran. Dieses darf sich vom Wesenhaften der Aussenwelt nicht bestimmen lassen, sondern es muss sich dieses Wesen im Gegenteil so unterordnen, dass es seine eigene Integrität und damit seine Gesundheit wahren kann. Es entfaltet also dank der Herausforderung der Aussenwesen die Eigentätigkeit, auf der seine "Selbstbestimmung" beruht. So lebt das Individuum in rhythmischer "Selbstbestimmung" seiner Teilganzen gegenüber der Aussenwelt (462). Und die differenten Polaritäten innerhalb des Individuums, sowie der Rhythmus, in dem sie zueinander in Beziehung treten, müssen "aus seiner eigenen inneren Selbstbestimmung hervorgehen..." (463). Sie können von der Aussenwelt nicht verursacht, sondern höchstens bedingt sein.

Die äusseren Einflüsse sind auch nicht Wirkursache der Krankheit, sondern nur die Bedingung bzw. Veranlassung ihrer Entstehung. Die Reaktion und die Richtung dieser Reaktion des Organismus müssen aus ihm selbst erklärt werden. Im absoluten Leben selbst liegt die Möglichkeit zur Differenzierung in die verschiedenen "Anomalien des Lebensprozesses und Organismus in all ihren möglichen Differenzen, in den Actionen und Systemen derselben, in ihren Effecten, in den Functionen und Organen, und endlich in ihren Erscheinungen in dem synthetischen Ganzen..." (464). Die Krankheitswirklichkeiten sind also auf die inneren Differenzierungsmöglichkeiten des Gesamtlebens zurückzuführen und deshalb individuell: "Die Möglichkeit geht so weit, als das Leben selbst Richtungen zu Deflexen in sich hat, und ist daher in jedem individuellen Leben gemäss dem Horizonte desselben beschränkt, deswegen in verschiedenen Individuen und Individualitäten verschieden" (465).

In diesem Sinn liegt der Grund, d.h. die "Ursache" oder

das "innere Causalmoment", der Krankheitsdifferenzierung im Inneren, die Veranlassung dazu oder das "äussere Causalmoment" (466) im Aeusseren. Beide müssen zusammenwirken, wenn Krankheit entstehen soll:

"Die so genannte Krankheit wird betrachtet in Beziehung auf ihren Causalnexus, und daher haben wir die Eintheilung nach den angeblichen äussern Ursachen. Allein die Ursache der Krankheit ist nichts anderes, als das Wesen derselben; ausser dem Leben liegt niemahls die Ursache selbst, sondern nur ein einseitiges Causalmoment, welches nur mit den innern Bedingungen synthetisirt, die Ursache selbst konstituirt, und daher ist jene vermeintliche Eintheilung nach Ursachen nur eine nach einseitigen Bedingungen, Praecedentibus, welche also die Krankheit selbst nicht betrifft."

Weiter unten heisst es: "Allein jede Krankheit hat ihren Grund nur in einer Differenzirung des Lebens..." (466).

Die äusseren Bedingungen nennt Troxler in seiner Arbeit über den Kretinismus auch "äussere, uneigentliche und entferntere Ursache" (467), den inneren Grund die "eigentliche" und "nächste Ursache" (468).

Die entferntere Ursache muss nicht bloss eine äussere Influenz sein, sondern sie kann auch im Inneren des Organismus selbst liegen: "Wahr ist es indessen, dass eine Differenzirung in einem synthetischen Ganzen, als welches jedes Individuum in der Relation seiner Theilganzen erscheint, Causalmoment einer zweiten sein kann " (466), aber eben nur so, dass die beiden "bloss in einem conditionalen Verhältnis" (469) zueinander stehen.

Ein krankmachendes Agens hat also immer eine Reaktion, d.h. eine Eigentätigkeit des Organismus, zur Folge, und die Form, in welcher diese Reaktion auftritt, macht die Krankheit aus. In dem Aufsatz "Etwas über den Begriff negativer Einflüsse auf den thierischen Organismus" (470) bestreitet Troxler aus diesem Grund die Möglichkeit von "negativen Einflüssen" auf den Organismus, wie sie die Brown'sche Theorie unter Röschlaub annahm, d.h. von "Potenzen, welche durch ihren Gehalt immer und nothwendig die Erregung vermindern..." (471). Troxler gibt zwar zu, dass durch die äusseren Influenzen "die organische Individualität aus ihrem Indifferenzzustande bewegt werde", aber die Individualität reagiere immer, und zwar so, dass sie "selbstbestimmend denselben wiederherstelle" (471). Deshalb sagt Troxler: "Jede in den Organismus einwirkende Potenz erhöht die Lebensthätigkeit" (472). Unmittelbar "negativ" wirkende Potenzen gibt es also wegen dem Sich-Geltend-Machen der Selbstbestimmung des Ganzen nicht, "folglich ist nur Reizentziehung negativ" (473), oder aber eine solche äussere Einwirkung, "welche zu gewaltig alle Selbstbestimmung der organischen Thätigkeit" aufhebt (474), was aber schon der Vernichtung des organischen Individuums gleichkommt.

Dass es trotzdem Potenzen gibt, die sich auf organische Tätigkeit hemmend auswirken, führt Troxler darauf zurück, dass ein organisches Ganzes immer in polare Gebilde und Prozesse differenziert sei. Denn wenn eine äussere Potenz das Ganze zu einer einseitigen, unharmonischen Differenzierung auffordere, so reagiere der eine Teil des Organismus positiv oder aktiv, der andere aber negativ oder gehemmter. Die negative Wirkung einer äusseren Influenz kommt demnach indirekt zustande. So ist folgende Stelle gemeint:

"Es zeigt sich nun aber auch aus dieser kurzen Untersuchung, dass wenn, wie ich vorhin gezeigt zu haben glaube, es unter den äussern Potenzen überhaupt keine absolut negative, oder die Erregung vermindernde giebt, es auch keine geben kann, welche alle Individualitäten des Organismus depotenzirte oder für dieselben negativ wäre. Denn in der Entgegensezung, welche im Ganzen, sowohl in Rücksicht der dynamischen als materiellen Verhältnisse herrscht, ist die Potenz, welche für die eine Individualität negativ ist, positiv für die andere; und die, welche für eine dritte positiv ist, negativ für eine vierte" (475). Auf diese Weise erklärt sich Troxler beispielsweise die schlafinduzierende Wirkung der Opiate (476).

Man ersieht aus dieser Darstellung: Die sogenannten äusseren Ursachen der Krankheiten sind für Troxler nur deren Veranlassungen. Die Krankheit als eine bestimmte, exzentrische Form des Lebens ist aus der realen Differenzierungsmöglichkeit des Lebens selbst zu erklären. In diesem ist deshalb die "eigentliche" oder Wirkursache der Krankheit zu suchen.

9. Krankheit und Tod

In der Krankheit kämpft die Kraft eines Fremdprinzips gegen die Selbstbestimmungskraft eines lebenden Individuums. Unterliegt das Individualleben vollständig, so muss der Tod eintreten. Die Fremdkraft bedeutet also für die Eigenkraft den potentiellen Tod. Deshalb sagt Troxler: "Der Tod hat alle Krankheit ins Leben geführt, er ist die Ursache aller Krankheit, und jede Krankheit ist nur eine bestimmte Lebensgefahr oder Todesart" (422).

Jede Fremdkraft und jeder äussere Stoff müssen deshalb als real wirkende Todeskräfte gegenüber dem lebenden Organismus begriffen werden. Das Krankmachende ist für den Organismus ein letztlich Tötendes, oder der Tod, aber für sich genommen entfaltet es ein Eigenleben, das sich ja gerade gegenüber dem Eigenleben des Organismus als Wesenhaftes erweist, wenn es dessen Tod durchsetzen kann. Darum sagt

Troxler: "Der Tod muss aber keineswegs als blosses Erlöschen des Lebens begriffen werden, sondern als das Leben der Materie, als das durchaus dem Leben des Geistes Widerspenstige, so dass, wenn jenes sich als erschaffendes Prinzip verhält, dieses ihm als Vernichtendes geradezu entgegensteht" (422).

Da nun schon der gesunde Organismus in ständiger Wechselwirkung mit der Aussenwelt steht und sich aus ihr beispielsweise durch die Ernährung Stoffe und Kräfte zu eigen machen muss, ist er genötigt, schon in sich, als gesundem, ständig dem Tod entgegenzuwirken. Ob die Erscheinungswelt einen gesunden oder kranken, einen lebenden oder toten Organismus aufweist, ist nur eine Frage davon, ob das Eigenwesen oder das Wesen der Fremdpotenz, d.h. der Tod, in ihrer Auseinandersetzung gesiegt haben.

In der "Valetudo adversa" (*) beginnt sich die lebensfeindliche Tendenz breit zu machen, d.h. es ist "der Tod im Leben" (422). In der "Valetudo secunda" beherrscht umgekehrt das Leben die vernichtenden Tendenzen. Gesundheit ist demnach "das Leben im Tod" (422). Im Zusammenhang mit Erkranken und Genesen bedeutet dies folgendes: "Das Erkranken ist die Richtung zum Tode, ein allmähliches Sterben, das Genesen die Entfernung vom Tode, ein allmähliches Werden, die Gesundheit das wirkliche Sein, der Tod das möglichste Nichtsein des Lebens" (477).

Dass schon das gesunde Leben das Leben und den Tod vereinigt, und dass das kranke Leben diese beiden in einen unharmonischen Gegensatz geraten lässt, wird in folgenden Zeilen ausgedrückt: "Es treten aber jene zwei Prinzipien, die nur ausser dem Lebendigen in ihrer eigentümlichen Natur

---

*) Vgl. S. 132.

wohnen, in dem Lebendigen, wenn sie nicht durch die Gesundheit gesöhnt werden, in einen relativen Gegensatz, der die zerfallende Macht des erhaltenden Prinzips durch die widerstreitende Tendenz eines Zerstörenden und eines Herstellenden ausdrückt" (478).

Die Gesundheit ist der Zustand, in welchem das absolute Leben durch die Integrierung des Todes sich zur Erscheinung bringen kann: "Es ist die Gesundheit gleichsam die Brustwehr des Lebens gegen den Tod, das Schöpferische in seiner Uebermacht gegen das Vernichtende, und sie erscheint daher als ein erhaltendes Prinzip, welches die Herrlichkeit des Schöpfers im Geschöpfe offenbart" (479).

10. Ueber den Zusammenhang von Krankheitsfähigkeit und menschlicher Seelenfähigkeit

Wenn das "Schöpferische in seiner Uebermacht gegen das Vernichtende" (479) innerhalb des Organismus als Gesundheit angeschaut wird, dann wäre der Mensch desto gesünder, je weniger Abbauendes, bzw. je mehr Aufbauendes sich in ihm geltend machen könnte. Das würde aber heissen, dass der normale Alterungsprozess gleichzusetzen wäre mit einem zunehmenden Krankheitsprozess, denn das Leben beginnt mit "Aufleben" und endet mit "Absterben" (480). Nun besteht aber nach Troxlers Konstitutionsbegriff (*) für jedes Alter und für jedes Individuum ein spezifisches Verhältnis von Aufbau und Abbau, so dass einmal Gesundheit verbunden sein muss mit vermehrtem "Aufleben", ein andermal mit überwiegendem "Absterben". Das heisst aber, dass Gesundheit nicht einfach gleichzusetzen ist mit überwiegender Aufbau-

---

*) Vgl. S. 128.

tätigkeit des Organismus; Gesundheit bezieht sich überhaupt nicht nur auf den Organismus, sondern auf den ganzen Menschen.

In den Ausführungen über Wachen und Schlafen (*) stellt Troxler dar, dass durch das Vorwalten des vegetativen Leibesprinzips des Organismus im Schlafe immer wieder das aufgebaut wird, was während des Tages im Zusammenhang mit der überwiegenden Seelentätigkeit abgebaut worden ist. Die Gesundheit ergibt sich gerade aus dem rhythmischen Abwechseln von Wachen und Schlafen, "Consumtion" und "Reproduction", Seelen- und Leibestätigkeit. Troxler sagt damit eigentlich, dass der gesunde Mensch als wachbewusst tätiges Seelenwesen in seinem Organismus Erkrankungsprozesse bewirkt, die durch die Leibestätigkeit im Schlaf wieder geheilt werden müssen. Die Seele ist also nach Troxler nicht ein irgendwie besonders geartetes Leibesprinzip, sondern ein diesem gerade entgegengesetztes Prinzip. Und das übergeordnete Geistige ist das "Zentrum des Lebensprozesses überhaupt", das im ganzen Lebensgang des Menschen ein gesundes Verhältnis von Aufbau und Abbau bewirkt (480). So ist nach Troxler, ohne dass das von ihm expressis verbis ausgesprochen wird, der Mensch nicht nur deshalb krankheitsfähig, weil äussere Einflüsse ihn bestimmen könnten, sondern auch deshalb, weil er als Mensch in seinem edleren Teil, seiner Seele, überhaupt etwas Krankmachendes in sich trägt. Mensch-Sein im Sinn von Seele-Sein beinhaltet also Krankheitsfähigkeit. Der Mensch ist deshalb überhaupt erst dadurch Mensch, dass er in der genannten Weise krankheitsfähig ist.

---

*) Vgl. S. 85 ff.

11. Krankheitseinteilungen bei Troxler

In Troxlers schriftlichem Werk findet man vier Arten von Krankheitseinteilungen. Sie sind vor allem in den "Ideen zur Grundlage der Nosologie und Therapie", im "Grundriss der Theorie der Medizin" und in "Blicke in das Wesen des Menschen" dargestellt. Zwischen den einzelnen Einteilungsarten bestehen Ueberschneidungen, auf die wir im folgenden nicht speziell eingehen. Wir wollen hier lediglich das Prinzipielle dieser Einteilungen besprechen, um einen Einblick in Troxlers Ausarbeitung seines Krankheitsbegriffes zu gewinnen. Die erste Einteilung richtet sich nach den von den Krankheiten betroffenen Gebieten oder Prozessen des Organismus, wie Troxler sie in den ersten naturphilosophisch orientierten Schriften dargestellt hat. Die zweite Einteilungsart unterscheidet drei verschiedene Intensitätsgrade der Krankheit. Die dritte Einteilung berücksichtigt den Unterschied, ob bei Betrachtung der Krankheit mehr deren Wesen oder deren Erscheinungsformen von Belang sind. Die vierte Einteilungsart ist auf die tetradische Betrachtung des Menschen aufgebaut und setzt auf diesem Hintergrund die Krankheiten des individuellen Menschen zu solchen der Gesamtmenschheit in Beziehung.

A. Krankheitseinteilung nach betroffenen Prozessen oder Gebieten

Wenn man sich daran erinnert, dass Troxler in den "Ideen zur Grundlage der Nosologie und Therapie" und im "Grundriss der Theorie der Medizin" den Menschen als Ganzes in "dualer" Weise in Polaritäten von Teilganzen aufteilt (*), so hat man die Grundlage für die eine Art von Krankheitseinteilung: Je eines der polaren Teilganzen, oder das Ganze im

*) Vgl. Schema S. 81.

Verhältnis seiner Teilglieder zueinander, kann erkranken. In den "Ideen" beispielsweise werden deshalb sechs prinzipiell mögliche Erkrankungsrichtungen angegeben, je nach überwiegender Tendenz in den folgenden grundlegenden Verhältnissen des Organismus:

"1. Idealer Pol. Expansion oder Contraction.
2. Realer Pol. Expansion oder Contraction.
3. Indifferenz. Expansion oder Contraction" (430).

Die prinzipiellen Erkrankungsmöglichkeiten nach diesem Schema bleiben gemäss Troxlers Idee, nach welcher das Ganze im Teilganzen sich wiederfindet, in jedem Umfang des Organismus dieselben: "Ich glaube mich demnach berechtigt diese einzig möglichen Differenzirungen aller organischen Einheit, und zwar in einer dreyfachen Deflexion nach zwey Seiten, als die Quellpunkte, und Grundlagen aller Krankheit anzunehmen; - und zwar, weil sie in der organischen Einheit gegründet sind, als in der beschränktesten und einfachsten Organisation, wie in der weitesten und complicirtesten gültig aufstellen zu können" (481).

B. Krankheitseinteilung nach "Dimensionen" oder Intensitätsgraden

Diese in den "Ideen zur Grundlage der Nosologie und Therapie" und im "Grundriss der Theorie der Medizin" ausführlich dargestellte und im folgenden kurz skizzierte Einteilung der Krankheiten nach Intensitätsgraden beruht auf dem schon ausgeführten (*) Prinzip, dass die Gesamtgesetzmässigkeit des Individuums im Prozess der Erkrankung durch eine Fremdgesetzlichkeit mehr und mehr in der autonomen Beherrschung seiner Teilglieder verhindert wird, und dass dadurch dem Ganzen disharmonische Verhältnisse seiner Teile aufgezwun-

*) Vgl. S. 137 ff.

gen werden, die dann den Krankheitszustand ausmachen. Troxler unterscheidet drei prinzipiell mögliche Stufen oder "Dimensionen" auf diesem Weg des Verlustes der "Selbstbestimmung" des erkrankenden Wesens:

Erste Dimension

In dieser ersten und leichtesten Deflexion vom Gesunden hat sich eines der differenzierten Teilganzen besonders hervorgetan, so dass die entgegengesetzte Differenz entsprechend herabgestimmt worden ist, und dadurch im Ganzen ein Missverhältnis der Teile entstanden ist. Die Teile sind aber trotz der Disharmonie untereinander ihrer individuellen Funktionen noch mächtig: "Die erste Aufhebung der Gesundheit wird also darin bestehen, dass dies Gleichgewicht gestört wird. Entweder steigt nun die Expansion der einen Seite, und dadurch wird die Contraction der andern herabgesetzt, oder es ist das umgekehrte Verhältnis da. In beiden Fällen aber tritt die Indifferenz von ihrem normalen Exponenten aus auf die Seite des einen oder anderen Pols, diese bleiben aber ihrer Natur nach expansiv oder contractiv. Die ganze Anomalie betrifft also hier nur die Relation des Gegensatzes, es ist nur ein Missverhältnis zwischen den Endpunkten" (482). Auf dieser Stufe hat man es zum Beispiel mit einer hypersthenischen oder asthenischen Differenzierung zu tun, die den Bereich der Gesundheit verlassen hat (*).

Zweite Dimension

Hier ist "die Indifferenz der Factoren auf den einen oder anderen Pol derselben, auf den der Expansion oder Contraction versetzt" (483). "Die zweite Dimension ist die, in

---

*) Vgl. S. 127 ff.

welcher wirklich einerseits Hypersthenie oder Asthenie ihr Maximum überschritten haben, andererseits aber das relative Verhältnis von Expansion und Contraction auf die entschiedene Praevalenz des einen oder anderen dieser Momente so reduzirt ist, dass es das Entgegengesetzte wirklich ausschliesst" (484).

In der zweiten Krankheitsdimension ist also eine der Differenzen so gesteigert, dass die zu ihr in Beziehung stehende polare Differenz in der Ausübung ihrer Funktion vollständig verhindert wird. Troxler rechnet zu diesen Krankheiten die indirekte Asthenie und die höheren Grade der direkten Asthenie (*). Auf dieser Stufe ist die Selbstbestimmung im Ganzen der Wirklichkeit nach aufgehoben, aber nicht ihrer vollen Realmöglichkeit nach. Das Ganze wirkt noch in den Teilen, aber eben nur in der beschriebenen vereinseitigten Weise, und es ist nicht fähig, den Ausgleich zu schaffen: "Es ist zwar wahr, das Indifferenzvermögen ist aufgehoben, aber nur actu, nicht potentia; es vermag nicht zu indifferenziren (sonst wäre nicht Krankheit da) aber es strebt der Bestimmung entgegen (sonst wäre der Tod da)" (485).

Dritte Dimension

Auf der dritten Intensitätsstufe der Krankheit ist das Ganze nicht nur in einer noch beweglichen oder fixierten Einseitigkeit seiner Teile befangen wie auf der ersten und zweiten Stufe. Die Einseitigkeit ist jetzt so weit fortgeschritten, dass das Ganze die Teile nicht mehr zusammenhalten kann. Zerfall tritt dann ein, wenn sich die Gesamtgesetzmässigkeit im Ganzen überhaupt nicht mehr geltend machen kann:

"Die dritte Dimension ist endlich diejenige, in welcher

---

*) Direkte und indirekte Asthenie, vgl. Anm. 138.

nicht mehr von einem blossen Potenziren oder Depotenziren des Lebensprozesses, wie in der ersten; nicht mehr von der höchsten Limitation desselben in seiner Wirklichkeit, so dass das Indifferenzvermögen actu aufgehoben ist, wie in der zweyten; sondern von der Destruction desselben die Rede ist, da das Indifferenzvermögen auch seiner Möglichkeit nach aufgehoben wird, und die Selbstbestimmung oder Bestimmbarkeit sich in den Entgegengesetzten vernichtet, das Leben in sich selbst zerstört" (486).

Mit diesen drei Stufen sind nach Troxler alle möglichen Intensitätsgrade von Krankheiten dem Prinzip nach beschrieben: "Diese drey Dimensionen machen nun auch die einzige, wahre Grösse der Krankheit aus, und mehr und weniger sind nicht denkbar. Jede Krankheit, welche die Stufenfolge von ihrem Anbeginn verfolgt, wird bestimmt diese drey Potenzen ausdrücken, und keine wird je eine weitere Gradation erreichen können" (487).

Diese drei Stufen sind aber nicht als starre Abgrenzungen gegeneinander aufzufassen, sondern die eine läuft in die andere über (488). In der Regel ist es so, dass eine Krankheit die einzelnen Stufen nacheinander durchläuft und in der Heilung im "Regresse wieder durch dieselben Stufen zurückläuft" (487). In Abhängigkeit von den veranlassenden äusseren Einflüssen gibt es aber auch Krankheiten, die von Anfang an eine grössere Intensität aufweisen: "Viele Krankheiten schlagen aber sogleich in die 2te Dimension durch, und noch andere in die dritte, welches von der Intensität der Einflüsse, nach dem sie die Indifferenz auf einer der nachgewiesenen Stufen anzugreifen vermögen, abhängt" (489).

C. Der Zusammenhang von schädlichen Einflüssen und Krankheitsintensitäten

Wir haben gesehen (*), dass nach Troxler das Individuum seine eigene Tätigkeit in ständiger Wechselwirkung mit der Umwelt entfaltet, und zwar so, dass die Reize mit dem Lebensprozess, die Nahrung mit dem Organismus in bedingendem Verhältnis stehen. Nur dann ist das Individuum gesund, wenn es, veranlasst durch die Aussenwelt, seine ihm wirklich angemessene Tätigkeit entfalten kann. Lebensprozess und Organismus können "nur dann in ungetrübtem Zustande sich befinden, wenn Reiz und Nahrung, als die zwey möglichen Beziehungen der Aussenwelt eine ihrer vollen Möglichkeit adequate Wirklichkeit hervorrufen" (490). Geschieht das nicht, so kommt es je nach dem Stärke-Schwäche-Verhältnis von Influenz und Organismus zu einer der drei Stufen der Krankheit. Troxler teilt deshalb die schädlichen Mittel ganz allgemein in je drei Kategorien von "Potenzen" und "Substanzen" ein, je nach der Krankheitsdimension, durch die sie im Prozessualen oder Substantiellen des Organismus bewirkt:

a. "Potenzen":

Erste Dimension: Mittel, die auf die "Erregung" hyper- oder asthenisierend, positiv oder negativ wirken, auf die Bewegung expansiv oder kontraktiv (491).

Zweite Dimension: Wie oben, diese Mittel bewirken aber eine Aufhebung des Indifferenzierungsvermögens der Wirklichkeit nach. Zum Beispiel Mittel, die die "Evakuation" oder "Retention" bewirken (492).

Dritte Dimension: Sie ist eine Steigerung der zweiten Dimension und betrifft "chemische Einwirkungen", welche eine Zerstörung des Lebensprozesses bewirken (493).

---

*) Vgl. S. 117 ff.

b. "Substanzen":
Erste Dimension: "Nahrungsmittel" (494).
Zweite Dimension: "Alterantia": Sie bewirken eine Aenderung der organischen Substanz "auf dem langsamen Weg der Nutrition". Sie werden aber nicht assimiliert, sondern sie bilden einem Teil des Organismus ihre Differenz ein und sind "wie eine fremde Frucht" auf fremdem Baum (495).
Dritte Dimension: Gesteigerte Alterantia, ansteckende animalische oder vegetative Gifte, zu denen die miasmatischen und contagiösen Influenzen gehören, ferner narkotische Substanzen. Diese Agenzien zerstören den Organismus (496).

Diese Einteilung der Substanzen und Potenzen nach dem Schweregrad der Krankheit, den sie auslösen, hat nur relativen Wert. Denn ihre Wirkung ergibt sich nur aus ihrem Verhältnis zum Individuum, und deshalb hat jeder äussere Einfluss für jedes Individuum eine individuelle Wirkung (497):

"Auch hier gibt es in Rücksicht auf Individuum in Potenzen keine bestimmte Gränze, und was für das Eine noch das höchste Erregungs-Mittel ist, ist für das andere schon Causalmoment des Todes; was bey dem Einem bloss noch den vorigen Moment der Differenzirung herbeyführt, versetzt ein anderes unmittelbar in diesen dritten, und letzten des Lebens; demnach muss es zwar eine dieser Differenzirung sollicitirende Reihe von Potenzen für jedes Individuum geben, und diese Potenz ist daher eine in der Relation von Aussenwelt und Individuum überhaupt nothwendige, im besonderen aber unbestimmte..." (498).

D. Krankheitseinteilung in bezug auf Wesen und Erscheinung

Troxler macht einen deutlichen Unterschied zwischen Wesen und Erscheinungsform der Krankheit. Ihr Wesen ist eine Sache des "verborgenen Lebens" (183), und ihre Erscheinung kommt durch die "Reflexion" (499) des unsichtbaren wesenhaften Geschehens im sichtbaren Organismus zustande. Die Erscheinungsseite der Krankheit nennt Troxler "symptomatisch", die Wesensseite, die sich auf den in sich gegliederten übersinnlichen Menschen bezieht, "idiopathisch": "Allein jede Krankheit hat ihren Grund nur in einer Differenzirung des Lebens, und ist da, wo diese ist, ihre unmittelbare Form, also stets idiopatisch; jede ist aber auch symptomatisch, in dem die Differenzirung des Lebens, insofern sie in diese oder jene besondere Individualität durchschlägt, sich in dieser oder jener besonderen Gestalt darstellt..." (466).

Das Wesentliche der Krankheit, so wie es in Troxlers Krankheitsbegriff dargestellt wird, beinhaltet dasjenige Geschehen, welches physisch-sinnlich nicht zur Erscheinung kommt. Deshalb sagt Troxler:

"Die höhern Einheiten der Krankheit glaube ich nun bereits aufgestellt zu haben. In ihnen liegt das Charakteristische und Wesentliche, sie sind die Begriffe der Krankheiten. Aber eben als Begriffe erscheinen sie nicht, sondern nur in dem Seyn.
So wie die Gattung der Pflanze sich nicht an sich, sondern nur durch eine Reihe von Individuen, die unter sich selbst Eins und different sind, sich offenbart; so auch diese Krankheiten" (500).

Das Wesen der Krankheit ist für das gewöhnliche Bewusstsein also denkbar, ja denknotwendig, aber nicht physischsinnlich anschaubar (*). Es offenbart sich aber in der Erscheinungswelt in der Form der je einzelnen besonderen Krankheit.

---

*) Ueber das Verhältnis von Denknotwendigkeit und Anschaubarkeit des Wesenhaften vgl. S. 66 sowie Kap. 8.

So, wie die Gattung der Pflanze eine wirkende Realität ist, die die einzelnen Pflanzen zur Erscheinung bringt, so muss nach Troxler auch der Krankheit an sich etwas Wesenhaftes zugesprochen werden, ein Wesenhaftes, das er an einigen Stellen sogar als eigentliche Wesenheit beschreibt. Diese nennt er zum Beispiel "Urtypus" (501) der Krankheit oder "Individuum" (502), sie ist "ein Wesen eigener Art" (503), wie zum Beispiel die 1806 im luzernisch-aargauischen Mittelland aufgetretene "grassirende Krankheit" (*).

Das Wesen der Krankheit ist ihr Gleichbleibendes, nur ihre Erscheinung ändert sich je nach den Zeit- und Raumverhältnissen, in denen sie auftritt: "Jede Epidemie ist ein Individuum, ein Wesen eigener Art, so wie es jede Endemie ist; - wird eine solche in eine andere Zeit, und in ein anderes Land übersetzt, so ist sie auch eo ipso eine neue und fremde; denn diese Uebersetzung geschieht nur, sowie die Bedingungen der Krankheit von aussen gegeben werden, und diese verhalten sich wie die Zeiten und Räume, und die unter ihnen begriffenen Einwirkungen und Einflüsse verschieden" (503).

Die von Hippokrates und den "Alten" beschriebenen Krankheitsformen sind deshalb längst "zu Grabe gegangen". "Aus ihren Beschreibungen blickt uns zwar die getroffene Natur, wie aus wahren Portraiten das Original, welches in tausend verschiedenen Zügen erscheint - die Natur in ihrer Proteus Gestalt" (502). Mit anderen Worten: "Seit die Menschheit ein Subject der Krankheit ist, ist wohl keine derselben der andern gleich gewesen; indessen finden sich von je her in den unzähligen Reichen derselben fixe Punkte, die wir in ihrem steten Wiederkehren, und ihrer Varietäten ungeachtet als dieselben erkennen" (504).

---

*) Vgl. 18 ff. und S. 179 ff.

Das Wesenhafte der Krankheit, nämlich "die Krankheit selbst" ... "ist ein Attribut des Lebens und eben darum ausser allem Verhältnisse zu dem Raume" (505). Die Krankheit ist "etwas absolut Inneres" (506), sie ist "kein Stoff" (504). Sie äussert sich aber in der Erscheinungswelt, nämlich "in dem synthetischen Verhältnisse des Organismus" (505), und wird dadurch zur "Form der Krankheit" (507). Es bestimmt sich also "die Form der Krankheit durch ihre Existenz in einem besondern System und Organ, Action oder Function" (507).

"Die Form ist uns eine blosse Aussenseite derselben [d.h. der Krankheit], welche gleichsam dadurch wird, dass ihr Inneres durch eine differente Hülle hindurchblickt, und die Nüance und Schattirung der Besonderheit annimmt" (508).

Jede Krankheit hat eine "allgemeine" Form, indem sie die Aktionen und Systeme umfasst, sowie eine "besondere Form", indem sie sich in besonderen Funktionen und Organen manifestiert (509) (*).

Bei jedem Individuum äussert sich die Krankheit wieder anders, da jedes in bezug auf seine "Actionen des Lebensprocesses" und "differenten Systeme des Organismus" als "individuelles Universum" betrachtet werden muss (510).

Troxler macht darauf aufmerksam, dass für das Wesen der Krankheit der Umfang bzw. die "Grösse" der von ihr betroffenen Bereiche des Organismus ohne Bedeutung ist, weil nämlich in bezug auf das Wesen jeder Teil mit dem Ganzen identisch ist. Deshalb kann die Krankheit an sich nur eine "innere Grösse" (374) haben, die sich gleich bleibt, auch wenn sie in der Erscheinung verschiedene Ausdehnungen annehmen

---

*) Vgl. Schema S. 81,

kann (*): "Die Krankheit kann demnach eben so gut nur in einzelnen Gebilden des Organismus liegen, als sie auch das Ganze umfassen kann..." (253). "Weil aber nur die reflektirte Krankheit in der Vielheit ist, so ist eben dies auch nur ein Maasstab für diese; oder eine Schätzung nicht der Krankheit selbst, sondern ihres Verhältnisses zum Organismus als Inbegriff von Vielheiten" (499).

In der Erscheinung ergreift die Krankheit vielleicht nur einen Teil des Individuums. Da dieser Teil aber das Wesen des Ganzen in einer besonderen Form ist, so "durchläuft" auch jede Krankheit das ganze Individuum, obwohl sie sich nur in diesem Teil äussert (511). Auch kann, sagt Troxler, jeder Teil vermöge seiner Identität mit dem Ganzen "die ganze Fülle möglicher Krankheiten" wieder aufweisen, wenn auch in der Nuance seiner Besonderheit (511).

Bezieht man die Krankheitsform auf ein bestimmtes, zeitlich und räumlich bedingtes Individuum, so hat man die "accidentelle" Form der Krankheit vor sich (512).

Die Krankheitsform als die Spiegelung des Krankheitswesens in den individuellen besonderen Organen und Systemen kann sich der äusseren Anschauung nicht in reiner Form offenbaren, da ja die betroffenen Gebiete vom "Lebensprozess" oder "Organismus" aufgrund ihrer Verschlingung im Ganzen des Organismus sich nicht isoliert zeigen können. Durch "die Entgegensetzung und Wechselwirkung der Theilganzen in dem Individuum unter sich" äussert sie sich deshalb quasi verschleiert (513). So entstehen die "Symptome" und "Phänomene":

---

*) Vgl. auch das Verhältnis des übersinnlichen Organismus zur physikalischen Grösse seiner materiellen Erscheinungsform, S. 107 ff.

"Die Symptome und Phänomene sind aber nichts anderes, als Darstellungen der Differenz in den Functionen und Organen, welche rein und ungebrochen die Deflexion von ihrer Normalität darstellen würden, wenn nicht ihre gegenseitigen Reflexe unter sich in dem synthetischen und antithetischen Verhältnisse des Ganzen die Absolutheit ihrer Darstellung ihnen raubte" (514).

Symptome sind Aeusserungen des Lebensprozesses, Phänomene solche des Organismus (513).

Symptome und Phänomene sind "pathognomonisch", wenn sie Zeichen der Erkrankung sind, und "critisch", wenn sie die Genesung anzeigen (515).

Wechselt in der akzidentellen Form der Krankheit Symptom und Phänomen im Raum, aber nicht in der Zeit, so erhält man eine "Metastase". Wechseln sie in der Zeit, aber nicht im Raum, so spricht Troxler von "Metaschematismus" (516). Troxler wertet beides als Zeichen von "Progression" oder "Regression", d.h. als "Symptome und Phänomene eines gesteigerten Erkrankens oder eines fortschreitenden Genesens im Totalganzen" (517).

Auch das Fieber, das weiter oben schon behandelt wurde (*), ist eine "accidentelle Form der Krankheit" (518). Es ist aber nicht, wie die Symptome und Phänomene, ein Ausdruck der Krankheit in den relativen Teilgliedern, sondern "in der Totalität" (519) des Individuums, und zwar ein solcher Ausdruck, "der zwischen den innern Verhältnissen des Lebens, und den äussern Erscheinungen desselben schwebt" (519). Als "Vermittelndes" zwischen beiden ist es der schon beschriebene "Ausdruck des Strebens im Individuum nach irgendeinem identischen Zustande des Ganzen" (519).

---

*) Vgl. S. 135.

E. Krankheitseinteilung nach der Viergliedrigkeit des Menschen

Die Krankheit ist für Troxler eine Angelegenheit des ganzen Menschen. Die in "Blicke in das Wesen des Menschen" dargestellten vier Wesensglieder können zwar alle erkranken, jedoch nicht für sich, sondern nur in ihrer Beziehung zu den übrigen Gliedern des Ganzen. So ist folgende Stelle zu verstehen: "Es gibt auch keinen Geist, keine Seele und keinen Leib, noch Körper für sich im Menschen, und so könnte Gesundheit und Krankheit immer nur eine Eigenschaft des Menschen sein" (520). Oder anders ausgedrückt: "Gesundheit und Krankheit müssen daher zuvörderst in ihrer allgemeinen Bedeutung in bezug auf das Lebendige überhaupt aufgefasst werden, und diese ist keine andere, als die des Lebensprozesses in sich, nämlich die der Beziehungsweisen der Glieder des Vitalverhältnisses unter sich" (521).

Im Zusammenhang mit der Tetraktys (*) unterscheidet Troxler in "Blicke in das Wesen des Menschen" drei Sphären von Krankheiten:

1. Krankheiten "der untersten Sphäre" (522):

Das sind die Krankheiten, die die körperliche Existenz des Menschen betreffen, doch sind sie nicht denkbar ohne eine Beziehung zu den höheren Sphären des Menschen, von denen das Körperliche abhängig ist: "In der untersten Sphäre hat endlich Krankheit ihre bekannte Bedeutung in bezug auf das irdische Leben oder das endliche Sein des Lebendigen; das körperliche Individuum oder die Person und ihr Lebensprozess in der Welt sind ihr Gegenstand und das Los, über welches

---

*) Vgl. S. 87 ff.

sie entscheidet, ist die Existenz des Sterblichen und ihre Weise. Es ist aber auch diese Existenz mit Unrecht von ihrem höhern Grunde abgelöst worden; ja als wenn das Sterbliche nicht Offenbarung des Unsterblichen wäre, und als wenn nicht alle Krankheit überhaupt etwas Ueberirdisches sowohl als etwas Unterirdisches voraussetzte..." (522).

2. Krankheiten der "mittleren Sphäre" (523):

Hierzu zählt Troxler alles Krankhafte, was "Leib" und "Seele" betrifft, aber auch alles, was mit dem "Gemüt" zu tun hat.

Erkenntnis und Sittlichkeit bringt Troxler an dieser Stelle in Zusammenhang mit Leib und Seele. Verfehlungen in ihren Gebieten sind Krankheiten im mittleren Bereich: "Und da in dem Lebensprozesse der mittlern Sphäre Wissenschaft und Sittlichkeit begründet sind, so erkenne ich den Gegensatz und die Wechselwirkung von dem Wahren und dem Falschen, und von dem Guten und dem Bösen selbst für Aeusserungen jener Krankheiten an" (523).

Die "Krankheiten der Beziehung des Leibes auf die Seele" sind die der "Erkenntnis", "und die der Beziehung der Seele auf den Leib" sind die der "Ausübung" (523). Falsches und Böses sind Ausdruck des Erkrankens, Wahres und Gutes Ausdruck des Genesens (523). Das "wahre Prinzip der Kränkung", das "Radikalübel" oder das Böse an sich, als auch "das Prinzip der Heilung oder die absolute Arznei als solche" liegen beide ausserhalb der relativen Gegensätze dieser mittleren Sphäre und sind somit "über den Zwist des Wahren und Falschen und des Guten und Bösen" dieser Sphäre "erhaben" (523).

Die Gemütskrankheiten ergeben sich aus der Stellung des Gemüts als Zentrum von Leib und Seele, Geist und Körper (*):

*) Vgl. S. 103 ff.

"Es schlägt im Gemüte das Herz der mittlern Lebenssphäre und schlägt in der Mitte von Seele und Leib zwei Welten zu, in welchen die Punkte festgesetzt sind, die sein Leben und seinen Tod bezeichnen, die Seligkeit und Verdammnis des Menschen!
Die Seligkeit ist die Erhebung des Gemütes in die Selbstbestimmung des Geistes, sie begleiten Klarheit der Vernunft und Reinheit des Willens als ein Leben der Freude und Liebe im Morgenlichte der aufgehenden Heiligkeit; - die Verdammnis hingegen ist die Bestimmtheit des Gemütes durch den Körper, Wahnsinn und Irrtrieb sind die Aeusserungen seiner Verrücktheit, was aber noch mehr als diese, die gemütliche Verkehrtheit, ist Vorgeschmack der Hölle, und ihres Elendes peinliche Todesangst mitten im Leben!" (523).

Es liegt nahe, diese Krankheiten als Geistes- und Gemütskrankheiten im psychiatrischen Sinn zu verstehen. Unter Krankheiten des Geistes versteht Troxler hier allerdings etwas ganz anderes, das im folgenden besprochen wird.

3. Krankheiten der oberen Sphäre:

Das sind die Krankheiten des Geistes. Da Troxler in "Blicke in das Wesen des Menschen" noch nicht unterscheidet zwischen dem individuellen Geist des einzelnen Menschen und dem der ganzen Menschheit zukommenden Geistigen (*), setzt er das, was er als Krankheit des Geistes bezeichnet, in eine Beziehung zur Menschheit als Gattung: "Die Idee der Krankheit muss ... erweitert werden bis ins Unendliche, - weit hinaus über alle Schranken der körperlichen Personalität, auch über die der seelischen und leiblichen Individualität, hin bis zur Gattung, in den Urquell alles menschlichen Werdens und Daseins" (524).

---

*) Vgl. S. 72 ff. und S. 90.

Die Krankheiten der Gattung sind "die Gebrechen von Sprache und Zeugung", die mit der "Verwilderung und Verdorbenheit des Geschlechtes" zu tun haben. "Die Zerstreuung der Kenntnisse und die Abirrung der Bildung" deuten für Troxler "auf unendliche Krankheit des Geistes" (524) hin. Diese ist Folge der Sünde: "Es ist dies das Werk der Sünde, der Ursünde, die nur deswegen Erbsünde ist, weil sie durch das Mittel des Lebens Tod brütet, weil sie allgewaltig durch Sprache und Zeugung fortwirkend die Menschheit in ihrer unsterblichen Jugend und Schönheit ansteckt und den Lebensfaden, wodurch sie an Gott hing, in jeder Generation aufs Neue zerreisst, bis er endlich, durch der Sühnenden Heerschar wieder festgeknüpft, ein unhemmbarer Leiter der heilenden Gnade, und durch diese dem Menschengeschlechte wieder die ursprüngliche und unmittelbare Gesundheit des Geistes, die verheissene Heiligkeit, zuteil wird" (523).

Da der Bereich des Geistes an sich nicht irdisch-sinnlich anschaubar ist, kann nur derjenige für die Krankheiten dieses Bereiches als Heilender auftreten, der über eine geistige Anschauung verfügt: "Doch nur den Auserwählten, welchen sich die Gattung selbst als Gesichts- und Wirkungskreis geöffnet hat, ist gegönnt über diese Krankheiten das Wort zu führen und die Hand zu legen" (523).

Damit ist der Kreis der Krankheiten von Körper, Leib, Seele, Gemüt und Geist abgesteckt, wie er in "Blicke in das Wesen des Menschen" dargestellt ist. Da der Mensch eine Einheit ist, stehen alle diese Bereiche mit ihren Krankheiten miteinander in Beziehung: "Allein so gewiss der hochfahrende Dunst der Materie den Lichtkreis des Geistes zu erreichen vermag, und ein Leben in das andere hinüberkreiset, so gewiss sind die körperlichen Krankheiten nicht ohne eine geheime innige Verwandtschaft mit denen der Seele und des Leibes und des Gemütes; ja diese und jene stehen oft wie Kinder und Eltern in der nächsten Blutsverwandtschaft unter sich, so dass man selbe in aufsteigender und absteigender Linie verfolgen kann" (225).

12. Der religiöse Aspekt von Troxlers Krankheitsbegriff

Die Art und Weise, wie Troxler Krankheit und Gesundheit mit dem Geistigen in Beziehung setzt, führt ihn dazu, auch religiöse Aspekte zu berühren. Er erinnert sich daran, dass schon Hippokrates der Ansicht war, "es liege etwas Göttliches den Krankheiten zugrunde", und dass es auch noch "Galens und seiner tausendjährigen Schule Ansicht" gewesen sei, dass es "in den Naturen was occulta qualitate Wirkendes geben soll" (183).

Die Krankheit ist von Troxler als eine Disharmonie zwischen den Differenzierungsgliedern eines höheren Ganzen bestimmt worden, das an sich nicht zur Erscheinung kommt, sondern nur seine Wirkungen in der Erscheinungswelt offenbart. Deshalb ist, wie oben schon ausgeführt wurde, die Krankheit an sich übersinnlicher Natur (*), oder, in religiösen Termini ausgedrückt, der Sündenfall ist schon im Paradies geschehen:

"Mitten im Menschen stund das Eden, der wollüstige Garten des Lebens und der Gesundheit" (526), aber dann ereignete sich durch die Verführung der Sündenfall, das heisst der Abfall vom höheren göttlichen Leben und damit die Vertreibung aus dem Paradies. Das war der entscheidende Moment, in dem das Geschöpf "den Punkt des Zusammenhangs mit seinem

---

*) Vgl. S. 151 ff.

Schöpfer verlor" (314), wo also im wesenhaften Bereich der Teil zum Ganzen in Opposition trat und im Zusammenhang damit auch zur Erscheinung kam: "Hier ist die nie versiegende Quelle des Uebels und seine eigentliche Bedeutung. Kein Frevel ist möglich ohne das Losreissen des Ueberirdischen vom Lebensgeiste und ohne sein Einsenken ins Irdische als ein abtrünniger Geist" (314).
Durch die Verführung des Menschen "besteht und erscheint daher der Mensch in sich wie ein zweifaches Geschöpf in einem Wesen, und mitten in der innersten Tiefe dieses Wesens zeigt sich ein Riss.." als "Folge des Falls" (527). "Krankheit überfiel die Menschheit und entzündete einen wilden Kampf all ihrer Elemente, der auf den unzähligen Herden des Eigensinnes und der Selbstsucht unterhalten, wie ein ewiges Feuer in unaussprechlich verschiedenen Ausbrüchen noch fortwütet!" (527).

Deshalb ist "die Lebensgeschichte des ganzen Geschlechts nichts anderes als eine grosse Krankheitsgeschichte, welche von dem Anfange der Zeiten bis an ihren Schluss, und von einem Ende des menschlichen Wesens bis an sein anderes äusserstes reicht", und es "muss der Grund dieser Geschichte selbst in zwei ausser aller Geschichte liegenden Prinzipien gesucht werden" (526).

Diese Prinzipien sind einerseits der "Quell alles Geistes, alles Grossen, Guten und Schönen", und andererseits der "Quell der Materie", die "Mutter des absolut Bösen" (526). Dieses ist "...das Urmiasma, die ansteckende Quintessenz aller Gifte, ist der von sich selbst abgefallene Geist..." (528). Alles Krankmachende ist also letztlich auf dieses Wesen zurückzuführen, und es wirkt an sich im Bereich des Wesenhaften; "es gibt eine direkte Vulnerabilität der Lebensgeister" (529).

So ist der Mensch im irdischen Leben als ein aus dem Paradies Vertriebener in die Mitte zwischen beide Prinzipien gestellt: "Indessen sucht der Mensch, getrieben von den verborgenen Mächten, die durch ihn, als den Brennpunkt des Lebens von Jenseits und Diesseits sich berühren, eine vermittelnde Lebensordnung: zu fristen das Unserbliche und das Sterbliche" (530).

Das Krankmachende, das hier gleichgesetzt wird mit dem Wesen der Materie und des Bösen, gehört also zum irdischen Menschsein dazu, und Gesundheit im Bereich dieses Irdischen kann nicht als Abwesenheit von Krankmachendem verstanden werden, sondern als die Erhaltung eines Gleichgewichtes zwischen den Wirkungen von Krankmachendem und Heilendem. Wirkliches Verderben oder Kranksein entsteht für den Menschen erst dann, wenn er das Heilende oder Kränkende, das Streben nach dem Göttlichen oder nach dem Irdischen, nach dem Geist oder dem Fleisch einseitig übertreibt:

"Umschrieben hat die Geschichte den Abfall des Sterblichen vom Unsterblichen, die Flucht des Geistes und die Herrschaft des Fleisches; umschrieben auch schon zum Teil die Rückkehr des Sterblichen ins Unsterbliche, die Wiederkunft des Geistes und die Zucht des Fleisches; jenes als den grossen Prozess der Erkrankung, dieses als den der Genesung des Geschlechts.
Allein auch der Genesungsprozess ist noch ein Teil der Krankheit, des Schwebens zwischen Arznei und Uebel, die noch immer wie Gegengifte aussereinanderliegen, und wiederholt durch die unter sich ringenden Extreme der Gottlosigkeit und der Weltlosigkeit das friedlich blühende Leben zu verwüsten drohen" (524).

Die therapeutische Aufgabe des Menschen besteht nach diesen Voraussetzungen im Ausgleichen, im Wiedervereinigen der durch den Sündenfall entzweiten Prinzipien. Das Vorbild dafür, wie diese Vereinigung zu geschehen habe, ist dem

Menschen schon gegeben worden: "...Und bereits ist, Dank und Ehre dem Todesbesieger, Welterlöser und Heiland! der höchste Punkt der Krise erstiegen: Gott ward Mensch" (527). In Christus ist das Vorbild des Gleichgewichtes gegeben, denn "die Lehre von dieser Natureinheit des Göttlichen und Menschlichen" ist "in Christus selbst verwirklicht und versinnlicht" (531). Und da der Mensch "Gottes eigenstes Ebenbild" (333) ist, ist er auch dazu bestimmt, diese ursprüngliche Natureinheit, den "Gottmenschen", wie es in den "Vorlesungen über Philosophie" heisst (532), zu verwirklichen.

Der Kampf, den der Mensch auf diesem Weg im Ausgleichen zwischen Göttlichem und Irdischem führen muss, hat den Sinn der Vervollkommnung der Menschheit. Krankheit ist "das grosse Mittel wie der Entartung, auch der Veredlung, der unauslöschliche Kampf von Geist und Materie, bis es endlich von der Uhrfehde zum Gottesfrieden kömmt" (530).

Die Krankheit und ihre Heilung verhalten sich also für eine medizinische Betrachtung wie Sündenfall und Erlösung für eine religiöse. Medizin und Religion sind so gesehen "an sich eine Gabe, denn alle wahre Religion ist göttliche Medizin und alle echte Medizin natürliche Religion..." (530).

13. Troxlers Kritik an anderen Krankheitsauffassungen

In der Einleitung zu seinem "Grundriss der Theorie der Medizin" grenzt Troxler seinen Krankheitsbegriff gegenüber anderen Krankheitsauffassungen und -einteilungen ab. Er gibt dadurch eine kurze, medizinhistorisch aufschlussreiche Uebersicht über die Krankheitssystematik der damaligen Zeit, denn er verfolgt mit dieser Uebersicht das Anliegen, "in Etwas die Standpunkte zu bezeichnen, in welchen wir uns über die der bisher herrschenden Ansichten, in so weit sie die jetzige Gestalt der Medicin bestimmen, erheben"

(533). Durch diese Abgrenzung schält Troxler das Wesentliche seines eigenen Krankheitsbegriffs schärfer heraus.

Der entscheidende Punkt, den Troxler an diesen von ihm besprochenen Krankheitsauffassungen und -einteilungen kritisiert, ist, dass sie nur auf die Erscheinungsseite der Krankheit eingehen, nicht aber auf die des Wesenhaften, und dass sie deshalb gar keinen Begriff der Krankheit als solcher beinhalten. Sie sind "alle nicht Eintheilungen der Krankheit selbst, sondern bloss Rubrizirungen derselben nach irgendeinem besondern Gesichtspuncte von äussern Relationen zu ihrer Existenz.." (466).

Troxler unterscheidet folgende Einteilungen:

1. "Eintheilung nach den angeblichen äussern Ursachen": Dazu bemerkt Troxler, was wir oben (*) schon ausgeführt haben, dass nämlich "jene vermeintliche Eintheilung nach Ursachen nur eine nach einseitigen Bedingungen, Praecedentibus" sei, "welche also die Krankheit nicht selbst betrifft" (466).

2. Krankheitseinteilung dem "äussern Ursprunge nach", beispielsweise "als endemische, miasmatische u.s.w.". Troxler meint dazu: "...allein auch diess ist wieder der Krankheit selbst Etwas durchaus Fremdes, und betrifft nur die Existenz eines ihrer Causalmomente, welches uns aber keine Differenz der Krankheit selbst gibt..." (534).

3. Einteilung nach "Effecten, und gemäss diesen als biliöse, atrabiläre, catharralische, putride u.s.w.". Troxlers Kommentar: "...allein diess ist eben eine Berücksichtigung der Producte, und keineswegs des Producirenden" (534).

4. "Noch entfernter liegt ihre Beurtheilung nach dem Erfolge unter den Firmen von Benignität und Malignität, welche

---

*) Vgl. S. 137 ff.

selbst über die Schranken einer jeden Ansicht des Lebens hinaus fällt " (534).

5. Auch die Einteilung "in sporadische und epidemische" Krankheiten akzeptiert Troxler nicht, "in dem diess keineswegs die Krankheit in sich umfasst, sondern nur ihr Verhältniss in einer Reihe coexistirender Individuen, und es höchstens in der Natur des Einflusses gegründet liegen kann, dass die eine Influenz viele, die andere nur einzelne umgreift, also bloss eine Classification der Influenz nach der Quantität und Simultanität der erkrankenden Individuen abgibt, während sie in dieser Hinsicht die Krankheit gar nicht berührt" (534).

6. Auch an der Einteilung in "contagiöse und nichtcontagiöse Krankheiten..." kritisiert Troxler, dass sie nur die Form der Krankheit berücksichtige, und dass sie das Wesentliche, das bei der Ansteckung geschehe, nicht beachte: "Ich verweise in dieser Hinsicht auf die folgende Erörterung des Begriffs von Contagion, welcher einen eigenthümlichen Process von Differenzirung des Lebens bezeichnet, während der vulgäre Sinn bloss der ist, dass dieselbe Form durch eine gewisse Influenz in alle gleichartige Individuen (in der Regel) übertragen werde" (535). Zwar weise die Art dieser Erkrankung auf "eine Eigenthümlichkeit des innern absoluten Seyns" (535) hin, doch sei dieses Innere eben unabhängig von der Anzahl der Formen, in denen es auftrete. Das Wesentliche, was sich bei der Ansteckung abspiele, gelte eben, "wenn auch nur ein Individuum lebte, in welchem Falle aber die vulgäre Ansicht von Ansteckung sich ganz auflösen würde" (535). Troxler hat an einigen Stellen seines theoretischen medizinischen Schrifttums über seinen Kontagionsbegriff näheres ausgeführt. Dieser spielt auch in seinen Veröffentlichungen über praktische Medizin eine gewisse Rolle. Wir werden deshalb an späterer Stelle noch speziell auf ihn eingehen (*).

*) Vgl. S. 176 ff.

7. Die Einteilung der Krankheiten nach den betroffenen "Individuen" (535). In diese Rubrik fallen alle Krankheitseinteilungen nach Alter, Stand, Beruf, Geschlecht usw. Troxler führt aus, dass eine solche Einteilung nur die Bedingungen für die Krankheitsform variieren lasse, dass aber die Krankheit auch in verschiedenen Formen an sich "immer dieselbe bleibt" (536).

8. Die Einteilung nach "Zeit", "nach einer äussern Messung in acute und chronische, nach einer innern in persistente und periodische" (536). Der rein zeitliche Krankheitsablauf, das Akute und Chronische, haben nach Troxler nichts mit dem Wesen der Krankheit zu tun, etwas mehr hingegen die zweite Einteilung der Krankheiten in persistente und periodische, "in dem sie wenigstens den Differenzirungsprocess in seinen Remissionen und Exacerbationen ausdrückt..." (536).

9. Der "Raum" als Unterscheidungsprinzip: Die Einteilung in "allgemeine und örtliche einerseits, und andererseits innerliche und äusserliche Krankheiten" (537) hat "nur Sinn für das Erscheinen der Wirkungen der Krankheit in einem synthetischen Ganzen" (538), sie sagt also auch nur etwas über die Erscheinungsform der Krankheit, jedoch nichts über ihr Wesenhaftes aus.

10. Die Unterscheidung nach "ergriffenen Theilganzen" komme der Wahrheit am nächsten, aber nur dann, wenn unter Teilganzen nicht bloss einzelne voneinander künstlich getrennte Organe wie Nerven, Muskel, Knochen etc. verstanden würden, sondern wenn berücksichtigt werde, "dass jedes Theilganze wieder die volle Möglichkeit zu Differenzirungen enthält, welche das Totalganze in sich fasst, nur dass es dieselben nach seiner Individualität modifizirt..." (538).

Keine dieser Krankheitseinteilungen, die über die Krankheit selbst etwas aussagen wollen, genügt Troxler: "Vor allem aus muss aber angenommen werden, dass all dasjenige, was die Nosologen und Pathologen in ihren Systemen und Registern mit ihren Bezeichnungen als Krankheiten aufzählten, nichts weniger als Krankheiten (im wahren Sinne) selbst sind, sondern dass sie sämtlich uns nur Formen charakterisiren oder andeuten..." (539), ja "selbst nicht einmal Krankheitsformen, ...sondern Formen der Krankheitsreflexion im synthetischen Organismus, oder Erscheinungen der accidentellen Krankheitsform..." (513), also oft nur Symptome und Phänomene (*).

14. Zur Heilung und Therapie

Troxler fordert eine medizinische Theorie, die das Verhältnis zwischen Krankmachendem und Heilendem sowie zwischen Krankheit und Heilung in durchaus gesetzmässiger Weise begreifbar machen kann. In folgender Art formuliert er ihre Aufgabe:

"Wenn sie die Möglichkeit und Wirklichkeit der Lebensdifferenzirungen vollends von ihren zwei Seiten als Erkranken und Genesen dargethan, wenn sie die Bedingungen derselben, und das durch sie Bedingte nachgewiesen, wenn sie vom einfachsten Ursprunge an bis in die verwickeltsten Verhältnisse hinaus, verfolgt, und so die Speculation und Empirie durch die vielen Mittelglieder hindurch in eine die Vernunft und Erfahrung befriedigende Verbindung und Einstimmung gebracht hat - dann gibt es wohl keine weitere Ansprüche an sie, sie ist geschlossen, und daher jede andere Forderung ausschliessend" (540).

Troxler möchte die Wahl des Medikaments nicht bloss auf die "blinden Versuche des Tages" (541), oder "das ganze Arsenal der Vorzeit" (541), auf die "rohen Formeln des medicinischen Veteranisem's" und das "Idiotisem neuerer Sekten"

---

*) Ueber die verschiedenen Manifestastationsstufen der Krankheit vgl. S. 151 ff.

stützen, oder von "Modeherrschaft" oder der dauernden "Schatzkammer des Schlendrians" abhängig machen (542). Die Therapie muss gesetzmässig sein: "Diese Wahl zu lenken und zu bestimmen ist Sache der Theorie..." (543).

Nach Troxlers Vorstellungen kann sich das individualisierte "Leben" nur dann in der Erscheinung verwirklichen, wenn es von einer Gegenkraft dazu veranlasst wird (*). Gesund bleibt das Leben, wenn es sich gegenüber der ständig von der Aussenwelt auf es einwirkenden Kräften und Stoffen behaupten kann. Es erkrankt in zunehmendem Schweregrad, je mehr es in seiner Eigenkraft von den Fremdkräften bezwungen wird. Diese bewirken, dass gewisse seiner Modifizierungen zu krankhaften Differenzierungen werden, die sich gegenüber der Gesamtgesetzmässigkeit des Individuums verselbständigen, bzw. von dieser nicht mehr beliebig beherrscht werden können.

Möglicherweise erstarkt dann das Individuum von selbst wieder und kann sich der schädlichen Stoffe und Kräfte entweder durch Ausscheidung entledigen oder sie dem Ganzen einverleiben (453). Im "Archiv der Medizin, Chirurgie und Pharmazie" schildert Troxler an einem Beispiel, wie eine "Selbsthilfe" (544) dieses nichtsinnlichen Gesamtprinzips zustande kommen kann, und zwar durch Entleerung von nicht zu bewältigendem Stoff, in diesem Fall von Blutvolumen: In der "Geschichte eines heftigen und heilsamen Blutverlustes eines neugeborenen Kindes mit Folgerungen über die Unterbindung der Nabelschnur" (60) beschreibt Troxler den Fall eines plethorischen [wahrscheinlich polyzythämischen] Neugeborenen, das am zweiten Lebenstag ohne jeglichen äusseren Grund eine starke Spontanblutung aus Magen und Darm erlitten habe, und das danach von seinen vorherigen, auf der Blutfülle beruhenden Krankheitssymptomen befreit gewesen sei. Troxler führt diese Blutung auf das Wirken des Gesamtprinzips zurück,

---

*) Vgl. S. 117 ff. und 137 ff.

das sich in aktiver Weise dieses überschüssigen Blutes entledigt habe. Im Hinblick auf ähnliche Verläufe empfiehlt er dann, in solchen Fällen das Gesamtprinzip in der Bewältigung der Blutmasse dadurch zu unterstützen, dass die Nabelschnur nicht schon vor, sondern erst nach ihrem Durchschneiden unterbunden werde.

Wenn eine Selbstheilung nicht möglich ist, so ist "immer und notwendig das erste der Kur: Beseitigung der Einflüsse, welche den Erkrankungsprocess bedingen, und in dem wirklichen Leben eine Differenz erzwingen; das zweite: Herbeyführen der Einflüsse, welche den Genesungsprocess bedingen, und in dem wirklichen Leben sein beschränktes Streben nach dem Indifferenzzustande realisiren..." (545).

Zu diesem Zweck muss das Heilmittel so gewählt sein, dass es im Organismus die der Krankheitstendenz direkt entgegengesetzte Tendenz anregt. "Es ist auch dieses die einzige Möglichkeit der Heilung" (546). Das Heilmittel hat also eigentlich eine Tendenz anzuregen, die gegenüber der Krankheit als Gegenkrankheit bezeichnet werden könnte. Deshalb sagt Troxler: "Ebenso gewiss als jene inneren Differenzen bloss in der aufgezeigten Relation Erkrankung oder Genesung werden, ebenso gewiss sind die äussern Influenzen bloss in ihrer relativen Entgegensetzung Schädlichkeiten oder Heilmittel ... Eine und dieselbe Substanz, welche sich bei vorhandener Indifferenz als Schädlichkeit verhält, verhält sich bei vorhandener Differenz als Heilmittel..." (547).

Die Wirksamkeit der Heilmittel ist nicht absolut bestimmt, sondern sie hängt, wie die Potenz der Schädlichkeiten, auch von der Reaktionsfähigkeit des Individuums selbst ab: "...Was für das eine noch das höchste Erregungsmittel ist, ist für das andere schon Causalmoment des Todes" (498). Die Wirkkraft des Mittels ist "nicht als Etwas absolut der äussern Potenz Inherirendes, sondern bloss aus ihrem Verhältnis zum Lebensprocesse Hervorgehendes anzunehmen" (548).

Nur unter Berücksichtigung dieses Tatbestandes hat es einen Sinn, die Heilmittel genauso wie die schädlichen Potenzen in drei Grade ihrer Wirkungsintensität einzuteilen (549).

Die spezifische Wirkung der Heilmittel ist nach Troxler dann zu verstehen, wenn man berücksichtigt, dass der Mensch "ein Mikrokosmus" ist, "und als dieser in seinen Gliedern dem Makrokosmos, mit welchem er ja identische Principien hat", entspricht (550). Jedes Teilganze im Menschen entspricht nach dieser Ansicht einem Teilganzen der Welt, wie das in den Ausführungen über das Verhältnis von Natur und Mensch dargestellt worden ist (*). Alles in der Natur kann so als Schädlichkeit oder als spezifisches Heilmittel angesehen werden, je nach seiner Beziehung zum Menschen, welche aufzufinden die Aufgabe des Arztes ist. So sagt Troxler in seiner Auseinandersetzung über "Surrogate" (62): "Es giebt nicht nur keine Surrogate, es giebt auch keine Heilmittel, als solche, in der Natur. Es gibt aber eine Materia medica; diese ist grenzenlos und umfasst alle Elemente. Materia medica ist die ganze Natur, insofern sie der Arzt dazu macht" (551).

Für die Therapie muss das "Specificum" (552) gefunden werden. Was aber als äusseres Spezifikum gefunden wird, übt seine Wirkung nicht durch sein Aeusseres aus, sondern durch das ihm zugrundeliegende Innere. Die Stoffe wirken "nicht als Stoffe chemisch, sondern nur ihrer Tendenz nach...", sagt Troxler in den "Ideen zur Grundlage der Nosologie und Therapie". Und im "Grundriss der Theorie der Medizin": "...so sind auch die äussern in Besonderheiten dargestellten Processe und Formen nur Ausdrücke bestimmter innerer Einheiten" (552). Es ist dann das Innere der spezifischen Kräfte und

---

*) Ueber die Wechselwirkungen zwischen Mensch und Natur vgl. S. 117 ff.

Stoffe, welches mit dem Inneren der zu behandelnden Lebensprozesse und mit dem "Wesen der Organe" (554) in Beziehung treten muss; denn "nur das Wesen", und nicht die Form, darf "das Bestimmende der anzunehmenden Relation seyn" (420). Das Wesenhafte der Arznei veranlasst also das Wesenhafte des erkrankten Organismus zur Genesung. Es kann dieses aber nicht zur Heilung zwingen. Denn die Heilung gelingt nur, wenn auf dem beschriebenen Weg dem Erkrankten zu seiner inneren Autonomie, zu seiner von ihm ausgehenden und von ihm bestimmten Selbsttätigkeit zurückverholfen wird. Das gilt auf allen Stufen des Heilens: "Ich ward inne, dass der Mensch wohl durch Lehre und Hülfe, durch Beispiel und Vorbild, durch Führung in sich und zu sich selbst gebracht werden könne, aber nicht ohne dass er zuvörderst seinen physischen Arzt, seinen Seelenarzt, Erlöser, Erzieher und Vollender in sich selbst auffinde und befolge, so wie niemand den physisch Erkrankten oder Erschöpften heilen, stärken und aufrichten kann, anders als durch Anregung, Betätigung und Leitung der göttlichen Heilkraft seiner eigenen Natur" (334).

Dieser eigenen höheren Natur ist letztlich "von Gott eine unüberwindbare, weil nur von ihm abhängige Kraft und Stärke verliehen, die auch jene höheren und niederen, inneren und äusseren Mächte und Gewalten zu durchschauen und zu beherrschen vermag" (555).

5. KAPITEL

Besonderes zu Troxlers Krankheitsbegriff und zu seinen physiologischen Vorstellungen

Nachdem im vorangehenden Kapitel die allgemeinen Begriffe von Gesundheit und Krankheit bei Troxler in ihren Hauptzügen dargestellt worden sind, soll jetzt gezeigt werden, wie Troxler diese Begriffe auf besondere Zustände angewendet hat.

Zunächst wird das Verhältnis von Troxlers erster medizinischer Schrift, seiner Dissertation, zu seinen späteren Ausführungen über seinen Krankheitsbegriff geklärt. Dann folgen einzelne Darstellungen zu Themen, die in Troxlers Publikationen eine besondere Behandlung erfahren haben, und die aus biographischen sowie aus medizintheoretischen Gründen von speziellem medizinhistorischem Interesse sind. Eine eingehende Besprechung wird daher auch der Ophthalmologie und dem Kretinismus gewidmet. Denn besonders auf diesen Gebieten hat sich Troxler für die bisherige Medizingeschichte anerkannte Verdienste erworben.

1. Troxlers Dissertation:

"Sistens Primas Lineas Theoriae Inflammationis Suppurationis et Gangraenescentiae", Jena 1803.

Eine kurze Darstellung des Inhaltes von Troxlers Dissertation zeigt, dass in ihr die meisten der wesentlichen Aspekte seines Krankheitsbegriffs bereits enthalten sind.

Troxler will in seiner Dissertation die Grundlinien einer Theorie der Entzündung, Eiterung und der Gangrän aufstellen. Die Hauptgedanken sind folgende: Das Wesen des Organischen kennen wir nicht, nur die von ihm hervorgebrachten Produkte (212). Die Krankheit, in diesem Fall die Entzündung, ist nicht gleichzusetzen mit ihrer Erscheinung im organischen Substrat (556). Rubor, Calor, Dolor, Functio laesa und die veränderte Kohäsion des Gewebes sind nicht die Entzündung selbst, sondern nur ihre Erscheinung im Gewebe (213). Die Entzündung ist eine Erkrankung des Lebens selbst: "...inflammationem ... esse morbum vegetationis..." (250). Diesem "Leben" liegt das Gesetz der fortwährenden Regeneration zugrunde, demzufolge fortwährend Monaden (*) aufgebaut und zerstört werden (250). Gesundheit ist gleichbedeutend mit dem Sich-Geltend-Machen des eigentlichen Lebens ("...mera vegetatio aut status..." (557)). Die Gesundheit besteht in der Aufrechterhaltung des Gleichgewichtes zwischen dem Aufbau und dem Abbau der Monaden (250). Sie wird durch eine aktive Kraft, genannt die "vis vitalis (Indifferenzvermögen)" (558), aufrecht erhalten.

Die eine Krankheitsrichtung entsteht bei zuviel Aufbau ("abundantia"), der in Zerfall der Ueberfülle ausmündet (557). Diese wird "Phthisis" genannt, wenn organische Masse selbst zerstört wird, und Auszehrung ("decrementum"), wenn nur Fett, Bindegewebe und ähnliches abgetragen werden (372). Es wird dann nur soviel weggenommen, dass die Lebensfunktionen nicht Schaden leiden.

Die andere Krankheitsrichtung ergibt sich bei überwiegendem Abbau der Monaden. Das ist bei allen Entzündungen ("inflammatio") zu beobachten. Die Eiterung ("suppuratio") zeigt einen Genesungsprozess an, der nicht so kräftig und schnell verläuft wie bei der Heilung per primam intentionem (559), denn der Eiter ist ein vielfältig zusammengesetztes Gemisch, welches Abfall enthält von den für die Heilung herbeiströ-

---

*) Vgl. S. 78 ff.

menden Säften. Die Heilung beruht auf demselben Prinzip wie die ungeschlechtliche Reproduktion und die geschlechtliche Zeugung.

Die Gangrän ("gangraena") bedeutet ein Ausbleiben der Regeneration gegenüber der Destruktion. Bei der feuchten oder eigentlichen Gangrän ("pustulae" ... "gangraena strictiori sensu") zeigt die übersteigerte Eitertätigkeit einen vergeblichen Regenerationsversuch an, bei der trockenen Gangrän ("sphacelo") ist dieser Versuch erloschen, sie ist eine Vorstufe des Todes. Im Prinzip zielt jede Entzündung, die nicht aufgehalten werden kann, letztlich darauf hin, Gangrän zu werden (560).

Troxler unterscheidet hier zwei Formen des Sterbens: Erstens, wenn sich das Indifferenzierungsvermögen gegen einen extrem differenzierenden Einfluss nicht zu wehren vermag und das wechselseitige Leben in einer einseitigen Ausprägung unterliegt. Wird hier die schädigende Kraft entfernt oder durch eine geeignete ersetzt, so kann das der Möglichkeit ("potentia") nach vorhanden gebliebene Indifferenzierungsvermögen sich wieder wirksam erweisen (558). Zweitens: Wenn durch Krankheit oder eine starke äussere Influenz eine irreversible Zerstörung der den Organismus ausmachenden Monaden ("Individuen") eintritt, dann ist eben das Indifferenzierungsvermögen nicht nur "actu" sondern auch "potentia" aufgehoben, so dass der Tod eintreten kann (558).

Wir sehen, wie in Troxlers Dissertation bereits die wesentlichen Elemente seines Krankheitsbegriffes enthalten sind:

Gesundheit ist das aktive Gleichgewicht des "Lebens" zwischen den sich widerstrebenden Polaritäten (*)(561), in diesem Fall zwischen Aufbau und Abbau. Krankheit ist eine

---

*) Gesundheit: vgl. S. 124 ff.

Affektion dieses nichtsinnlichen wesenhaften Lebens, sie kommt im Sinnlichen bloss zur Erscheinung (*). Sie besteht in einseitigem Ueberwiegen einer der Polaritäten über die andere, wobei das ihnen übergeordnete Leben sie nicht zum Ausgleich zu bringen vermag, weil sie einer äusseren Influenz unterliegt (**). Es sind so viele Krankheitsrichtungen oder Abweichungen von der Gesundheit vorhanden wie Polaritäten im Leben (***). Der Begriff der Erkrankung zum Tode hin und der Genesung zum Leben sind implizit vorhanden (****). Die Krankheit durchläuft dabei die verschiedenen Schweregrade. Die Dreistufung der Krankheitsintensität (*****) ist angedeutet mit der Erwähnung der Heilung der Entzündung und mit den zwei Formen des Sterbens.

2. Kontagiöse Krankheiten

Der Begriff der ansteckenden Krankheiten bei Troxler ist ein Spezialfall seines allgemeinen Krankheitsbegriffs. Eine "gewisse Influenz" veranlasst "eine Differenzirung des Lebens" (562), die dann als Krankheit erscheint. Das ansteckende Agens ist nicht Ursache, sondern nur Anlass der Krankheit (**). Die erscheinende Krankheit muss aus der tie-

---

*) Krankheit: vgl. S. 129 ff. und S. 151 ff.

**) Das Verhältnis der äusseren Influenzen zur Krankheit: vgl. S. 137 ff.

***) In der Gesundheit aufgehobene Krankheitsrichtungen: gl. S. 127 ff. und S. 131.

****) Erkranken und Genesen: S. 132 ff., Leben und Tod: S. 141 ff.

*****) Die drei Intensitätsstufen der Krankheiten: S. 146 ff.

feren Natur des kranken Wesens selbst erklärt werden. Sowohl beim ansteckenden Agens wie beim angesteckten Wesen unterscheidet Troxler zwischen einem Wesenhaften und dessen Erscheinung. Das Wesentliche der Ansteckung liegt in der Wechselwirkung des Wesenhaften, das Erscheinungsmässige in den ansteckenden "Substanzen" und in der entstehenden offenbaren Krankheit.

Dieser Ansteckungsbegriff geht unter anderem hervor aus Troxlers Aufsatz "Eine Erfahrung über die Einwirkung des im Milzbrande sich entwickelnden Giftes auf die menschliche Natur" (67). Darin wird der Fall eines Mannes geschildert, der anlässlich einer Metzgerverletzung am Oberlid innerhalb von Tagen an einer Milzbrandinfektion verstarb. Die Tatsache, dass der Metzger aufgrund der Ansteckung ein ganz anderes Krankheitsbild entwickelte, als beim Tier vorgelegen hatte, ist für Troxler ein Hinweis darauf, dass das Wesen des Milzbrandes je nach den Bedingungen, die es vorfindet, eine andere Erscheinungsform annimmt. Dabei richtet nicht ein "faulicher in das Blut gedrungener Stoff diese Verwüstung" (563) an, sondern das diesem zugrundeliegende Höhere, das ein "spezifisches" ist. Troxler sagt, dass "das Spezifische das eigentlich Contagiöse des Milzbrandgiftes und jedes andern Thiergifts der Natur der Sache gemäss wohl an sich immer Eins und Dasselbe sein und bleiben muss, und nur was Anderes und Verschiedenes in der Erscheinung wird, je nachdem die dieselbe bedingenden Beziehungen selbst andere und verschiedene sind" (564). Troxler stellt sich diese wesenhafte Wechselwirkung zwischen ansteckendem Agens und angestecktem Wesen nach der Art von magnetischen Interaktionen vor (*), deshalb sagt er: "Ansteckung ist der magnetische Moment des dynamischen Processes, herrschend

---

*) Vgl. 68 und S. 120 ff.

im Organismus" (565). Die Ansteckung kommt also durch eine "magnetische" Kraft zustande, die im Organismus auf den Bereich des Dynamischen, das heisst auf die Lebensprozesse, wirkt (*).

In dem Aufsatz "Etwas über die Hydrophobie und das dagegen empfohlene Aderlassen" (61) unterscheidet Troxler auf dem Hintergrund des oben dargelegten Kontagionsbegriffes zwischen einer symptomatischen und einer auf das Wesentliche gehenden Therapie (**). Er stellt fest, dass bei der Rabies canina nur symptomatische Behandlungen bekannt seien. Diese seien aber insofern berechtigt, als "jedes Symptom auch Theil der Krankheit ist" (566). Troxler empfiehlt als eine symptomatische Therapie die "Zerstörung des inficirenden und Stillstellung des reagirenden Factors, auf deren Wechselwirkung jeder Contagionsprocess beruht..." (567). Das erste soll durch Verätzung oder Verbrennung des schon infizierten Gewebes, das zweite durch den damals bei Tollwut angewendeten Aderlass geschehen. Doch bleibt eine solche Behandlung im Erscheinungsbereich, also symptomatisch. Eine das Krankheitswesen treffende Therapie könnte nur dadurch verwirklicht werden, dass durch die Gabe eines Gegengiftes im kranken Organismus die spezifische wesenhafte Gegentendenz gegen das Krankheitswesen angeregt würde. Durch diese Ueberlegung kommt Troxler der Forderung dessen nahe, was wir heute als aktive Tollwutimpfung kennen, und wofür er damals in Jenner's Versuchen (568) schon ein Vorbild hatte. Fast prophetisch klingt es, wenn Troxler sagt:

"Ich sehe den Satz in den Compendien der Zukunft stehen, dass alle thierischen Gifte, die nicht durch die lebendige

---

*) Vgl. Schema S. 81.

**) Ueber das Verhältnis von Symptomen und Phänomenen zum Wesenhaften der Krankheit vgl. S. 151 ff.

Naturkraft eines Individuums aus ihr und durch sie selbst bezwungen werden können, es nur können werden vermöge der Mitwirkung anderer entsprechender thierischer Gifte, und erlaube mir hier die präsumptive Subsumption unter diesem Satz, dass Hydrophobie nur werde geheilt werden können, wenn uns ein Jenner für dieses Revier ersteht, der uns das Antimiasma giebt. Indessen werden wir es uns um so angelegener sein lassen müssen, dem Feind den Boden streitig zu machen, den wir, hat er ihn einmal in Besitz genommen, nicht mehr wiederzuerobern vermögen. Dazu, aber auch nur dazu, sind Zerstörung des Organismus, der etwa bereits erlegen, bis zum Tode durch Aezmittel, und Stillegung des Lebensprozesses, der im Wechseleinfluss begriffen, durch Aderlässe bis zur Ohnmacht die zweckmässigsten Mittel" (569).

3. Die "grassirende Krankheit" von 1806

Die "grassirende Krankheit" war jene heftige grippeartige Erkrankung, die im Januar 1806 im luzernisch-aargauischen Mittelland ausgebrochen war, und die Troxler in seinen berühmt gewordenen öffentlichen Streit mit den luzernischen Behörden verwickelte (*). Die zwei Schriftchen "Einige Worte über die grassirende Krankheit und Arzneykunde im Kantone Luzern im Jahre 1806" und "Noch etwas als Folge einiger Worte über die grassirende Krankheit und Heilkunst im Kanton Luzern" (beide 1806) geben einen lebendigen Einblick in die medizinische Praxis der damaligen Zeit. Zugleich illustrieren sie in anschaulicher Weise den damaligen Stil in Troxlers öffentlichen Auseinandersetzungen und sein Bestreben, in völliger Unabhängigkeit von Dogmen und Autoritäten

*) Vgl. S. 18 ff.

bis in das Praktische hinein aus Ueberlegung zu handeln.

Der Sache nach handelte es sich damals um eine schwere grippöse Erkrankung mit Beteiligung des Respirations- und des Digestionstraktes. Troxler beschreibt ihre Hauptzüge so:

"1. Fieberbewegungen, welche sich vorzüglich durch den starken Frost, mit dem sie anheben, und die darauf folgende stetige Hitze auszeichnen, und welche ihre Exazerbazionen meistens um Mittage und Mitternacht machen.
2. Schwindel, und Kopfschmerz, welche in Schlaflosigkeit, und Delirien übergehen.
3. Stechen, welches oft die Brust, oft den Unterleib ergreift, zuweilen auch die Exträmitäten.
4. Erbrechen, welches gewöhnlich auf die Spannung und Trokkenheit der Haut folgt, und mit Durchfällen oder Schweissen sich aufzulösen pflegt.
Dieses ist das Allgemeine und Beständige der Krankheit in ihrer wahren Gestalt und Grösse, ist, was ich bey ihr alle Zeit und überall fand; also ihr Charakter. Diesem gemäss muss sie beurtheilt und behandelt werden!" (570).

In zwei Obduktionen wurde der Befund einer Pleuropneumonie erhoben. Troxler zitiert den Sektionsbefund: "die Lunge entzündet, von blut- und eiterartigen Materie strotzend, schwer, in Wasser untersinkend, und ihre Oberfläche mit gerinnbarer Lymphe überzogen, in der Brusthöle nebenhin noch eine Menge Wasser..." (571).

Was wir hier von Troxler erfahren, ist, nebenbei bemerkt, medizinhistorisch äusserst bemerkenswert: dass nämlich schon am Anfang des 19. Jahrhunderts (1806) in der Schweiz bei einer Epidemie die Obduktion als Mittel zur Erforschung der Krankheit eingesetzt wurde.

Viele Patienten starben damals, wohl oft infolge unsachgemässer Behandlung, die nach Troxlers Beschreibung meist aus folgendem bestand: Aus Brechmitteln, Aderlässen, Blasenpflastern, Laxantien, Schröpfen und Kampher (572). Troxler kritisierte diese Methoden scharf: "In dem gemeinen alltäglichen Treiben der Routiniers, oder gewöhnlichen praktischen Aerzte geht Alles verloren, indem sie an die Stelle der Wissenschaft ein ideenloses Versuchen, an die der Erfahrung ein blindes Handeln nach erlernten Regeln setzen" (573). Troxler verurteilt das zunächst unentschlossene und dann inkompetente Handeln des Amtsphysikus Dr. Richlin und das Gewährenlassen der Kurpfuscherei. Er sagt unter anderem: "Wahrlicher ist wohl dies so frühe Eintreten, und die Grösse der Schwäche auch eine Folge davon, dass Hr. R. mit chirurgischer Wuth eilt, Aderlassen und Brechmittel an Mann zu bringen - gemäss dem tiefsinnigen Grundsatze, dass man die Natur schwächen müsse, damit sie sich desto besser gegen die Angriffe von aussen vertheidigen könne..." (574). Das sei falsch verstandener Brownianismus (*): "Ich bin nicht Brownianer, aber Brown habe ich studirt, und hiemit die Ehre, den Hr. R. zu versichern, dass Vater Brown in seinem Leben nie Leute, wie er ist, als Söhne anerkannt haben würde" (142).

Troxler kann auf den Tatbestand hinweisen, dass "ich nun bereits ein halbes Jahr in diesen Gegenden in einer nicht geringen Praxis begriffen war, und so sich mehrere Subjekte dieser Krankheit auch unter denen meiner Behandlung fanden, von welchen ich wirklich nicht einen Einzigen verlor..." (575).

Troxler hatte sich überlegt, "dass die Krankheit ein Wesen mit manigfaltigen und verschiedenen Phänomenen und Producten war, und sich am vorzüglichsten dadurch characterisirte..." (576). "Ich behaupte: Diese Krankheit sey ein Individuum, ein Wesen eigner Art" (577)(**), sie gehört "wirklich zu einer höhern Ordnung" (578), und je nach den Bedingungen,

---

*) Brownianismus: vgl. Anm. 138.

**) Ueber das Wesen der Krankheit vgl. S. 152 ff.

die ihre Erscheinungsform bewirken, wird sie als "Nervenfieber (Typhus)", "als lokale Entzündung, Peripneumonie, als Schleim- oder Faulfieber" (579), als "Katarrh, Rheumatism" etc. angesehen. Die Krankheit an sich findet sich aber "in keiner der nosologischen Tabellen" (580), sie ist ihrem Wesen nach etwas Uebersinnliches: "Wer nicht mit einem geistigen Blicke solche Krankheiten in ihrer Geburtsstätte zu erreichen, anzuschauen, und von ihr aus zu verfolgen vermag, wird sie gewiss in der Leiche nicht erkennen - er mag in den Eingeweiden wühlen, und schauen, riechen, schmekken, fühlen und tasten, und er wird höchstens die Residuen erloschener Prozesse finden, und todte Wechselbälge taufen" (581).

Die äussere Ursache der Krankheit liegt auch nicht in einem besonderen Faktor wie in verdorbenen Nahrungsmitteln oder in der Luft. Troxler glaubt in diesem Zusammenhang auch nicht, dass diese Krankheit ansteckend sei (582). Beide Faktoren, die Witterung der vergangenen Jahreszeit und die aus dem Boden dieser Jahreszeit stammenden Nahrungsmittel, spielen nach Troxler für die Krankheitsentstehung zwar eine Rolle, aber nur dadurch, dass "beyde Verhältnisse ... in einem höhern Eins sind..." (583). Dieses Höhere ist eben ein Geistiges, nicht sinnlich Anschaubares:

"Es forderte daher eine Art ganz höherer Forschung dazu, um die Ursache an sich, die so wenig in einzelnen Bestandtheilen der Luft, wie die beschränkten Spekulanten, als etwa in den Kartofeln, oder so was, wie die raisonnirenden Empiriker wollen, liegt, ausfindig zu machen. Ueberhaupt werden sich die Aerzte in ihrer Aetiologie solcher Krankheiten noch weit über ihre bisherigen Ansichten erheben müssen" (583).

Auch hier finden wir Troxlers Idee der Wechselwirkung von

Krankmachendem und Erkranktem (*): "Nur durch Einwirkungen und Einflüsse seiner Aussenwelt werden in lebenden Individuen Krankheiten ursprünglich erzeugt; die Möglichkeit zu allen liegt in ihm, und die Wirklichkeit von einer jeden wird nur durch die gegebenen Verhältnisse, unter denen es lebt, bestimmt, so gewiss also diese verschieden sind, ebenso gewiss müssen es die Krankheiten in ihrer Wirklichkeit seyn" (503).

Die Therapie richtete Troxler nach folgender Ueberlegung ein: Das ganze Individuum mit seinem dynamischen und materiellen Aspekt sei erkrankt, die Luft habe auf der dynamischen Seite die "Energie" der Nerven herabgestimmt, und die "Verdorbenheit der Nahrungsmittel" sei auf der materiellen Seite für die "Säfteveränderungen" verantwortlich. Mit "Diätetik" für Luft und Nahrung und mit "Medizin" habe er deshalb jeweils auf beide Bereiche zu wirken versucht: Auf der dynamischen Seite durch Vermeidung feuchter Luft, "Reinigung der Luft" mit Essigdämpfen und Räucherungen mit Salpetersäure und Salzsäure, auf die materielle Seite durch Verbot der "übelgerathenen Vegetabilien des vorigen Jahrs", "selbst auch von dem in unsern Gegenden so allgemein in Krankheiten beliebten Gerstenwasser". Mit Medikamenten habe er auf die dynamische Seite wirken wollen mit "Nervina, Analeptica, Antispasmodica etc. etc.", d.h. durch "flüchtige Reize", auf die materielle Seite mit metallischen Substanzen, vor allem mit "Sulphur auratum antimonii, kermes mineralis, Aethiops antimonialis, und Aethiops mineralis, überhaupt also ... alle usuelle Kombinazion von Schwefel mit Spiessglanz und Quecksilber. Die Vereinigung dieser beiden Gattungen von Mitteln, und die Abwechslung in ihrer Anwendung ist das Eigenthümliche meiner Methode...", sie glaubt er

---

*) Ueber äussere und innere Ursachen der Krankheit vgl. S. 137 ff.

"aus höhern Gründen" bei dieser Art von Krankheiten empfehlen zu können, und auf sie führt er "den günstigen Erfolg" zurück, denn: "Durch meine Idee geleitet verfiel" er auf eine abwechselnde Gabe, "und so kam ich immer am Gewissesten und Schnellsten zum Ziele" (584).

Nach diesem Einblick in Troxlers Handhabung seines Krankheitsbegriffs in seinem Wirken als praktischer Arzt wenden wir uns wieder einem allgemeineren Thema zu.

4. Psychiatrisches, Somnambulismus

In Troxlers gedrucktem Werk gibt es keine systematischen Ausführungen über Psychiatrie und psychiatrische Krankheitsbilder. Ganz generell nur bezeichnet er auf dem Hintergrund der Tetraktys (*) die Gemütskrankheiten als Krankheiten der zentralen mittleren Sphäre des Menschen, als Krankheiten der "Verdammnis" (**). Das Wesentliche, wodurch dort die Gemütskrankheiten als psychiatrische bestimmt werden, liegt nicht in einer Erkrankung des Gemüts selbst, sondern darin, dass in ihnen das Gemüt dem Körperlichen unterworfen ist: "Die Verdammnis hingegen ist die Bestimmtheit des Gemütes durch den Körper, Wahnsinn und Irrtrieb sind die Aeusserungen seiner Verrücktheit..." (523).

Der Wahnsinn ist in diesem Zusammenhang das Gegenteil der Heiligenentwicklung (585), bei der sich das Gemüt in die Sphäre reiner Geistigkeit erhebt, unbehindert durch den Körper.

Beides sind Extreme für den zwischen Jenseits und Diesseits

---

*) Tetraktys: vgl. S. 87 ff.

**) Gemütskrankheiten: vgl. S. 158 - 159.

lebenden Menschen, und seiner Individualität und Ichheit obliegt es, "das vermittelnde Leben zu leiten, dass nicht das eine oder das andere jener Leben von ihm abtrünnig das Wesen des Menschen verzehre; denn dies ist die Natur des Todes" (586).

Der Geist selbst, das Höchste des Menschen, kann in seinem Ansich nie krank sein, denn er ist "...der in jeder Verderbnis unversehrbare Keim" (311). Diese Aussage steht nicht im Gegensatz dazu, dass Troxler im selben Buch auch von den schon erwähnten (*) Krankheiten des Geistes spricht, denn Krankheit wird dort so verstanden, dass sie sich aus dem Verhältnis der Glieder des ganzen Menschen zueinander ergibt: "Gesundheit und Krankheit sind so wenig eine Eigenschaft des Geistes, als der Seele, des Leibes, oder des Körpers für sich... Es gibt auch keinen Geist, keine Seele und keinen Leib, noch Körper für sich im Menschen, und so könnte Gesundheit und Krankheit immer nur seine Eigenschaft des Menschen sein" (520).

Von Geistes- oder Gemütskrankheiten im psychiatrischen Sinn kann also nur gesprochen werden, wenn der Geist oder das Gemüt in ihrem Verhältnis zu den übrigen Wesensgliedern betrachtet werden (520). Dieser Begriff der psychiatrischen Erkrankung ist demnach auch eine Konkretisierung von Troxlers allgemeinem Krankheitsbegriff, welcher beinhaltet, dass die Glieder eines Ganzen in vereinseitigter, unharmonischer Weise zueinander stehen (**).

Besondere Aufmerksamkeit widmet Troxler in diesem Zusammenhang dem Phänomen des Somnambulismus.

---

*) Vgl. S. 159 ff.

**) Vgl. S. 129 ff.

Im ausgehenden 18. und beginnenden 19. Jahrhundert wurden in Europa, zum Teil im Zusammenhang mit Anton Mesmers (135) tierischem Magnetismus, verschiedenartigste Praktiken gepflegt, um somnambule und hypnotische Zustände hervorzurufen, von denen man sich zum Teil einen therapeutischen Nutzen versprach, zum Teil aber auch die Möglichkeit einer vertieften und erweiterten Erkenntnis für die Lösung des Geist-Materie-Problems und die Geheimnisse des Nichtsinnlichen erhoffte (587). Auch Troxler rang um das Problem der Erkenntnis des Uebersinnlichen, wie wir noch sehen werden (*). Doch lehnte er den Somnambulismus als ein Erkenntnismittel für das Uebersinnliche entschieden ab, da seine Ausübung an einen Verlust des vernünftigen Wachbewusstseins gebunden ist: "Der tierische Magnetismus, - bedeutungsvoll so genannt und in unserem Zeitalter wiedergefunden! - ist nicht was ihr glaubt" (348). "Weit entfernt, dass er eine Steigerung des menschlichen Bewusstseins sei, ist er vielmehr die tiefste Herabsetzung desselben" (348).

In dem Artikel "Rabdomantische Sensibilität" (59) zitiert Troxler einen gut dokumentierten Fall einer 20jährigen Frau, bei der anfallsartig ein tranceähnlicher Zustand auftreten konnte, der mit stärksten vegetativen Störungen und leiblichen Sensationen verbunden war. Sie geriet in diesen Zustand, wenn sie sich auf der Erdoberfläche direkt oberhalb von bestimmten Mineralien und Erzen befand. Ihre Fähigkeiten waren von einem Bergbaumeister zur Auffindung von Erzen und ähnlichem eingesetzt worden, von ihm stammt auch die Dokumentation der Symptome. An diesem Beispiel zeigt Troxler, dass beim Somnambulismus "eine Potenzirung des physischen Lebens auf Kosten des höheren intellektuellen und moralischen" (588) eintritt. Die vernünftige Reflexion und die äusseren Sinneswahrnehmungen erlöschen, und der Somnambule

---

*) Vgl. Kap. 8

nimmt in einem schlafartigen Zustand entweder die "subjektive Unterwelt" (588), d.h. seine Eingeweide, wahr wie im tierischen Magnetismus, oder aber die "äussere objektive Unterwelt" (589), die "Eingeweide der Erde" (590), wie eben im "irdischen Magnetismus" oder "Siderismus" (591). Dieser Zustand ist ein Abfall "vom Mittelpunkte des Lebens" (589), "auf eine niedrigere, mehr der körperlich-bildenden Welt zugekehrte Organisationsstufe, wie sie in den unteren Thierklassen verfassungsmässig ist..." (591).

Troxler führt aus, dass zwar die Anlage dazu in allen Menschen vorhanden (592), jedoch im gewöhnlich denkenden Bewusstseinsleben "vom höhern Lichte überstrahlt" (588) sei. Die Sinne und Kräfte des Somnambulismus entsprechen nach Troxler einem früheren Entwicklungszustand der Menschheit (*). Man muss sie deshalb "viel mehr für Organe der Vergangenheit und des niedrigen Zustandes der Creatur, als der Zukunft und der höhern Erkenntnis halten" (593). Dazu kommt, dass das in alten Zeiten herrschende instinktive hellsehende Bewusstsein eine "zeit- und ortsgemässe Aeusserung des noch unreflektierten Urbewusstseins" (594) gewesen sei und damit "ganz etwas anderes" als der jetzige, von Reflexion und Sinnlichkeit zurücksinkende Somnambulismus, der "sich wirklich nur als vereinzelter und vorübergehender Zustand auf krankhaftem und halb künstlichem Wege darstellt" (594).

Somnambulismus und instinktive Clairvoyance waren in alten Zeiten nach Troxler also normal, sie sind heute aber als krankhafte Zustände zu werten (595), und zwar im gleichen Sinn wie die Geistes- und Gemütskrankheiten, denn sie zeichnen sich durch ein Untersinken des Seelisch-Geistigen in die leiblich-körperlichen Verhältnisse aus.

---

*) Ueber die geistige Evolution der Menschheit vgl. S. 273 ff.

Die "Geschichte einer im Entstehen geheilten Vesanie" (57) handelt von einem 36jährigen Mann, der anlässlich eines Kirchenfestes einen Sonnenstich offenbar mit meningealer Reizung erlitt und zusätzlich durch ein Eifersuchtsdrama so ausser sich geriet, dass er in der Folge an einem tagelang anhaltenden Fieberzustand darniederlag, der mit deutlichen psychotischen Symptomen wechselnder Natur verbunden war. Die anfängliche Raserei mit Beissen, Speien, Fieber und Hydrophobie liess zuerst an Rabies denken, dann sah das Ganze mehr wie beginnende "Phrenitis" und Manie aus. Nach einem längeren Schlafzustand und dem Durchgang durch ein delirantes Stadium trat dann die Heilung ein.

Troxler will hier am Wechsel der psychischen Symptome demonstrieren, "wie auch der Organismus der Seele, oder das Ganze der Seelenkräfte eine innere Einheit" (596) bildet, und wie "eine allgemeine Krankheit", in diesem Fall eine aus dem psychiatrischen Formenkreis, sich in verschiedenen Erscheinungsformen ausprägen kann. "Auch hier in dieser der edlern Hälfte oder Seite der menschlichen Natur" geht es um "Kränkbarkeit und Heilsamkeit des einen und gleichen Wesens, das hinter den mannigfachen und wandelbaren Formen liegt..." (597).

Die Demenz beim Kretinismus erklärt sich Troxler in seinen früheren Schriften ebenfalls als Ueberwiegen der leiblich-körperlichen Prozesse über die geistig-seelischen: "Wir wissen, dass meistens die reelle Production da luxurirt, wo wir die geistige Seite wie im Schlafe erliegen sehen, und als das extremste Beyspiel einer in ihrer Masse selbst erstickenden Production mag der Cretinismus gelten" (598). Beim Kretinismus "wird die Intelligenz in einer überwiegenden Productivität ihr Grab finden, bis Stupidität in der grössten Unförmigkeit der Masse triumphirt" (296).

In seinen späteren Schriften über den Kretinismus wird die Demenz nicht nur auf das oben beschriebene Missverhältnis des Geistig-Seelischen zu den materiell-leiblichen Prozessen zurückgeführt, sondern dort wird der Kretinismus überhaupt aus einer Zerrüttung des zentralen Menschenwesens, des Lebens selbst "in seiner tiefsten Wesenheit" (599) erklärt. Dadurch wird aber dem menschlichen Zentralwesen selbst Krankheitsfähigkeit zugesprochen, wodurch sich Troxler in Gegensatz zu seinen schon erwähnten eigenen Bestimmungen an anderen Stellen setzt, wonach das zentrale Wesen an sich nicht erkrankt (*). Dieser Widerspruch wird hier aber nicht weiter besprochen, denn er taucht nur im Zusammenhang mit dem Kretinismus auf und wird zudem von Troxler selbst, der seine Begriffe oft nicht mit systematischer Konsequenz ausgefeilt hat, scheinbar nicht bemerkt.

5. Abnormitäten der Geschlechtsentwicklung

A. "Hermaphrodite"

Das Verhältnis der menschlichen Gattung zu den Geschlechtern offenbart für Troxler die Beziehung des Wesens zu seinen Erscheinungsformen. Eine krankhafte Entwicklung entsteht durch eine unrichtige Ausprägung des Wesens in diesen Formen.

"Gattung ist das Identische der Geschlechter, und die Geschlechter sind das Differente der Gattung ... Beide sind nur existent in Individuen, Gattung als das Wesen Aller, Geschlecht als die Form eines Jeden; das Geschlecht ist nur eine differenzirte Gattung, und die Gattung identifizirtes Geschlecht" (600). Deshalb kann gesagt werden: "Die Gattung ist Hermaphrodite", und "deswegen ist jedes Indivi-

---

*) Vgl. S. 185.

duum seinem Wesen nach Hermaphrodite" (601), und die "Sexualisirung" ist dann die "Differenzirung des Hermaphroditen nach der einen oder andern Seite seiner Factoren" (602). Damit aber eine normale Geschlechtsentwicklung zustande kommen kann, muss die Differenzierung speziell genug ausgebildet sein. Troxler unterscheidet bei dieser Entwicklung drei Möglichkeiten des Verhältnisses von Gattung und Geschlecht:

1. Geschlechtslosigkeit:

Die beiden Faktoren, d.h. die zwei Geschlechtstendenzen, "erscheinen im Ganzen und unter sich ungetrennt" (603). Die im Gattungswesen veranlagten Geschlechtsdifferenzierungen kommen hier gar nicht zur Erscheinung.

2. Hermaphrodite:

"Die Factoren erscheinen im Ganzen nur vereinigt, unter sich getrennt" (603). Die Verschiedenheiten treten an dem selben Individuum auf.

3. Das Geschlecht:

Die Faktoren erscheinen "im Ganzen und unter sich getrennt" (603). Am einzelnen Individuum ist die eine Tendenz der Gattung verschwunden. Nur die andere kommt zur Erscheinung. Die Trennung der beiden ist aber nur eine scheinbare, da das Wesen der Geschlechter die Gattung bleibt. An der Klitoris bei der Frau und an den Brüsten bei den Männern kann man das noch erkennen (604). Das einzelne Geschlecht ist aber die vollkommenste individualisierte Form der Gattung, und nur als solche ist es zur Zeugung imstande (605). In der Zeugung "berühren sich ... die Individuen in einer noch unbegriffenen Höhe, und die individuell dargestellten Geschlechter bilden die höchsten gegenseitigen Differenzen, zu welchen sich die in beiden identische Gattung als die sie vermittelnde Indifferenz ... verhält" (606).

Da das Wesentliche der Zeugung das im wesenhaften Bereich der Gattung Geschehende ist, lehnt Troxler "die auf einzelnen aufgegriffenen Phänomenen gebauten teleologischen Hypothesen von Saamenthierchen Eyern u.s.f." (607) ab.

Es ist beachtlich, wie Troxler hier durch sein philosophisches Denken zu einer Auffassung des Hermaphroditismus kommt, die derjenigen der modernen Embryologie und ihrer Pathologie nahe steht: dass nämlich das Gattungshafte des Menschen als eine ursprüngliche Einheit anzusehen ist, in der beide Geschlechtsrichtungen der Möglichkeit nach veranlagt sind. Aber da Troxler die Wirkursache für die Geschlechtsdifferenzierung nicht im Bereich der Erscheinungen, sondern im Bereich des Wesenhaften suchen muss, kann er sie im Unterschied zur heutigen naturwissenschaftlichen Auffassung nicht in die Spermien und Eier verlegen. Troxler würde diese Produkte höchstens als Veranlassungsgrund für die spätere Geschlechtsentwicklung akzeptieren, da sie ja nur Resultate jener Differenzierung in der Erscheinungswelt sind.

In ähnlicher Weise denkt Troxler über die im folgenden erörterte Pubertätsentwicklung.

B. Pubertas praecox

Im Aufsatz "Ein Beitrag zur Geschichte und Wissenschaft der Naturentwicklung im menschlichen Geschlecht" (66) und in einem Nachtrag zu diesem Aufsatz (608) schildert Troxler drei Fälle einer verfrühten Pubertätsentwicklung (Pubertas praecox).

Auch hier will Troxler auf das höhere Wesen, das hinter den Erscheinungen wirkt, hinweisen.

Die Pubertätsentwicklung hängt von verschiedenen Umständen

ab, die alle miteinander in Uebereinstimmung gebracht werden müssen: Von aussen das Klima, von innen die Rasse, die physische und die moralische Natur, die Umwandlung der Wachstumskraft in Zeugungskraft usw. Ueber das Verhältnis von Wachstumskraft und Zeugungskraft sagt Troxler: "Die Kraft des Wachstums und der Zeugung ist wesentlich eine, nur der Richtung und Strebung nach verschiedene Lebenskraft der Natur". Oder anders gesagt: "Als das Diesseits anerkennen wir nun die Wachstumskraft, als das Jenseits aber die Zeugungskraft, und als das sie und ihren Uebergang Vermittelnde die sogenannte Mannbarkeit mit ihren Erscheinungen" (609).

Das harmonische Zusammenwirken der verschiedenen an der Pubertätsentwicklung beteiligten Faktoren muss durch ein aktives Prinzip geschehen, nämlich "nach dem sie überschwebenden und alle andere Momente aufnehmenden Gesetze des Lebens, das aber in dieser Hinsicht erst noch seine Erörterung erwartet" (610). Troxler sucht also auch hier die Wirkursachen der physiologischen Entwicklung und der Krankheiten in höheren Verhältnissen, wobei er sich eingesteht, dass er in diesem Gebiet noch über keine Erkenntnis verfügt. Er sagt deshalb ganz bescheiden über die von ihm besprochene Pubertas praecox: "Erklären werden wir den Fall so wenig, als irgend jemand..." (610).

Man ersieht aus diesen Ausführungen, dass sich Troxler gerade im Bereich der Medizin überall dazu veranlasst sah, die wahre Ursache der Phänomene nicht in, sondern hinter diesen zu suchen, aber nicht etwa als das Kant'sche "Ding an sich", sondern als das reale Wesen der Erscheinungen, ganz im Sinne des scholastischen Ideenrealismus (*) oder, wie wir sehen werden, im Sinn der platonischen Ideenlehre (**).

---

*) Vgl. S. 66.

**) Vgl. S. 262 ff.

Dass Troxler in diesem Suchen ständig das Problem erlebte, dieses Wesen als ein Realgeistiges zwar denknotwendig fordern zu müssen, dass er es aber konkret-inhaltlich nicht durch Anschauung erkennen konnte, wird auch aus den oben angeführten Zitaten deutlich.

6. Ophthalmologie

Troxlers Ausführungen über ophthalmologische Themen finden sich in der Zeitschrift "Ophthalmologische Bibliothek" (*) und in seiner Sinneslehre in "Versuche in der organischen Physik" (35). Wie den Aufsätzen in der Ophthalmologischen Bibliothek (611) und dem Zeugnis von Prof. Himly (*) zu entnehmen ist, war Troxler ein geschickter Experimentator. Das verdient deshalb beachtet zu werden, weil Troxlers naturphilosophische Interpretationen optisch-physiologischer Phänomene einen heutigen Naturwissenschaftler darüber hinwegtäuschen könnten, dass Troxler als Experimentator mit der empirisch-naturwissenschaftlichen Methodik vertraut war.

Die Resultate seiner Arbeiten und die Ueberlegungen, die er daran knüpfte, führten Troxler zu Ergebnissen, die zum Teil noch heute als seine Leistungen auf dem Gebiet der Ophthalmologie anerkannt werden.

Als eine besondere Leistung Troxlers gilt sein Hinweis darauf, dass die Tätigkeit der Sinnesorganisation am Zustandekommen der Sinnesempfindung wesentlich beteiligt ist, eine Ansicht, deren erste Formulierung meist Johannes Müller (612) zugeschrieben wird (613) durch sein 1826 begründetes

---

*) Vgl. S. 16 ff.

Gesetz der spezifischen Sinnesenergien, die aber, wie man sich im folgenden leicht überzeugen kann, schon vor Müller im Jahre 1804 in Troxlers "Präliminarien zur physiologischen Optik" zu finden ist:

"Auch die neueren Untersuchungen der meisten Chemiker, Physiker und Physiologen über die Natur des Lichtes gehen von dem Lichte, als einem gegebenen Aeusseren aus, und die meisten glauben, es sei nur darum zu thun, zu zeigen, was denn dieses Wesen für ein Stoff sei?"
"Und hat denn das Licht seine Existenz besser als bloss in einem Sinne bewährt? Licht ist nur Licht dem Auge, so gewiss als Schall nur Schall dem Ohre ist" (614).
"Das Licht selbst muss durch das Sehen erklärt werden, und nicht das Sehen durch das Licht; denn das Letztere wäre eben so viel, als sich das Hören durch Schall erklären. Das Licht und alles Sichtbare ist nicht ausser dem Auge, und in dem Auge ist es nur ein Erzeugniss eines äusseren Einflusses und seiner individuellen Spontaneität" (615).

Es lässt sich ohne weiteres nachweisen, dass Müller sich bei der Abfassung seiner ersten, 1826 veröffentlichten Schrift über die spezifischen Sinnesenergien unter anderem auch auf die Vorarbeiten von Troxler stützte (615). Man vergleiche auch die obigen Troxler-Zitate mit der Formulierung in Müllers 1837 veröffentlichten "Handbuch der Physiologie": "Die Empfindung des Tons ist daher die eigenthümliche Energie des Hörnerven, die des Lichts und der Farben die Energie des Gesichtsnerven u.s.w." (616).

Die Erkenntnis, dass die Sinnesempfindung im Zusammenhang mit einem tätigen Geschehen im Sinnesorgan selbst zustande kommt, hat Troxler aus den Phänomenen gewonnen, die er zum Beispiel als "Productionen von Licht- und Farbenerscheinungen ohne gegebenes entsprechendes Object derselben" (617) beschreibt. Troxler nennt vier Entstehungsweisen solcher Erscheinungen: Erstens "durch Druck, Reibung und Erschütterung des Augapfels" (618), zweitens "durch Einfluss der electrischen und galvanischen Action" (619), drittens "durch die gegenwärtige Konstitution des Organismus" (Hemeralopie und Nyctalopie) (620), aber vor allem viertens "durch sogenannte physiologische Farben. Objectivirungen, welche die erregte und indifferenzirende Spontaneität des Organs sich selbst schafft" (617). Mit den physiologischen Farben ist das Phänomen der Nachbilder gemeint. Es ist nicht ausgeschlossen, dass der Ausdruck "physiologische Farben" bei Troxler von Goethe übernommen ist. Zwar erwähnt der immer belesene und viele Autoren zitierende Troxler Goethe dort gerade nicht, wo er auf die "couleurs accidentelles, colori immaginatori" von Buffon, Venturi und Azese hinweist (617). Aber er erzählt an anderer Stelle (621) derselben Abhandlung von den Prismaversuchen Goethes, welche dieser ebenso wie das Phänomen der sogenannten physiologischen Farben im didaktischen Teil seiner Farbenlehre veröffentlicht hat (622). Dies sei deshalb erwähnt, weil aufgrund dieser Zusammenhänge vielleicht die Vermutung Hirschbergs in seinem Standardwerk über die Geschichte der Augenheilkunde korrigiert werden muss, dass Troxler den Ausdruck "physiologische Farben" unabhängig von Goethe geprägt habe (613).

Nach Hirschberg soll auch der Ausdruck der "physiologischen Optik" (623) zuerst bei Troxler anzutreffen sein (613), was tatsächlich zuzutreffen scheint. Mit diesem Ausdruck will Troxler auf die schon erwähnte Tatsache der organischen Sinnestätigkeit aufmerksam machen. Es schwebt ihm nämlich eine Optik vor, die deswegen "physiologisch" ist, weil sie das in den physiologischen Vorgängen wesenhaft Wirkende an sich und nicht nur die blossen Gesetzmässigkeiten dieses Wirkens erkennen kann. Troxler deutet das in den folgenden Passagen an:

"Die Optik, insoferne sie der Mathematik zufällt, hat ... eine hohe Bildung erhalten, allein Optik, insofern sie eine organische Funktion umfassen soll, ist bis jetzt wohl ebenso unleugbar auch nicht einmal ihren Rudimenten nach zum Dasein gekommen."
"Der Geometer der lichterfüllten Räume baut seine Lehre mit einer Gewissheit, die auf der Harmonie der Erscheinungen in denselben, und auf dem sichern Grunde, worauf alle seine Constructionen fussen, beruht, unbekümmert um das, was diesen Erscheinungen zum Grunde liegt."
"So ist fast Alles begreiflich, bis auf das Sehen selbst" (623).

Eine weitere Leistung Troxlers auf dem Gebiet der Ophthalmologie ist nach Hirschberg die, dass er bestimmter als de la Hire (1730) (624) darauf hingewiesen habe, dass eine bestimmte Form des Schielens von der seitlichen Lage des empfindlichsten Netzpunktes abhängt (625). Troxler nimmt an, "dass der Sinn des Gesichts nur einer, und nicht ein an jedes Auge besonders verlegter ist". "...Jedes dieser Organe ist in Beziehung auf das höhere sie zusammenfassende ein- und dasselbe, allein in Beziehung unter sich ist jedes dieser Organe ein von den andern verschiedenes" (626). "Deswegen scheint uns in jedem Auge der volle Sinn zu liegen, und deswegen sehen wir auch durch jedes für sich allein und vollständig", doch daraus folgt noch nicht, "dass das für sich allein und vollständig sehende Auge notwendig ebenso und ganz gleich wie das andere sehe" (627). Es könne zum Beispiel sein, dass die beiden Augen unter sich verschiedenartig organisiert seien, so dass bei einem Auge "das Centrum des Sehorganes, und die gewöhnliche Sehaxe ausser einander fallen...", weshalb "eine fehlerhafte Stellung des äusseren relativen Sehorgans gegenüber das innere indifferente..." entstehe. "Dies Schielen ist also unheilbar" (628), weil bei Erzwingung einer normalen Augenstellung für den übergeordneten Sehsinn das Doppeltsehen auftreten müsste.

Wir sehen hier von Troxler im Spezialgebiet der Ophthalmologie dasselbe Grundprinzip angewendet, das den Kern seiner allgemeinen medizinisch-naturphilosophischen Ausführungen ausmacht: Ein höheres reales Ganzes (der indifferente innere Sehsinn) differenziert sich in individuelle Teilganze bis in die Erscheinungswelt. Krankheit bzw. Abnormität ergibt sich aus dem Missverhältnis der Teile zum Ganzen, welches beide nach seiner Gesamtgesetzmässigkeit beherrschen müsste.

Von den ophthalmologischen Themen sei noch die Farbenblindheit erwähnt. Troxler erklärt diese auf der Grundlage seiner Sinneslehre, nach welcher das Sehen als die höchste, das Tasten und das Fühlen als die seinsmässig und entwicklungsgeschichtlich tieferen Metamorphosestufen der "Sinne der Räumlichkeit" zu gelten haben (*). Troxler deutet nun die Farbenblindheit als ein auf der Stufe des Fühlens zurückgebliebenes Sehen. Die Farbenblinden können "zwar die Gegenstände erkennen, aber eben wieder nur wie in einem höhern Gefühle, in dem sie durchaus keine Farbe unterscheiden können, wie uns die medicinische Geschichte mehrere Beyspiele liefert" (282).

Ich erwähne die Farbenblindheit deshalb, weil Troxler hier seinem Krankheitsbegriff den Entwicklungsgedanken im Sinne des Metamorphoseprinzips zugrunde legt. Kranksein bedeutet in diesem Zusammenhang das Zurückgebliebensein auf einer

---

*) Vgl. 83 ff.

Entwicklungsstufe, die einem früheren Zustand angemessen war. Hier hat sich also das übergeordnete Prinzip nicht in der höchstentwickelten Form zur Erscheinung gebracht oder in sie differenziert, die Metamorphose ist unvollständig geblieben.

In ähnlicher Weise wendet Troxler den Metamorphosegedanken an, wenn er ganz allgemein seinem Krankheitsbegriff das Verhältnis von Mensch und Tier zugrundelegt, das an früherer Stelle geschildert wurde (*): dass nämlich der menschliche Organismus als der Zentralorganismus in bezug auf die tierischen Organismen anzusehen sei:

"Der menschliche Organismus ist nur aus demselben Grunde nicht einer einzelnen Thierform unterworfen, aus welchem in ihm die einzelnen Systeme zu einer höhern Indifferenz combinirt sind, und das Heraustreten eines derselben aus ihr ist immer wieder mehr oder weniger Annäherung zu einer dieser Thierklassen" (629). Das will heissen: Wenn in der Krankheit ein System innerhalb des Organismus einseitig überwiegt, so bedeutet das einen Rückfall des höher entwickelten Menschen auf die Entwicklungsstufe, die dem Tier entspricht, bei dem diese Einseitigkeit normal veranlagt ist. Wir sehen also hier bei Troxler die Entwicklungsidee, wie sie bei Herder, Goethe und Oken anzutreffen ist, auf seinen Krankheitsbegriff angewandt (*).

---

*) Vgl. 114 ff.

7. Der Kretinismus

Aus medizinhistorischen Gründen wird Troxlers Auffassung über den Kretinismus hier recht ausführlich behandelt, denn einerseits ist der Kretinismus das wichtigste medizinische Spezialthema gewesen, mit dem sich Troxler im Verlauf seines Lebens immer wieder beschäftigt hat, und andererseits sind Troxlers Bemühungen auf diesem Gebiet von ausschlaggebender Bedeutung gewesen für den Ursprung der medizinisch-heilpädagogischen Bestrebungen in Europa überhaupt (*). Das rechtfertigt eine genaue Besprechung von Troxlers Ideen.

A. Troxlers Uebersicht über die zeitgenössischen Erklärungen des Kretinismus

Der Kretinismus war zu Beginn des 19. Jahrhunderts ein weit verbreitetes Uebel, besonders in den Alpentälern der Schweiz. Viele Forscher setzten sich damals mit dem Kretinismus, seinen vermuteten Ursachen und seinen Behandlungsmöglichkeiten auseinander. Auch Troxler widmete diesem Problem seine besondere Aufmerksamkeit: "Seit langer Zeit beschäftigt mich dieser Gegenstand, den ich vielfältig aus eigener Anschauung kennengelernt und über welchen ich alles, was Beobachtung anderer und wissenschaftliche Forschung gelehrt hat, gelesen zu haben glaube" (630).

Troxler hat tatsächlich eine unglaubliche Anzahl von Arbeiten anderer Autoren für seine verschiedenen Schriften über den Kretinismus berücksichtigt (**). In seinen späteren Lebensjahren machte diese Krankheit dann das Hauptthema seiner medizinischen Publikationen aus (***).

---

*) Vgl. dazu die Beziehung zwischen I.P.V. Troxler und J.J. Guggenbühl, S. 218 ff.

**) Vgl. S. 46.

***) Vgl. S. 41 ff.

1817 erschien im "Archiv der Medizin, Chirurgie und Pharmazie" Troxlers erste grössere Arbeit "Ueber Kretinismus" (70). Darin fasste er den ihm bekannten Wissensstand und die Vermutungen der damaligen Zeit über den Kretinismus in folgender Weise zusammen:

1. "Die Thatsache" (631):

Troxler beschreibt ausführlich das Erscheinungsbild des Kretinismus. Aufschlussreich sind seine Vermutungen über die Entstehung des Ausdrucks "Kretinismus": "Creatura, ein elendes Geschöpf, scheint als Urwort den Stammbegriff von demjenigen darzustellen, was im romanischen Cretira oder Cretin genannt wird. Der Name mag wohl daher, wo sein Gegenstand am häufigsten sich fand, und am frühesten entdeckt ward, aus der Graubünden, Wallis und Savoyen verbindenden Alpenkette, gekommen seyn. Faex wird derselbe Gegenstand in Salzburg und Tirol, Maron in Piemont und Tessin genannt. Teutsche Bezeichnungen sind: Trotteln, Lallen, Dosten oder Dogger, auch Lümmel und Tölpel, armes Hetscherle u.s.f." (631).

2. "Die Erklärung der Erscheinungen" des Kretinismus:

Troxler erwähnt vorwiegend zwei Erklärungsarten: a) "Die anatomische Erklärung" (633): Verschiedene anatomische Abnormitäten der Gehirnbasis und der Schädelgruben sowie deren "mechanische Einwirkungen auf das Gehirn-, Nerven- und Adersystem" (634) wurden damals für den Kretinismus verantwortlich gemacht. b) Die "pathologische Erklärung" (635): Damit meint Troxler spezielle Krankheiten, die für den Kretinismus verantwortlich gemacht wurden, vor allem Rachitis, Kröpfe und Schilddrüsengeschwülste, und verschiedene "Ursachen, welche dem Blödsinn zugrunde liegen" (636), wie zum Beispiel zu harte Gehirnsubstanz usw.

3. "Die Nachweisung der Bedingungen" (637):

Das einzige, "was als unbestreitbare und unentstellte Tatsache" (638) von Troxler akzeptiert werden kann, sei das "öftere und häufige Vorkommen des Cretinismus in Gebirgsgegenden, und zwar in den tiefern Alpenthälern" (638). Diese Tatsache wurde damals auf verschiedene Faktoren ursächlich zurückgeführt, die Troxler folgendermassen ordnet:

a) "Die Erzeugung des Kretinismus aus einer innern Ursache" (639): Damit war ein im Menschen selbst liegender Faktor gemeint. Man fragte sich zum Beispiel, ob die Kretins "Menschen ganz eigener Art" (639) seien, ob sie zum Beispiel von den Westgoten (640) abstammten, die in früherer Zeit in die Bergtäler eingewandert seien, oder ob eine unvollkommene Entwicklung vorliege, zum Beispiel wegen einem "Mangel an Lebenskraft" (641).

b) "Die Entstehung des Cretinismus aus äussern Bedingungen" (642): Als solche galten erstens "das Schnee- und Eiswasser als Getränk" (643), bzw. "leimiges, kalk- oder tuffsteiniges Wasser" (644), und zweitens "das Lokalverhältnis": Den Beobachtern sei "vorzüglich die Enge und Tiefe der Alpenthäler" aufgefallen. "Es schien auch in mancher Hinsicht die Erfahrung der Annahme zuzusagen, dass in dem Maasse, wie die Thäler enger und tiefer würden, die Arten und Grade jener Uebel zunähmen, besonders wenn noch die Rücksicht auf die Höhe der Lage über der Meeresfläche damit verbunden wird". Zur Höhe merkt Troxler an: "In einer Höhe, die mehr als 500 Klafter über die Fläche des mittelländischen Meeres erhaben ist, lassen sich, nach Saussure [645], keine Cretinen noch Kropfigte mehr antreffen" (646). Troxler stimmt der Gültigkeit dieser Auffassungen nur bedingt "in Hinsicht auf die Alpenthäler" zu und wendet ein, dass der Kretinismus nicht nur in engen und tiefen Tälern oder nur in denen der Alpen vorkomme. Drittens: "Hitze und Feuchte" in den Alpentälern (647).

Neben Trinkwasser, Meereshöhe, Hitze und Feuchte als äusseren Bedingungen für die Entstehung des Kretinismus nennt Troxler viertens "die Bergluft, die Sumpfluft, und der neblichte Dunstkreis", oder den "Mangel von Licht, Electrizität und freyer atmosphärischer Luft, oder Luftverdichtung und Ueberladung mit irdischen Stoffen" (648). Fünftens: "Das Verhältniss der Erdoberfläche zum Sonnenstrahl" (649): Die aargauische naturforschende Gesellschaft hatte in einer Untersuchung nachgewiesen, dass es auf den Südhängen im Kanton Aargau keine Kretinen gäbe (649). Troxler stellt demgegenüber fest, "dass Cretinismus mit all seinen Formen vorzüglich in gewissen Thaltiefen, jedoch bald mehr auf südlichen, bald mehr auf nördlichen Bergverflächungen vorkommet" (650).

Eine sechste "äussere" Bedingung sei die "physische und moralische Lebensweise": Der Kretinismus galt damals oft als Sündenableiter der Familie, oder man machte allerlei andere unbestimmbare Faktoren für ihn verantwortlich wie Eindrücke in der Schwangerschaft, Fehler der Hebamme, Verhexung, Nahrungsfehler, Alkohol, Schwäche bei der Zeugung usf.

Von all diesen damals erwogenen und aus medizinhistorischen Gründen hier einzeln angeführten inneren und äusseren Entstehungsbedingungen des Kretinismus lässt Troxler nur den geographischen Faktor beschränkt gelten. Für alle anderen Bedingungen weist er nach, dass sie von den Autoren willkürlich gewählt sind, oder dass sie nicht konstant genug aufgewiesen werden können. Gegen die anatomischen und pathologischen Erklärungsversuche wendet er ein, dass "ein Ableiten von Lebenserscheinungen aus todtem Mechanismus" (651) nicht möglich sei, und dass man alle anatomischen Veränderungen viel eher "für Wirkungen, als für Ursachen des Chretinismus anzusehen" (652) habe. Das gilt nach Troxler auch für den Kropf, dessen Beziehung zum Kretinismus für die Auffassung Troxlers im folgenden besprochen wird.

B. Kropf und Kretinismus bei Troxler

Troxler erkannte zwar, dass zwischen Kropf und Kretinismus eine wichtige Beziehung besteht. Die genaue Art aber dieser Beziehung konnte von ihm damals noch nicht durchschaut werden. Doch widmete er diesem Problem eine spezielle Abhandlung mit der Ueberschrift "Bemerkungen über Wesen und Art der Kröpfe" (653), auf die kurz eingegangen sei.

Troxler sagt: "Wir sind nun zwar weit entfernt, die Disposition zum Cretinismus, besonders in Individuen, die mit Kröpfen und Schilddrüsengeschwülsten geboren werden, welche von väterlicher und mütterlicher Seite ererbt und mehrere Zeugungsgrade hindurch fortgepflanzt worden sind, zu läugnen" (654). Und er gibt auch zu, "dass unter allen den Cretinismus umschreibenden Formen der Kropf die häufigste und stetigste ist" (655). Dennoch sei der Kropf nicht als Ursache des Kretinismus zu betrachten (656). Man könne nicht, sagt er ganz richtig, "die Nachweisung der Coexistenz von Naturerscheinungen als Beweis für ihren ursächlichen Zusammenhang ... gelten lassen" (657). Und man dürfe nicht "das Wesen einer Krankheit - wir wollen einstweilen den Cretinismus selbst nur noch als Krankheit betrachten - aus dieser oder jener mit ihr enger oder ferner verbundenen, ähnlichern oder verschiedeneren Krankheitsform" (656) ableiten. "Es ward übersehen, dass der Kropf überhaupt nur Form ist, die von höchst mannigfaltigen und verschiedenen Lebenszuständen hervorgebracht werden kann" (658).

Der Kropf ist also nach Troxler bloss als eine Erscheinungsform des Kretinismus zu betrachten, d.h. "als Cretinismus der Schilddrüse" (659), und er ist dann zu werten "wie die anderen Ungestaltheiten des Cretinismus, wie seine übrigen Zufälle, z.B. Blödsinn, Stummheit, Taubheit, Muskelschwäche,

Kakerlakism u.s.w." (655) und kann wie diese auch selbständig, d.h. unabhängig vom Kretinismus, vorkommen.

Nun kommen wir zu Troxlers Gedanken über die Kropfentstehung: "Freilich liegt nun, wie bekannt, die Funktion dieses Organs mehr, als die irgendeines anderen, im Dunkeln, gleich wie seine ihm entsprechende Aussenwelt, die bisher nur infolge der Betrachtung seines krankhaften Zustandes in einzelne Einflüsse gesetzt worden ist" (660). Die Schilddrüse war Troxler nur als "Stimmdrüse" (661) bekannt. Dass Jodmangel eine kropfauslösende Rolle spielt, war damals noch nicht entdeckt. Erst 1820 stellte der Arzt Coindet zum ersten Mal die Jodmangel-Theorie auf (662). Troxler zählt die verschiedensten Stoffe und Kräfte auf, die damals für die Kropfentstehung verantwortlich gemacht wurden. Es sind im wesentlichen dieselben, auf die auch der Kretinismus zurückgeführt wurde (*). Troxler hält es für möglich, dass mancher Autor in seiner Kropfentstehungstheorie sich auf einer "mehr oder weniger richtigen Spur befunden haben" mag, "insofern er seine Behauptung auf eine unmittelbare Wahrnehmung gründet" (663). Wenn aber verschiedene Autoren partiell recht gehabt hätten, dann gäbe es "in der Natur keine eigentliche Kraft, und keinen Stoff, der, als solcher, ausschliesslich kropferzeugend wäre, sowenig als es, wie wir gezeigt haben, einen bestimmten, Cretinismus zeugenden Einfluss gibt" (664). Troxler stellt deshalb "die Behauptung auf, dass alle Kräfte und alle Stoffe der Natur kropferzeugend wirken können" (664). Und je nach der Beziehung, die solche Stoffe und Kräfte zur Schilddrüse haben, entsteht der Kropf; denn es liegt "das Spezifische weniger in ihnen, als in ihrer Beziehung auf das lebendige Substrat der Kröpfe, in Beziehung auf die Schilddrüse" (664). Diese Beziehung stellt sich Troxler folgendermassen vor:

---

*) Vgl. 201 ff.

"Allein unter den äusserlichen Stimmorganen ist die Schilddrüse (Stimmdrüse), das die dynamische und materielle Seite vermittelnde, und, nach dem Gesetze des Verhältnisses von Einfluss und Funktion, kann ihr ebenso nur das in der Atmosphäre die dynamische und materielle Seite vermittelnde Element entsprechen. Dieses stellt sich nun aber in dem sogenannten halbgasartigen Zustande dar, in bezug auf welchen Feuer und Luft die dynamische, Wasser und Erde die materielle Seite bilden. Nach unserer Ansicht ist demnach das Erzeugungs- und Umwandlungs-Element der Stimmdrüse der halbgasartige Zustand der Kräfte und Stoffe der Natur. Da nun aber alle Kräfte und Stoffe der Natur in diesem Zustande vorkommen können, so erklärt sich einerseits, wie wirklich von allen die Umänderung der Stimmdrüse ausgehen kann" (665).

Man sieht auch hier wieder, dass Troxler für die Entstehung der Krankheit etwas verantwortlich macht, das den Stoffen und Kräften der sinnlichen Erscheinungswelt übergeordnet ist. Doch stellt er sich dieses in einer wenn auch verfeinerten, doch immer noch physisch-sinnlichen Form vor (*). Nach dem bisher Erarbeiteten ist anzunehmen, dass sich Troxler das Jod, wenn ihm dessen Rolle schon bekannt gewesen wäre, nicht in seiner materiellen Erscheinungsform, sondern in seiner wesenhaften Form als wirksam vorgestellt hätte.

C. "Andeutung des wahren Begriffs vom Wesen des Cretinismus" (666)

Troxler versucht, "die lebendige Mitte" zu finden zwischen den zwei sich widerstreitenden Ansichten, von denen die eine den Kretinismus als "eine nur von innen entsprungene Abart", die andere bloss als "eine von aussen entstandene

---

*) Zur Methode von Troxlers Darstellung vgl. S. 66 ff.

Krankheit" (667) auffasst.

Der Kretinismus ist für ihn "weder als eine bestimmte Abart des gesamten Menschengeschlechts, noch als eine zufällige Krankheit des einzelnen Menschenindividuums zu betrachten" und hat mit den Abarten nur von "Seite seiner inneren Anlage", mit den Krankheiten nur "von Seite seiner äusseren Entstehung" Aehnlichkeit (668). Er stellt "die Mittelstufe und den Uebergang von den grossen Geschlechtsumwandlungen und den individuellen Affektionen" (669) dar.

Der Kretinismus ist eine "Naturentartung des einen und ganzen Menschen" (670) und stellt eine "Zerrüttung des menschlichen Wesens in sich selbst" (671) dar. "Er zerrüttet und vernichtet den generischen und individuellen Charakter des Menschen, den Grund seiner Entwicklung und Anlage, das menschliche Leben, mit einem Worte, in seiner tiefsten Wesenheit und in seinem ganzen Umfange und Wandel" (672). Der Kretinismus ist ein "Morbus totius substantiae" (673) und ist "als über das Bereich von denjenigen Uebeln, welche in Seelen- und Leibeskrankheiten unterschieden werden können, hinausgehend" (673) zu betrachten; er umfasst sie alle, kann sich aber oft vorzugsweise psychisch oder somatisch ausprägen und sich dann mehr als Idiotie oder mehr als körperliche Entartung äussern (674). Der Kretinismus ist ein "Verderbnis des Lebensprinzips, des Quellpunkts aller dynamischen und materiellen Verhältnisse" (675), so dass der Mensch seiner intellektuellen und moralischen Fähigkeiten sowie seiner physischen Kraft beraubt "und als ein entartetes Wesen unter das Tier" (676) herabgesetzt wird in einen Zustand schlimmer als Krankheit und Tod (677).

Die innere oder "nächste" (678) Ursache (*) des Kretinismus

---

*) Ueber die "Ursachen" der Krankheiten vgl. S. 137 ff.

ist der "Verlust der Selbstbestimmung" (679) des menschlichen Wesens gemäss den drei möglichen Intensitätsstufen einer Abnormität (680)(*). Der Mensch hört auf, Mensch zu sein, wenn seine Selbstbestimmung dem Bestimmtwerden von aussen unterliegt (681). Es herrscht dann "Anarchie der menschlichen Natur" und "Despotie der Aussenwelt" (678).

Die "äussere" oder "entferntere" Ursache ist die Alpennatur selbst (682). Die Alpen mit ihren verschiedensten Klimaten und Zonen sind "eine Werkstätte von Exzessen und Extremen" (683). Es hätten jedoch nicht einzelne Extrempotenzen ursächliche Bedeutung, was man daran sehen könne, dass Gebiete, in denen solche Potenzen allein vorherrschen, auch ohne Kretinen seien (684). "Die Gebirgstäler in den Alpen sind ein zusammengedrängtes Weltall" (685), eine Vereinigung von allen Zonen und Klimaten, eine Mitte der schroffsten Gegensätze (686). Troxler anerkennt "den relativen Wert" jeder vorgängigen Ursachentheorie, "insoweit sie sich auf richtige Beobachtungen gründet" (687). Aber nur das Zusammenwirken aller sogenannten äusseren Ursachen macht die eine äussere Ursache aus, genauso wie das für die Kropfentstehung dargestellt worden ist (**).

So kann nach Troxler der Kretinismus "als ein misslungener Akklimatisationsprozess angesehen werden" an den "Inbegriff und Widerstreit aller Klimate, an die Alpennatur" (688).

Dieses "Zusammentreffen und Ineinanderwirken einer übermächtigen Natur und ohnmächtigen Menschheit" geschieht zwischen Wesen und Wesen, und die Erscheinungen sind "ein treues Abbild eines höhern, ihnen beiderseitig zugrundeliegenden Verhältnisses..., welches im Ganzen zwischen Erde und Mensch-

---

*) Ueber die drei Intensitätsstufen aller Krankheiten vgl. S. 146 ff.

**) Vgl. S. 205.

heit, und in bezug auf unsern Gegenstand zwischen Alpennatur und Cretinismus nachweisbar ist" (689).

Die Alpennatur bestimmt hier völlig die dem Individuum zugrundeliegende menschliche Zentralwesenheit, die von Troxler in diesem Zusammenhang noch nicht vom Gattungshaften unterschieden wird (690)(*). Und auf dieses Gattungshafte führt er auch die vermeintliche Vererbbarkeit des Kretinismus zurück (689).

Die wesenhafte, d.h. imponderable Wechselwirkung zwischen Mensch und Natur schildert Troxler folgendermassen: "Die engen und tiefen Alpenthäler mit all ihren charakteristischen Eigenthümlichkeiten ... sind die Hauptwerkstätten dieser Vergeistigung des Materiellen und der Entbindung der imponderablen, gasartigen und ätherischen Stoffe aus dem Dunstkreise, wodurch die allgemeinen und gewöhnlichen Lebensreize gleichsam vergiftet" werden (691).

Man erkennt es deutlich: Auf einer Physiologie, die bis auf die übersinnlichen Verhältnisse zurückgeht, möchte Troxler seine Lehre vom Kretinismus begründen:

"Die bisherige Physiologie noch immer zu atomistisch und grob materiell, hat freylich noch keinen Sinn für diese unsinnlich wirkenden Naturkräfte und keine Ahnung von diesen in allen Stoffen schlummernden Geistern, die der nur mit der Wage und dem Massstab, mit dem Tiegel und Scalpell befreundete Verstand in die Regionen der Poesie verwiesen oder ins Fantasiereich verbannt hatte. Diese Physiologie wusste daher, sowie sie über das Sinnfällige und Handgreifliche hinaus war, nichts mehr zu erklären und lief, wie das Thier auf dürrer Heide, in die Runde. Versuchen wir

---

*) Ueber Gattung und Individuum vgl. S. 72 ff. und S. 90.

es doch einmal, statt die Wirklichkeit unserer gemachten Schullehre, vielmehr die sogenannte Physiologie einmal der lebendigen Natur anzubilden" (691).

Im Grunde genommen ist Troxler sich bewusst, dass er die zu fordernde Erkenntnis der übersinnlichen Verhältnisse nicht hat. Das zeigt sich dort, wo er zugibt, dass "eine lebendige Klassifikation" (692) des Kretinismus, die von dessen Wesen anstatt bloss von dessen Erscheinung ausgehen würde, "bei dem jetzigen Stand der Dinge unmöglich ist" (693). Denn eine solche Klassifikation setzt "eine noch nicht erreichte Ergründung der gegenseitigen Verhältnisse des Lebens und der Natur voraus" (693).

D. Die Klassifizierung des Kretinismus bei Troxler

Troxler teilt den Kretinismus in "Gattungen" und "Grade", "Arten" und "Formen" ein.

1. Die hauptsächlichsten "Gattungen" sind der "endemische" und der "sporadische" Kretinismus. Der erstere ist mehr von innen verursacht, er ist die angeborene und schlimmere Form. Der zweite ist oberflächlicher, mehr von aussen bestimmt, er ist die mildere Form (694).

2. Die "Grade" entsprechen den "sieben Abstufungen von Fodéré" (695).

3. Die "Arten" bestehen aus zwei Typen: einem südlichen oder Taltyp, der grossköpfig und schwarzhaarig ist und lange Extremitäten aufweist; der nördliche oder Bergtyp ist kleinköpfig, meist rothaarig und hellhäutig, mit kurzen Extremitäten.
In seinen Arten und Graden kann der Kretinismus "universell" sein oder "dividuell", je nachdem er das ganze Individuum oder Teile von ihm erfasst (696).

4. Die "Formen" sind durch die Formen des Lebensprozesses und Organismus bedingt, die betroffen sind. Troxler unter-

scheidet hauptsächlich vier Formen:

a) Den Kretinismus mit "Alpenkropf" (697).

b) Die kretinische "Leucäthiopie", die die "Kakerlaken" oder Albinos betrifft. Hier führt die schwerere Form bis zur "Blindlahmheit" (698).

c) Die kretinische Taubstummheit (699).

d) Die kretinische Idiotie (700).

Von all diesen Formen gibt es auch eine nicht-kretinische Variante. Als mildere kretinische Erscheinungsformen interpretiert Troxler auch eine ganze Reihe von Gestaltvarianten und Gebrechen, die in den Alpen auftreten, bis hin zu moralischen Schwächen und Dialektnuancen (701). Alle diese Erscheinungen erklärt er sich so, dass wegen der "ursprünglichen Verderbnis" der "gemeinsamen Wurzel" des Menschenwesens sich neue Verhältnisse zwischen Körper, Leib, Seele und Geist ergeben:

"Wenn uns der lebenvolle, gesunde Naturstand die innige freudigentwickelnde Wechselwirkung von den zwey dunkeln Potenzen im Körper, die man bald Seel und Leib, bald Geist und Materie nennt, kennen lehrt, und zur Erklärung davon Systeme des gegenseitigen Einklangs oder Einflusses aufgestellt worden sind, so zeigt uns auch dieser mehr als krankhafte auf wechselweise Verderbnis gerichtete Zustand des Cretinismus wieder einen Zusammenhang und eine Uebereinkunft von Richtung und Streben der in sich entzweyten Doppelkraft des Menschen, wodurch die natürliche Einheit zwischen Geist und Körper wieder auf eine andere Weise hergestellt und der eine ein so elendes Geschöpf, wie der andere, oder cretinisch wird" (702).

E. Die Behandlung des Kretinismus

Da der Kretinismus sowohl einer von innen kommenden Abart als auch einer von aussen bedingten Krankheit verwandt ist, ist er nach beiden Richtungen hin zu behandeln (703). Es gibt also zwei hauptsächliche Richtungen, in denen der Kretinismus zu bekämpfen ist:

"Nach sorgfältiger Prüfung von all dem ursprünglich Vielen, worin man das Heil des Cretinismus suchte, oder gefunden zu haben wähnte, erkennen wir nur zwei Mittel für solche an, die diesen Namen einigermassen, jedoch nicht nach einer strengen Begriffsrichtigkeit verdienen, und diese sind:
1. In Hinsicht auf das Geschlecht, die Vermischung;
2. In Hinsicht auf die Individuen, die Verpflanzung" (704).

Die Herabmilderung der Naturkontraste der Alpen ist nicht möglich, und deshalb ist der Kretinismus "seinem Wesen nach unausrottbar" (705). Seine Erscheinung ist aber abhängig von der Art der äusseren Bedingungen. Das ist der Grund, weshalb Troxler die geographische "Verpflanzung" der Kinder als sinnvoll erachtet:Es dürfe die "in Folge wirklich gemachter Erfahrung vorgeschlagene Exportation der Kinder in Hinsicht auf Cretinismus einige, doch allerdings beschränkte Giltigkeit haben" (706). Troxler spricht sich deshalb gegen den Usus von festen "Heimathswohnsitzen" aus und schlägt die Einrichtung einer "äusserlich wandernden Lebensart" (707) vor, ähnlich wie das von den Alpenhirten gepflegt werde.

Um die innere Anlage und die vermeintliche Vererbbarkeit des Kretinismus zu bekämpfen, schlägt Troxler gesetzgeberische Massnahmen zur besseren Vermischung der Bevölkerung vor, zum Beispiel zur Verhinderung von Verwandtschaftsehen (707).

Ein "Spezifikum" im Sinn eines Heilmittels hält Troxler eigentlich nicht für möglich (704). Doch sieht er auf diesem Gebiet trotzdem noch nicht alle Möglichkeiten ausgeschöpft. Denn da die äussere Ursache sich in mancherlei Elementen offenbart und davon auch das Heilmittel abhängt, eröffnet sich hier noch "ein unendliches Gebiet der empirischen Forschung und dem praktischen Wirken" (708).

Bei der Besprechung der hygienischen, pflegerischen und erzieherischen Massnahmen für die Kretinen bringt Troxler einen wichtigen pädagogisch-therapeutischen Grundsatz zur Geltung, und zwar dort, wo er auf die Sprachfähigkeit eingeht (709): Eine wenn auch nur in Resten vorhandene Fähigkeit soll soweit als möglich geschult und nicht durch andere Fähigkeiten ersetzt werden. In dem Aufsatz "Erinnerungen und Bemerkungen über Behandlung und Unterricht der Taubstummen" (65) formuliert Troxler dieses Prinzip folgendermassen:

"Wir kommen demnach zu der Behauptung, dass Taubstumme in bezug auf ihren Unterricht, den sie von andern Menschen zu fordern haben, ihr eigenes Naturrecht haben. Das höchste Gesetz ist dieses nun: Kein Sinn und kein Trieb darf vermöge künstlicher Einwirkung an die Stelle eines anderen gesetzt werden, solange und insoweit es nur immer möglich ist, den einen Sinn zu erhalten und zu entwickeln; denn durch jenes Ersetzen gebe ich dem Mitmenschen nicht, sondern ich nehme ihm. Der Sinn, der ersetzt wird, ist gleichsam vertilgt; ersetzt werden darf aber gerade ein Sinn nur, wenn er vernichtet ist. Das positive Recht, das demnach bisher in Behandlung der Taubstummen gewaltet hat, ist folglich unsittlich und verwerflich, weil es unnatürlich ist ... Die erste Aufgabe bei einem Taubstummen ist demnach nicht, weil er schwer hört, ihm gleichsam sein Gehör ganz zu rauben und ihn nur durch die Augen hören zu machen, oder weil er nicht leicht spricht, ihm seine eigentlichen Sprachorgane ganz zu lähmen und ihn mit Händen und Füssen gestikuliren zu lassen" (710).

Die Taubstummheit scheint damals häufig als Begleiterscheinung des Kretinismus vorgekommen zu sein, denn gerade in diesem Zusammenhang fordert Troxler die Einführung eines allgemeinen Taubstummenunterrichts in der Schweiz: "Darum ist es in unserem Vaterlande noch von grösserer Wichtigkeit als anderswo, dass Taubstummen-Unterricht eingeführt werde. Ein paar, wohl treffliche Anstalten in einigen Städten reichen lange nicht zu" (709).

Beim Unterricht der Behinderten geht es im allgemeinen nicht darum, "eine gewisse Menschenklasse dem Dienste der Welt zu gewinnen, sie so viel als möglich zum geläufigen Werkzeug in der grossen Maschine oder Fabrik abzurichten" (711). Es geht um "die Erziehung des Menschen" (712), und das "Edelste und Wichtigste" dabei ist "der Religionsunterricht" (713).

Man sieht, mit welchen Ideen und mit welcher Gesinnung Troxler an die Lösung eines der hauptsächlichsten sozialmedizinischen Probleme der damaligen Schweiz herangehen wollte. Gleichzeitig eröffnet sich uns hier ein sehr wichtiger Aspekt von Troxlers Wirken als Mediziner, ein Aspekt, in den auch seine von der Philosophie durchdrungene politische Haltung hineinfliesst: das Gebiet seiner medizinalpolitischen sowie seiner sozial- und präventivmedizinischen Bestrebungen. Diese Seite von Troxlers Wirken ist heute kaum bekannt. Und doch haben einige seiner Ideen auf diesem Gebiet dem Prinzip nach ihre vollste Aktualität noch nicht verloren. Dem öffentlich-medizinischen Wirken Troxlers soll deshalb ein eigenes Kapitel gewidmet sein.

6. K A P I T E L

Troxlers Wirken in sozialmedizinischer und medizinalpolitischer Hinsicht

1. Allgemeines

Troxlers philosophisches und weltanschauliches Bestreben zeichnet sich auch in der Medizin durch den Willen aus, das Höchste und Allgemeinste mit dem Untersten und Speziellsten zu verbinden. Und was er ideell gewonnen hat, möchte er in die Tat umsetzen, wobei er, seinem philosophischen Bemühen entsprechend, auch im Praktischen umfassende Gesichtspunkte berücksichtigen will. Diese Haltung ist aus Troxlers ganzem Lebenslauf herauszulesen, aus der Art beispielsweise, wie er seine Auffassung der Philosophie als Bildnerin des geistig freien Individuums in die schulpädagogische Praxis und in seine staats- und hochschulpolitischen Betätigungen konkret hineingetragen hat (*).

Auch in der Medizin zeigt Troxler solches Bemühen. Auch dort will er das im Einzelnen als gültig Erscheinende für die Allgemeinheit fruchtbar machen und das Allgemeine so einrichten, dass das Einzelne von ihm durchdrungen ist und im Ganzen seinen ihm gemässen Platz findet. Für Troxler ergeben sich deshalb auch Fragestellungen und Anregungen, die wir heute als sozial- und präventivmedizinische und als medizinalpolitische bezeichnen würden.

Das von Troxler 1816 - 1817 herausgegebene "Archiv der Medizin, Chirurgie und Pharmazie" ist ganz bewusst in diesem

*) Vgl. Kap. 1, speziell S. 30 ff. und S. 38 ff.

das Allgemeine mit dem Konkreten verbindenden Sinn gehalten, wie seine Einleitung und Inhaltsangabe verraten: "Unter obigem Titel erscheint eine in der Schweiz und ihren nächsten Umgebungen veranstaltete und periodisch fortgesetzte Sammlung des Denkwürdigsten, was in den erwähnten und diesen zunächst verwandten Fächern der Naturkunde aus dem Leben, der Erfahrung, dem Nachdenken, und praktischen Wirken hervorgegangen, und was hinwieder durch seine Bekanntmachung wohlthätig sowohl auf das höhere Gebiet der Wissenschaft, als des ärztlichen Handelns, zurückwirken kann" (714).

Die ganze Konzeption des "Archivs" mit seiner Einteilung in vier Rubriken spiegelt das Bestreben nach umfassenden Gesichtspunkten wider: "Die erste Rubrik enthält selbstständige Abhandlungen über medizinische, chirurgische und pharmazeutische Gegenstände". Auch die Geburtshilfe und die Naturkunde, insofern sie "in naher Beziehung mit Medizin stehen", gehören dazu, wobei die Tendenz "vorzugsweise aufs Praktische gerichtet" ist. "Die zweite Rubrik bildet eine Uebersicht von den wichtigsten neuen Entdeckungen und Bereicherungen der Fächer ...". Sie bietet Rezensionen von englischen, französischen, italienischen und deutschen Schriften (715). "Die dritte Rubrik umfasst die schweizerische Staatsarzneikunde, das Sanitätswesen der Kantone, und wird sich sowohl auf Bedürfnisse der Sache als Verfügungen der Behörden einlassen; ferner begreift sie Anstalten z.B. für Wahnsinnige, Blinde, Taubstumme u.s.w., da und dort in Hinsicht medizinischer Polizei getroffene Maasregeln, interessante Fälle aus gerichtlicher Medizin, Nachrichten von volkstäuschenden Quacksalbern, Wunderkrankheiten und Wunderkuren u.s.w.". "Die vierte Rubrik bezieht sich auf die in medizinischer Hinsicht merkwürdigen Verhältnisse der Aussenwelt, enthält immer fortlaufende, genaue, meteorologische Beobachtungen, Nachrichten von Epidemien, von grassirenden Seuchen u.s.w." (716).

Diese Konzeption ist auch durchgeführt worden. Sie ist ein Beispiel für den weiten Blick Troxlers bei seiner Bemühung um die Förderung auch des medizinischen und naturwissenschaftlichen geistigen Lebens in der Schweiz.

2. Sozial- und Präventivmedizinisches

Troxlers eigene Beiträge zu konkreten Themen im "Archiv der Medizin, Chirurgie und Pharmazie" tragen deutlich eine die Gesichtspunkte der Allgemeinheit einbeziehende Note. So ist der Artikel "Ueber den Nutzen des Schwefels in chronischen Brustübeln" (68) einerseits deswegen geschrieben, weil ein empirischer und historischer Nachweis für die Wirksamkeit des Schwefels erbracht werden soll, und andererseits, "weil derlei Brustleiden, von welchen hier die Rede ist, in unserm Vaterlande sehr häufig vorkommen..." (717).

In dem Aufsatz "Eine Erfahrung über die Einwirkung des im Milzbrande sich entwickelnden Giftes auf die menschliche Natur" (67) regt Troxler seine Arztkollegen zu Berichten an, die nach "wissenschaftlichen Gesichtspunkten" (718) über die Frage geschrieben sind, "ob das Fleisch von angesteckten Thieren, die infolge ihrer Krankheit geschlachtet worden, oder gefallen, genossen werden dürfe?" (719). In solchen Punkten seien die Aerzte verantwortlich für die Grundlage der Gesetzgebung: "Darauf fällt die Gründung des Gesetzes erst noch uns Aerzten heim, und die Lösung der wichtigen Aufgabe, zu welcher wir hier nur einen kleinen Beitrag zu leisten, und sie neu anzuregen die Gelegenheit ergriffen, ist ein Punkt, auf welchem sich die Aufmerksamkeit und die Bemühungen der Menschen- und Thierärzte gegenseitig vereinigen müssen" (718).

Andere Ideen, die für die Sozial- und Präventivmedizin von Belang sind, haben wir schon erwähnt: die geographische

Verpflanzung und die eugenetische Gesetzgebung beim Kretinismus, dann der Grundsatz, dass bei Behinderten besonders die defizienten, aber noch vorhandenen Fähigkeiten geschult werden müssten, ferner die Forderung eines allgemeinen Taubstummenunterrichts in der Schweiz (*) und die Voraussage einer aktiven Tollwutschutzimpfung (**).

Man staunt, welche modern anmutenden Ideen von diesem Denker damals am Anfang des 19. Jahrhunderts geäussert worden sind, Ideen, deren Verwirklichung teilweise zum selbstverständlichen Bestandteil der neuzeitlichen Praxis geworden ist. Man denke beispielsweise an die heute im Gesetz verankerte Fleischschau, an allgemeine eugenetische Aspekte der Gesetzgebung, an die moderne Schulung von Taubstummen und an die Tollwutimpfung.

Am bekanntesten ist Troxler in sozialmedizinischer Hinsicht im Zusammenhang mit dem Kretinismus geworden, und zwar durch seine Anregung und Unterstützung des Lebenswerkes von Johann Jakob Guggenbühl, der Kretinenheilanstalt auf dem Abendberg bei Interlaken (720). Guggenbühl hat ja durch die Verwirklichung dieser Anstalt die medizinisch-heilpädagogische Förderung geistig Behinderter in Europa überhaupt eingeleitet (721). Wir wollen deshalb in der Form eines Exkurses der Beziehung der beiden Aerzte eine eigene Betrachtung widmen.

---

*) Vgl. S. 212 ff.

**) Vgl. S. 178 ff.

3. Exkurs:
I.P.V. Troxler und Johann Jakob Guggenbühl (1816 - 1863)

Troxler hatte in seiner Arbeit "Ueber Kretinismus" von 1817 (*) ganz bewusst den Zweck verfolgt, "den vielen verworrenen und abschweifenden Nachforschungen und Bemühungen ein festes Ziel zu setzen, um so wenigstens den Anfang gründlicherer Versuche einzuleiten" (704). In der gleichen Arbeit empfahl er, nicht nur diagnostische Forschungen zu betreiben, sondern auch praktische, klinische und therapeutische Versuche zur Bekämpfung des Kretinismus anzustellen: "Wichtiger noch als anatomische Untersuchungen dürften medizinische Beobachtungen und mit Vorsicht und Schonung angestellte Versuche über den Einfluss von ausgezeichnet wirkenden Nahrungs- und Arzneistoffen..." sein (722).

Troxler fasste die Bekämpfung des Kretinismus wegen seiner weiten Verbreitung als ein allgemein öffentliches, auch von den Regierungen zu behandelndes Problem auf (723). An der Versammlung der "Allgemeinen Gesellschaft für die gesamten Naturwissenschaften" in St. Gallen hielt Troxler am 27. Juli 1830 eine viel beachtete Rede, in der er zu einer gesamtschweizerischen, auf statistischen Erhebungen basierenden Bearbeitung des Kretinismusproblems aufrief:

"An uns, verehrte Versammlung schweizerischer Naturforscher und Aerzte, scheint also der von so vielen Seiten abgelehnte Ruf ergangen zu sein, Rath und Hülfe zu schaffen den elenden Geschöpfen, deren Zahl in unserem Vaterlande Legion ist; und sollten wir dies nicht vermögen, doch Mittel und Wege zu finden, die Quelle des Unheils zu verstopfen oder zu verhüten. Nicht mit Verzweiflung, mit Begeisterung

---

*) Vgl. 199 ff.

muss man beginnen" (724).
"Von erster und höchster Wichtigkeit wäre die Ausmittelung der äusseren und entferntern Ursachen, welche die cretinische Entartung im Ganzen und in ihren besonderen Formen, Arten und Graden bedingen. Diese nun aber in ihren naturgetreuen Erscheinungen, sowie die ihnen entsprechenden Gelegenheitsursachen kennenzulernen, wäre meines Erachtens das Nothwendigste und Zweckmässigste die Aufnahme einer allgemeinen topographischen Carte oder statistischen Uebersicht des Cretinismus und der cretinischen Menschenentartung in unserem gesamten Vaterlande" (691).

An dieser Jahresversammlung der schweizerischen Naturforscher und Aerzte wurde zwar das Kretinismusproblem aufgrund von Troxlers Rede besprochen, jedoch ergaben sich daraus zunächst keine praktischen Konsequenzen, weil ein Hauptinitiant für die Bearbeitung des Problems, Dr. Usteri (725), gestorben war. Erst zehn Jahre später, an der Jahresversammlung von Fribourg 1840, wurde dieses Thema wieder aufgenommen und eine spezielle Kommission damit beauftragt, es zu bearbeiten. Die erste praktische Initiative zur Bekämpfung jenes Volksübels entsprang aber nicht diesen offiziellen Bemühungen, sondern den individuellen Impulsen von Johann Jakob Guggenbühl.

Es soll jedoch hauptsächlich Troxlers Bemühungen um den Kretinismus zu verdanken sein, dass Guggenbühl zur Begründung seiner später weltberühmt gewordenen Kretinenheilanstalt angeregt wurde. So schreibt die "Neue Zürcher Zeitung" am 24.9.1844:

"Hrn. Dr. Troxler gebührt das nicht geringe Verdienst, die Frage des Kretinismus in der Schweiz und von da aus in Deutschland, Belgien, Holland und Frankreich vorzugsweise angeregt und zu einem der bedeutungsvollsten Probleme unserer Zeit geschaffen zu haben. Schon im Jahr 1817 beschäftigte sich Hr. Dr. Troxler mit diesem Gegenstand und er schrieb im dritten und vierten Hefte des in Aarau bei Sauerländer erschienenen Archivs für Medizin, Chirurgie und Pharmazie eine gediegene Abhandlung über den Kretinismus, indem er schon damals eine Klassifikation desselben entwarf. Im Jahr 1830 sodann trug er in der Versammlung der Schweizerischen Naturforscher eine Abhandlung 'über den Kretinismus und seine Formen als endemische Menschenentartung in der Schweiz' vor, und regte den gleichen Gegenstand in der Versammlung derselben Gesellschaft im Jahr 1840 wieder an. Seine Aufmunterung bewog vorzüglich Hrn. Dr. Guggenbühl zu dem edelmüthigen und verdienstvollen Entschluss der Gründung einer Heilanstalt für kretine Kinder auf dem Abendberg" (726).

Johann Jakob Guggenbühl war am 13. August 1816 in Grüt-Meilen (Kt. Zürich) geboren worden und hatte dort und in Wädenswil seine Kinder- und Jugendzeit verbracht. Von 1832 bis 1836 hatte er in Zürich und dann in Bern Medizin studiert, wo er 1836 das Studium abschloss und 1837 als erster Doktor der Medizin der 1834 gegründeten Universität promovierte (727). Schon als Student war er mit Troxlers Schriften bekannt geworden (728). Er hatte in dieser Zeit auch persönliche Bekanntschaft mit Troxler geschlossen, aus der sich eine anhaltende freundschaftliche Beziehung entwickelte. Von Guggenbühl sind Briefe an Troxler von 1837 - 1861 erhalten (729). Troxler schrieb auch das Vorwort zu Guggenbühls "Der Alpenstich" (Zürich 1838). 1939 schloss Guggenbühl durch die Vermittlung von Troxler auch Bekanntschaft mit dem berühmten Philanthropen und Pädagogen Philipp Emanuel von Fellenberg (730), mit dem er später ebenfalls eine rege Korrespondenz unterhielt (73).

Der Entschluss, sich mit dem Kretinismusproblem zu befassen, fusste nach Guggenbühls eigenen Angaben auf einem persönlichen Erlebnis, das er 1836 anlässlich eines Ausflugs auf den Uri-Rotstock in Seedorf, Kanton Uri, gehabt hatte. Er sah dort einen vor einem Kreuz betenden Kretinen, und dieser sei es gewesen, wie er später schrieb, "der zunächst zu meiner speziellen Mission die erste Veranlassung gab. Der Anblick des zwergartig verkrüppelten und stupid hässlich aussehenden Menschen, der vor einem Kruzifix ein Unser Vater stammelte, schwebte nachher lange Zeit beständig vor meiner Seele. Als ich ihm in eine benachbarte Hütte zu seiner Mutter folgte, erzählte mir diese, dass sie ihn in den ersten Lebensjahren mit ziemlicher Leichtigkeit das Gebet gelehrt habe, welches er nun regelmässig immer um die gleiche Zeit dahin zu verrichten gehe, wie immer nur die Witterung sei, dass sie jedoch ihrer grossen Armut wegen ihm keine weitere Hilfe und Aufmerksamkeit schenken konnte, und er somit von Jahr zu Jahr immer mehr versank und keinerlei weitere Fortschritte mehr machte" (732). In der Folge dieses Erlebnisses fasste Guggenbühl den Entschluss, "der Abhilfe dieses Jammers sein Leben zu weihen und eher zu erliegen, als diese Angelegenheit der Menschheit zu verlassen" (733).

Als Guggenbühl nach diesem Ereignis seine Studien in Zürich wieder aufnahm, begann er, sich vorzugsweise mit dem Kretinismus zu beschäftigen. Es war in diesem Zusammenhang, dass er auf den damals gerade als Separatdruck erschienenen St. Galler Vortrag Troxlers stiess. Inwieweit Guggenbühl sich bei der weiteren Ausgestaltung seiner Ideen inhaltlich von Troxler anregen liess, etwa durch den Gedanken der geographischen Verpflanzung, ist nicht bekannt. Den Plan einer speziellen Heilanstalt entwickelte er dann im Austausch mit Fellenberg, wie sich aus dem Briefwechsel von 1839 entnehmen lässt (734).

Nachdem der frisch promovierte Guggenbühl 1837 in Wasserfluh und in Lichtensteig (Kanton St. Gallen) sich ausführlich mit der Literatur über den Kretinismus beschäftigt hatte, führte er von 1838 - 1840 in Matt, Kanton Glarus, eine Praxis, wo er eingehend die konkreten Probleme des dort sehr verbreiteten Kretinismus studieren konnte. 1840 veröffentlichte er den "Hülfsruf aus den Alpen, zur Bekämpfung des schrecklichen Cretinismus" (735). In dieser Arbeit schlug er die Schaffung einer Kretinenkolonie vor, "am besten" auf einer "Sennerei auf den Alpen", denn "das souveräne Mittel ist nun, dass man die Kinder in eine Höhe bringe, die wenigstens 3000'ü.M. betragen muss" (736). Vom "Hülfsruf" beeindruckt, bot Fellenberg Guggenbühl an, in seiner Erziehungsanstalt in Hofwil, Kanton Bern, als Heimarzt und Lehrer zu wirken. Guggenbühl ergriff dieses Angebot und hatte dadurch Gelegenheit, von Hofwil aus die Einrichtung und Eröffnung einer "Kretinenheilanstalt" auf dem Abendberg bei Interlaken vorzubereiten, einer Alp, die 1840 gekauft werden konnte (737).

Während dieser ganzen Zeit stand er in ständigem brieflichem Kontakt mit Troxler. Er berichtete diesem über die Entwicklung des Vorhabens (737) und bat ihn, dieses in den Zeitungen anzukündigen und, um die Angelegenheit in ganz Europa bekannt zu machen, auch Artikel über den Kretinismus an sich zu veröffentlichen (738). Troxler scheint für einen Teil der im Jahre 1840 erscheinenden Artikel über Kretinismus und den Abendberg verantwortlich zu sein, denn im Dezember 1840 bat ihn Guggenbühl um weitere kräftige Propaganda (739).

Für die offizielle Eröffnung der Kretinenheilanstalt am 1. Mai 1841 verfasste Troxler die Festschrift "Die Kretinenheilanstalt von Dr. Guggenbühl auf dem Abendberge" (740). Im August 1841 befasste sich die Versammlung der schweizerischen naturforschenden Gesellschaft in Zürich erneut mit dem Kretinismusproblem und wählte Troxler zum Präsidenten der Spezialkommission. 1844 schrieb Troxler das Vorwort zu Guggenbühls "Premier Rapport" über den Abendberg (741). In diesem Vorwort verteidigte Troxler Guggenbühl, der damals öffentlich kritisiert wurde, da man allgemein den Kretinismus keineswegs für heilbar hielt, im Gegensatz zu Guggenbühl, der seine Intention eines Heilungsversuchs schon in der Namengebung für seine Institution ausgedrückt hatte. Troxler hielt den voll ausgeprägten Kretinismus zwar auch nicht für heilbar, ausser möglicherweise die weniger ausgeprägten Formen (742) "in gewissen Schranken" (743). Aber gerade deshalb unterstützte er den "Thatversuch" Guggenbühls (742). 1830 hatte Troxler selbst ausgesprochen, es gehe darum, "ein Teil der Nation von dem Verlust der lebendigen Seele zu verwahren" (744).

Die Kretinenheilanstalt auf dem Abendberg erregte bald weltweites Aufsehen, was zum Teil auch durch Troxlers publizistische Tätigkeit gefördert worden sein mag. Besucher kamen aus der Schweiz, aus Deutschland, Oesterreich, Dänemark, Holland, Sardinien, England und Amerika, um an Ort und Stelle diese besondere Institution kennenzulernen. Unter den zahlreichen Gästen befanden sich, nur um die prominentesten zu nennen, die Königin von Holland sowie der König und die Herzogin von Württemberg (745).

Umgekehrt bereiste Guggenbühl verschiedene Länder Europas, um Vorträge zu halten und Ratschläge zu erteilen, und er führte eine ausgedehnte Korrespondenz mit vielen Aerzten und Freunden. Unmittelbar nach dem Vorbild des Abendberg entstanden in kurzer Zeit zwölf Heime für über 1000 geistig behinderte Kinder, und zwar in Deutschland, Oesterreich, Holland, Skandinavien, England und Amerika (746).

So wurde Guggenbühls Impuls, der durch Troxler mit angeregt worden war, zum Ursprung der neuzeitlichen medizinisch-heilpädagogischen Bewegung überhaupt, die sich weiter in der Welt verbreitete, auch als die Institution auf dem

Abendberg schon längst hatte schliessen müssen.

Nach etwa 1844 wurde die Kritik an Guggenbühl stärker. Man warf ihm das Fehlen von genau dokumentierten Krankengeschichten und neutralen medizinischen Beurteilungen seiner Diagnosen und Heilerfolge vor. Die Führung der Anstalt liess auch zu wünschen übrig, da Guggenbühl aus gesundheitlichen Gründen und durch Vortragstätigkeit oft abwesend war. Auch schob er die öffentliche Rechenschaft über seine Buchhaltung immer wieder hinaus, wofür ihn auch Troxler mahnen musste (747). Man hielt Guggenbühl auch für eitel und eigennützig, als er von vielen ausländischen akademischen und fürstlichen Gesellschaften Ehrungen erhielt. Das alles führte letztlich dazu, dass sich die Schweizerische Naturforschende Gesellschaft an ihrer Jahresversammlung vom August 1858 offiziell von jeglicher Teilnahme an der Anstalt lossagte (748).

Troxler stand Guggenbühl in all diesen Auseinandersetzungen bei und unterstützte ihn auch öffentlich (749). 1854 schrieb er noch das Vorwort zu einer italienischen Propagandaschrift, und 1857 würdigte er ihn mit seiner in Briefform verfassten Abhandlung über den Kretinismus für seinen Freund Prof. Kieser in Jena (*).

Troxler blieb mit Guggenbühl in treuer Verbindung bis in dessen letzte Lebenszeit. Nach dem frühen Tod Guggenbühls (2. Februar 1863 in Montreux) musste die Kretinenheilanstalt aufgelöst werden, weil kein Nachfolger gefunden werden konnte. Troxler versuchte sie noch zu retten, indem er sogar seinem Sohn, der auch Mediziner war, empfahl, die Führung der Anstalt zu übernehmen (748).

So hat Troxler bis in die späte Zeit seines Ruhestandes

---

*) Vgl. S. 42.

hinein durch seine Ideen und seine öffentliche Tätigkeit an der Einrichtung und Erhaltung einer medizinisch-heilpädagogischen Institution wesentlich mitgewirkt, die zum Ausgangspunkt der heilpädagogischen Bewegung in Europa und der Welt überhaupt geworden ist. Dieser mehr sozialmedizinische Aspekt Troxlers verdient deshalb in der Medizingeschichte besonders betont und gewürdigt zu werden.

4. Medizinalpolitisches

A. Das Problem der Freiheit in der Medizin

Troxler besass als philosophischer Geist das Vermögen, zu unterscheiden zwischen Gesetzmässigkeiten, die in einem bestimmten Sachbereich wie Pädagogik oder Medizin, und solchen, die in anderen Gebieten wie in denen der Politik oder der Wirtschaft Gültigkeit haben. Aehnlich wie in der Pädagogik vertrat er auch in der Medizin die Auffassung, dass das Fachliche nur nach medizinischen und nicht nach politischen oder ökonomischen Gesichtspunkten entschieden werden dürfe. Auch im öffentlichen, d.h. staatlichen Teil des Gesundheitswesens müssen nach ihm die Aerzte die Sachbestimmungen treffen. Diese Bestimmungen müssen allerdings dem Prinzip der Einsehbarkeit, und nicht dem von Dogma oder Autorität, unterworfen sein:

"Allein", sagt Troxler 1806 im Streit um die "grassirende" Krankheit, "in der Medizin ist die Zeit vorüber, da man nur einen Mundvoll grosse Männer, vortreffliche Lehrer, und unsterbliche Werke nehmen durfte, um einen freien Geist zu lähmen". "Bürgen hat die Wahrheit keine, als Gründe!" (751).

Den Aufsatz "Surrogate" (62) hatte Troxler 1809 für die österreichischen "Annalen" geschrieben, aber wegen der Zensur des Bücherrevisonsamtes nicht publizieren können; so konnte er ihn erst 1816 im "Archiv der Medizin, Chirurgie und Pharmazie" erscheinen lassen. Der genannte Aufsatz wendet sich gegen die von behördlicher Seite geförderte Praxis des "Surrogierens", womit das Ersetzen der ausländischen Medikamente durch billigere einheimische gemeint war (752). Troxler argumentiert so: Die Beschaffung von Kleidern, Möbeln, Lebensmitteln, Farben, Juwelen, Tee, Tabak und Kaffee "und tausend andere Artikel, deren Missbrauch grösser als ihr Gebrauch ist - kostet wohl unendlich mehr - warum denn gerade mit Heilmitteln Oekonomie beginnen? - gibt es darin überhaupt einen Luxus?" (753). Surrogate mag es in einer schlechten Medizin geben - "aber in der Natur gibt es keine!" (754). "In der Natur macht jedes Wesen Anspruch auf Eigenthümlichkeit, und dadurch dass es dieses ist, ist es eben kein anderes. Die Natur welche überall zu Hause ist, weiss nichts von Inland und Ausland, sie gibt aber dem einen, was das andere nicht hat, nach den verschiedenen Bedingungen die in sie durch Zeit und Raumverhältnisse kommen" (754).

"Die Medizin ist keine Art von Mosaik, da es blos darauf ankommt, auf bestimmte Flecke gewisse Stücke einzulegen. Wenn es eine freie Kunst giebt, so ist sie es!
Sie kann die aufzufassenden Formen nicht aus Schulbüchern und nicht aus Registern kennen lernen, und eben so wenig giebt es Verzeichnisse und Magazine der Mittel, mit welchen sie behandelt. Medizin ist da, wo sie in das Leben eingreift durchaus individuel, so wie die Natur, die sich in ihm darstellt. Es giebt kein zum voraus zu bestimmendes Verhältniss von Krankheitsform und Arzneimittel, weil es selbst keine Krankheitsform und keine Arzneimittel giebt, als insofern der Arzt sie im Geiste und in der Wahrheit erkannt und verbunden hat. Damit soll zwar keineswegs das Allgemeine und Beständige, was sowohl in den Formen der Natur, als in den Regeln der Kunst liegt, verkannt oder geleugnet sein -

aber wenn davon die Rede ist, so steht der Arzt auch über den Postulaten und Surrogaten, welche nur beim Routinier gelten, weil er weder Begriffe noch Maximen hat, oder diese nicht dem Einzelnen und Zufälligen, wie es in der Welt vorkömmt, einzubilden vermag - und daher, da das ihm unbegreifliche Leben zu seinem Scandale nie stockt, es von allen Seiten einzuzwängen und zu umzäumen sucht.
Es giebt nicht nur keine Surrogate, es giebt auch keine Heilmittel, als solche, in der Natur. Es giebt aber eine Materia medica; diese ist grenzenlos und umfasst alle Elemente. Materia medica ist die ganze Natur, insofern sie der Arzt dazu macht. Da ist nichts entbehrlich, und nichts unentbehrlich, nur mehr oder weniger nach Umständen und Zufällen! Diese aber vermag keine Fakultät zu bestimmen. Es ist Sache des Genies, und seiner erworbenen theoretischen Kultur, und des sich angebildeten praktischen Taktes" (755).

Hier wird die Freiheit in der Medizin so verstanden, dass der einzelne Arzt wohl nach "Wahrheit" und damit nach Notwendigkeit handelt, dass er aber auf Grund der durch ihn selbst erkannten Wahrheit und nach der von ihm selbst eingesehenen Beziehung zwischen der individuellen Krankheit und den möglichen Heilmitteln handelt.

Der sachfremde ökonomische Gesichtspunkt hat bei den eigentlichen medizinischen Fragen nichts zu suchen. Troxler sagt in anderem Zusammenhang darüber: "Praxis ist nicht aurea und sollte es nicht sein..." (756). Troxler schlägt sogar vor, dass beispielsweise der für den Staat arbeitende Mediziner "ja selbst einen festen Gehalt, wie etwa ein Ratsherr oder Dorfpfarrer haben sollte" (757). Man sieht, dass für Troxler die Freiheit des Arztes primär eine geistige, und nicht so sehr eine ökonomische, ist, und dass für ihn ohne geistige Freiheit eine echte Medizin gar nicht denkbar ist.

Gerade weil die Medizin als Medizin allein Sache der Aerzte ist, versucht Troxler, seine Kollegen zu ermuntern, sich innerhalb der öffentlichen Gesundheitsbelange mehr zu betätigen. So etwa 1816 in dem Aufsatz "Aftermedizin" (63), wo er bedauert, dass die Aerzte "in der Regel ihre Kräfte weit mehr auf die innere Vollendung ihrer Wissenschaft und Kunst, als auf ihre mit so unendlich vielen Schwierigkeiten verbundenen Anwendung aufs grosse öffentliche Leben" richten (758). Deshalb bestehe auch ein Missstand im öffentlichen Gesundheitswesen, und die "Medikasterei", die medizinische Praxis durch ungebildete Laien, blühe umso üppiger und schädlicher. Die Medizinalverfassungen seien im allgemeinen unzweckmässig, und die Medizinalbehörden reagierten "grösstentheils auf eine bloss casuistische und palliative Weise, meistens denn wenn offenbar gesündigt worden, auf polizeilichem und mit rigorösem Zwang", das heisst, sie reagieren nur mit Polizeigewalt auf einzelne Misstände, aber sie vermögen diese nicht zu verhindern. "Aber so bleiben denn die Medikasterei erzeugenden Verhältnisse immer dieselben..." (758), solange die Aerzte nicht "die Stellung, die uns im Staate gebührt" (758), einnehmen "und den Einfluss, den die Menschheit in ihm von uns allein zu erwarten hat" (758), ausüben.

"Auch ohne von aussen verliehener Macht, und ohne von daher kommendem Lohne müssen wir uns verbinden, um nach eines jeden Stand und Kraft das grosse schöne Werk zu fördern, das nur durch unser vereintes Wirken recht gedeihen kann. Ein jeder Arzt muss sich ausser seiner besonderen Aufgabe noch diese allgemeine machen; er ist dies, als Bürger seinem Vaterlande schuldig, als Mensch der Menschheit" (759). Troxler verspricht sich nur eine Besserung des Zustandes des öffentlichen Gesundheitswesens, wenn erstens in den Kantonen "die eigentliche Aufgabe des Medizinalwesens in ihrer Vollkommenheit erkannt, und nach dem Gewichte, das diese Erkenntnis gibt, und dem gehörigen Aufwand von Mitteln und dem erforderlichen Nachdruck in den Massnahmen zu lösen versucht wird" (759), und wenn zweitens eine Gesundheitserziehung der Bevölkerung eingerichtet wird. Dies habe aber ohne Zwang zu geschehen und müsse durch Verständnis und Einsicht erreicht werden: "...dass auf das Volk selbst durch Unterricht und Belehrung so gewirkt werde, dass es gesunde Begriffe von Natur, Leben, Gesundheit, Krankheit, Aerzten und Lebensordnung erhalte, und von der Nothwendigkeit und Nützlichkeit einer Anordnung zum Behuf seines physischen Wohls ebenso, wie von einer solchen in kirchlicher und bürgerlicher Hinsicht überzeugt werde, so dass es den Einrichtungen und Verfügungen in diesem Gebiete mit Zutrauen und Willigkeit entgegenkomme" (759).

Wir sehen aus diesen Erörterungen, dass Troxler von der Notwendigkeit einer staatlichen Aktivität für gewisse Belange des Gesundheitswesens überzeugt war, dass er aber die Entscheidungen durch Fachleute sachlich begründet haben wollte, und dass er für die Tätigkeit des individuellen Arztes entschiedenste geistige Freiheit forderte.

Diese Haltung finden wir bei ihm noch, als er als 70jähriger die Schrift "Die Aerzte und die Kantonspatente im schweizerischen Bundesstaat" (Bern 1850) als "Skizzen zur Reform des Sanitäts- und Medicinalwesens" veröffentlichte. Aus ihr seien einige Passagen zitiert, weil sie einerseits für Troxlers Haltung gegenüber dem Freiheitsproblem im Medizinalwesen von grundsätzlicher Bedeutung ist, und weil sie andererseits im neuen Bundesstaat von 1848 der erste Vorstoss war, der auf eine Vereinheitlichung des Arztpatentwesens auf eidgenössischer Ebene abzielte (760).

"Die Medicin, als Wissenschaft und Kunst, ist daher auch keiner andern über ihr stehenden Autorität unterworfen und an keine andere, ihr von aussen kommende Satzung gebunden,

als an die der Natur und ihrer Wissenschaften. Die Medicin, als solche, steht also weder unter der Gesetzgebung und Gewalthabung der Kirche noch des Staates, hat keine Bibel und keinen Codex" (761).
"Der Arzt, als solcher, steht daher weder unter einer geistlichen noch weltlichen Oberherrlichkeit und Gerichtsbarkeit, sondern nur unter dem Gesetze seiner Wissenschaft und Kunst..." (761). Als Wissenschaft und Kunst hat die Medizin "die Prärogative der Unabhängigkeit, Selbständigkeit und Freiheit" (762).

Weiter schreibt Troxler: "Nur von einer Seite, nämlich von der Seite ihrer Ausübung, ihrer praktischen Einwirkung auf Menschenleben und Gesundheitspflege kann sie einer gewissen Controle, Beschränkung und Bedingtheit unterworfen werden. Der Staat kann aber auch in dieser Hinsicht nicht constitutiv und positiv eintreten, sondern nur regulativ, nur negativ, um die schädliche Anwendung und den Missbrauch der Heilkunst zu verhüten. Positiv kann der Staat nur auf dem Gebiete der Staatsarzneikunde, der medicinischen Polizei und der gerichtlichen Medicin, einschreiten. Und auch da ist er genöthigt, zum Behufe der Rathgebung und der Vollziehung der von ihm zu sanktionirenden Beschlüsse sich an die Inhaber der Kunst und Wissenschaft, an das Medicinalpersonal, an die Sachverständigen und Männer vom Fach, zu wenden, und sich von diesen die auf wissenschaftlichem Wege aufgefundenen massgebenden Naturgesetze diktiren und interpretiren zu lassen" (763).

Man sieht, dass Troxler, gleich wie auf dem Gebiet der Pädagogik (*), auch im Bereich der Medizin das Prinzip der geistigen Freiheit mit voller Konsequenz vertrat.

---

*) Ueber die geistige Freiheit im Schul- und Bildungswesen vgl. S. 30 ff. und S. 39.

B. Troxlers Vorstoss zur Vereinheitlichung der kantonalen Arztpatente auf eidgenössischer Ebene

In der genannten Schrift "Die Aerzte und die Kantonspatente im schweizerischen Bundesstaat" von 1850 wandte sich Troxler scharf gegen das damals von den einzelnen Kantonsbehörden ausgeübte Recht, den Aerzten Kantonspatente auszustellen, die einerseits die Universitätsdiplome nicht berücksichtigten und andererseits in den übrigen Kantonen und im Ausland nicht gültig waren (764), und die zudem die durch die Bundesverfassung von 1848 garantierte Niederlassungsfreiheit in Frage stellten (765). Troxler erklärte sich zwar damit einverstanden, dass "Uebelstände, Gebrechen und Missbräuche" wie "Pfuscherei und Stümperei" durch Behörden und Gesetz eingeschränkt werden sollten. Jedoch meinte er: "Es lässt sich auch diesen Uebelständen durch Gesetz und Behörden einigermassen abhelfen, aber nur, wenn verhütet wird, dass die Gesetze und Behörden nicht selbst zu Uebelständen werden, was geschieht, wenn Behörden und Gesetze vervielfältigt und überbildet werden, besonders wenn sie verkehrterweise dasjenige, dem sie dienen sollen, beherrschen wollen, wenn die Wissenschaft und Kunst den Verfügungen und Anordnungen eines einsichtslosen und willkührlichen Staatsmechanismus unterworfen, und das Recht, die Freiheit und Würde des ärztlichen Standes von einer äussern Macht eingeschränkt oder gar verunglimpft wird. Da wird Vernunft Unsinn und Wohlthat Plage. Es ist der Bär, der seinem Herrn die Fliegen abwehren will, und ihn mit einem Steine todt schlägt" (766).

Zur Reform dieses Arztpatentwesens in der Schweiz machte Troxler in der genannten Schrift folgende Vorschläge:

1. Die Verwirklichung der in der Bundesverfassung von 1848 angedeuteten Gesamthochschule der Schweiz (767). Davon erhoffte sich Troxler eine grössere Einheit und höhere Bildung des geistigen Lebens der Schweiz, eine Wiederherstellung der "Leitung und Pflege ächt wissenschaftlicher Studien und

die Förderung reiner Gesinnung und Gesittung..." (768) für alle Lebensgebiete. Prüfungen und Promotionen in allen Fakultäten sollten von dieser Gesamthochschule abhängig gemacht werden.

2. Die Einsetzung eines "medicinischen Oberkollegiums" auf eidgenössischer Ebene, welches für "die öffentliche Arzneikunde, die medicinische Polizei und gerichtliche Medicin" zuständig ist, und welches eine "föderale Centralisierung" der kantonalen Sanitätsbehörden verwirklichen sollte (769).

3. Die Anerkennung der Aerzte "als freie Künstler". "Sie sind Priester der Natur und Diener der Menschheit. Haben sie ihre Weihe von der Wissenschaft und Kunst empfangen und ihre Mission in geistiger, sittlicher und technischer Hinsicht bewährt, so dürfen sie mit Recht zu den äussern, ja nicht zum Herrschen auf diesem Gebiete eingesetzten Gewalten sprechen: 'Noli turbare circulos meos'"(770).

Als Uebergangslösung bis zur Verwirklichung dieser vorgeschlagenen Reformen schlug Troxler einen Kompromiss vor: "Dass jeder schweizerische Arzt, welcher ein Doktordiplom der Medicin und Chirurgie von einer allgemein anerkannten Universität, und in Folge einer vor einem Sanitätsrath wohl bestandenen Prüfung erworbenes Patent einer Kantons-Regierung auflegen, und nachweisen kann, dass er drei Jahre in einem Kanton untadelhaft praktizirt habe, berechtigt sein soll, nach Vorweisung dieser Belege ohne Weiters in jedem Kantone auf dem Gebiete der ganzen Eidgenossenschaft, wo er sich ansiedeln will, seine Kunst auszuüben" (771).

Das also war im Jahre 1850 der erste konkrete Vorstoss zur Vereinheitlichung des schweizerischen Arztpatentwesens im neuen Bundesstaat. Er hatte damals keine Folgen. Erst 17 Jahre später begann mit dem Konkordat über die Freizügigkeit des schweizerischen Medizinalpersonals (22. Juli/-2. August 1867) der Uebergang vom kantonalen Patent zum heutigen Schweizerischen Arztdiplom verwirklicht zu werden (772).

Wir sehen aus den Ausführungen dieses Kapitels, dass Troxlers medizinalpolitischen Bestrebungen zwar wohl auf eine Vereinheitlichung und "föderale Centralisirung" der Medizinalgesetzgebung hin tendierten, dass aber diese Zentralisierung unlösbar verknüpft gedacht war mit der geistigen Freiheit der Aerzte und mit dem Primat eines von Oekonomie, Staat und Kirche unabhängigen, freien universitären Geisteslebens. Dieses Geistesleben darf nur der einsehbaren, objektiven Wahrheit verpflichtet sein; seine Basis muss deshalb Philosophia sein, die "Liebe der Weisheit" (773).

Diese Liebe zur Weisheit (und damit zur eigentlichen Wahrheit) macht einen Grundzug in Troxlers Wesen aus. Sie durchdringt sein ganzes Denken und Tun, sei es als Arzt, als Lehrer und Erzieher oder als politisch Wirkender. Die Politik, auch als Medizinalpolitik, wird von Troxler deshalb nicht als interesseorientierte Parteipolitik verstanden, sondern als eine Tätigkeit, die die öffentlichen Zustände so freiheitlich gestalten will, dass die erkannte Wahrheit der verschiedenen Aspekte des Lebens verwirklicht werden kann. Im Schaffen solcher Zustände sieht Troxler auch seine Aufgabe als Schweizer (*).

Die Philosophie ist für Troxler also die Voraussetzung und Grundlage aller Politik, auch im medizinischen Bereich. "Dies ist die eigentliche höchste Bestimmung des Philosophen..." oder der Philosophie, dass "sie die in dem Volksgemüte gegebenen Anlagen und Aufgaben erschaut, mit der ihr verliehenen Kraft des Geistes ins Licht führt und zur Entwicklung bringt" (774).

---

*) Vgl. S. 12, S. 21 ff., S. 32, S. 35 ff.

7. KAPITEL

Troxlers Entwurf eines Systems der Medizin

Zum Abschluss meiner medizinhistorischen Ausführungen über Troxler möchte ich noch auf seinen bemerkenswerten Versuch eingehen, ein einheitliches, in sich zusammenhängendes System der Medizin zu schaffen. Dadurch gewinnen wir einerseits einen Eindruck von seinem Bestreben, alle Teilgebiete der Medizin in einem einzigen synthetischen Ganzen zusammenzusehen, und andererseits gibt uns dieser Zusammenhang noch die Möglichkeit, auf die Medizin als Kunst einzugehen, so wie sie Troxler versteht.

Ich halte mich im folgenden vor allem an Troxlers Ausführungen in "Versuche in der organischen Physik", die den Titel "Was ist Medizin?" tragen und einen "Grundriss zu einer Encyclopädie derselben" darstellen (775), berücksichtige aber auch die gleichgerichteten Ausführungen in den "Ideen zur Grundlage der Nosologie und Therapie" (776) und im "Grundriss der Theorie der Medizin" (777).

Troxler teilt die Medizin grundsätzlich in eine theoretische und in eine praktische Seite ein, die "bisher gar nicht" (778) voneinander getrennt worden seien.

Die theoretische Seite, die wiederum zweigeteilt wird in das Gebiet der "Wissenschaft" und in das der "Theorie", stellt die Medizin "ihrem Innern und Aeussern nach als ideelle Anschauung" dar, sie ist ihr "intuitives Leben" (779).

Die praktische Seite der Medizin oder "ihr äusseres Leben" (779) unterteilt Troxler in "Kunst" und "Handwerk". Sie ist die Anwendung der theoretischen Seite auf konkrete Fälle und wird auch als "Heilkunde" oder "Jatrie" bezeichnet (778).

Diese viergliedrige Medizin kann nun entweder in ihrer Bedeutung für den einzelnen Arzt betrachtet werden und wird dann von Troxler als "subjectives Verhältniss der Medizin" (780) bezeichnet. Oder sie kann in ihrer Beziehung zur gesamten Oeffentlichkeit angeschaut werden und ist dann "objectives Verhältniss der Medizin" (781).

I. "Subjectives Verhältniss der Medizin" (780)

1. "Medizin als Wissenschaft"

Die Aufgabe der Medizin als Wissenschaft ist, "das absolute Leben in seiner ungetrübten Form" (782) darzustellen. Insofern ist sie "Physiologie" (783), und diese "selbst nichts anderes als eine beschränkte Naturphilosophie" (783). Das bedeutet: Die Naturphilosophie ist, insofern sie das absolute Leben der erscheinenden Natur darzustellen vermag, Grundlage der Medizin. Insofern sie das für die Medizin relevante absolute Leben darstellt, ist sie Physiologie oder eben Medizin als Wissenschaft.

Der erste oder "fundamentale Theil der Physiologie" (784) offenbart das Leben der Individuen und Organismen in seiner Absolutheit: "Die erste und höchste Anschauung, welche die Physiologie von dem Leben giebt, ist die einer individualisirten Identität des subjectiven und objectiven Princips aller Existenz..." (785). Aus der hier erkennbaren Seinsstufe des Lebens entstehen die dynamische und plastische Seite des Organismus (786)(*).

Die zweite oder "allgemeine" Stufe der Physiologie beschreibt das Resultat der ersten Stufe, das heisst die Aktionen und Systeme.

---

*) Seinsstufen des Lebens: vgl. Schema S. 81.

Die dritte Stufe oder "besondere Physiologie" (787) weist diese Differenzierungen an den konkreten Funktionen und Organen nach. Sie liefert die Erklärungen für gegebene konkrete Erscheinungen.

Die Medizin als Wissenschaft hat also den Menschen als Ganzen im ausgewogenen Wechselverhältnis all seiner Teilganzen zueinander von der wesenhaften bis zur erscheinungsmässigen Stufe darzustellen. Und insofern sie die Verwirklichung des absoluten Wesens in der gesamten Erscheinung nachweist, stellt sie die Normalität oder Gesundheit dar (*): "...Ihre Aufgabe ist Darstellung des Lebensprocesses in seiner Absolutheit - also in seiner Normalität" (788).

2. "Medizin als Theorie"

Die "Medizin als Theorie" stellt das "Leben" nun nicht mehr in seinen gesunden, sondern in seinen kranken Formen dar. Sie besteht im wesentlichen aus "Krankheitslehre" und "Heilkunde", das heisst aus "Nosologie" und "Therapie" (789).

Aber auch die oft vernachlässigte "Gesundheitserhaltungskunde" oder "Hygiene" (790) ist dazuzurechnen. Diese ist nämlich "der Gränzpunkt zwischen Physiologie und Medizin" (791), denn sie muss Einsicht in "die Absolutheit des Lebensprocesses" (791), bzw. in deren Verwirklichung, also in die Gesundheit, haben, aber ebenso in "die Auflösung dieser Absolutheit in ihre möglichen Formen", die dann als krank bezeichnet werden müssen. "Von der erstern Seite ist sie die Frucht der Physiologie, und von der zweiten die Quelle alles medizinischen Wissens" (792). Die Hygiene ist also die Wissenschaft, die den Uebergang zwischen Gesundheit und Krankheit erklärt.

---

*) Gesundheit und Normalität: vgl. S. 124 ff.

Nosologie und Therapie setzen die "absolute Construction" (793) der Physiologie voraus. Aber sie "entstehen erst aus ihr durch die Hygiene" (794). Nosologie ist "Deconstruction", Therapie "Reconstruction", jene ist Analyse, diese Synthese der Idee der Gesundheit (793). Beide weisen eine Dreistufung auf, die den drei Seinsstufen des "Lebens" entspricht:

A. Nosologie

1. Die "Pathogenie" entspricht der ersten Stufe der Physiologie, sie erklärt die Krankheitsentstehung im Wesensbereich: "Die äusseren Einflüsse werden unter der Firma schädlicher Potenzen aufgefasst, und in ihren höchsten Beziehungen auf das Leben, und ihren Durchdringungen mit denselben als Krankheitsursachen und ihre Urformen entwickelt" (795)(*).

2. Die "eigentliche Nosologie" ist es, "welche das Wesen der Krankheiten und ihre Charaktere auseinandersetzt" (795). Mit "Charakter" ist an dieser Stelle der "Gegensatz von Lebensprozess und Organismus" in seinen weiteren Differenzierungen gemeint (**), mit "Wesen" die "Potenzen in denselben" (796), das heisst die Intensitätsstufen der Krankheit (***).

3. Die "spezielle Nosologie" ist "eine pragmatische und ins höchste Detail durchgeführte Phänomenologie..." (796). Sie weist die konkreten sichtbaren Erscheinungsformen der Krankheit auf.

---

*) Ueber das Verhältnis von äusseren Einflüssen zur Krankheitsentstehung vgl. S. 150 ff.

**) Lebensprozess und Organismus: vgl. S. 80 ff.

***) Intensitätsstufen der Krankheit: vgl. S. 146 ff.

B. Therapie

Die Therapie muss gemäss dem oben angegebenen Grundsatz (d.h. Therapie als "Reconstruction") auf der jeweiligen Stufe das Gegenteil von dem anstreben, was die Nosologie feststellt.

1. Heilmittellehre: "Die Aussenwelt wird hier, als eine Potenz aufgefasst, mittelst welcher, wie in den vorigen die Ursache der Krankheit, so hier im Organismus die Ursache der Genesung erzeugt, und die ersten Gründe alles Heilungsprocesses gelegt werden" (797). Die Heilmittellehre hat also die Veranlassung der Genesung durch äussere Influenzen im unsichtbaren Wesensbereich des Organismus aufzuweisen. Sie ist also eigentlich eine Lehre der übersinnlichen Wirkung der Substanzen und Anwendungen (*).

2. "Die der zweiten Stufe der Physiologie entgegengesezte der Therapie ist die, welche die wesentlichen Differenzen der Heilungsprocesse aus der Natur derselben entwickelt, und ihre allgemeinen Formen und Bedingungen entwirft" (797). Diese Stufe der Therapielehre weist die Heilwirkungen im Bereich der allgemeinen Systeme und Aktionen des Organismus nach (**).

3. "Eine durchgeführte Tendenz der vorigen", die "uns endlich eine vollendete und specielle Jatreusiologie giebt, welche wieder als eine umgekehrte Pathogenie in die Gesundheit zurückläuft" (797). Diese letzte Stufe der Therapielehre beschreibt die Auswirkungen des vom Wesenhaften ausgehenden Gesundungsprozesses in der äusseren Erscheinung. Das Wesen des Ganzen ist wieder in der Lage, alle Teile zu durchdringen. Der Ausgangspunkt, von dem die "Pathogenie" ausgegangen ist, wird wieder erreicht.

---

*) Uebersinnliche Wirkung der Substanzen: vgl. S. 168 ff.

**) Vgl. Schema S. 81.

Die Medizin als Theorie stellt das erkrankte Leben und die durch die Therapie bewirkten Gegenprozesse bloss in ideeller Form dar. Für den konkreten Fall muss diese ideelle Form, die noch eine allgemeine ist, erst konkretisiert werden. Das soll durch die Medizin als Kunst geschehen.

3. "Medizin als Kunst"

Die "Medizin als Kunst" ist die "Realisirung der medicinischen Theorie" (798). Das "geschieht, indem ein individuelles Object an die Stelle des allgemeinen der gesamten Medizin tritt, und indem die allumfassenden Constructionen und Deconstructionen dieser Theorie in besondere umgewandelt werden" (798). Diese Umwandlung besteht also darin, dass der allgemeine Begriff von Gesundheit und Krankheit für den individuellen Patienten konkretisiert wird. In dieser Individualisierung des allgemeinen Begriffs, in einer ideellen Tätigkeit also, besteht die künstlerische Tätigkeit des Arztes. Nur insofern ist sie "Realisirung der medicinischen Theorie". Für deren eigentliche Realisierung, das heisst für ihre Ueberführung in die Tat, kann sie nur Vorstufe sein, indem sie die konkrete Idee oder das Bild dafür liefert, was getan und was in der Wirklichkeit erreicht werden soll. Troxler sagt deshalb, das Resultat der Medizin als Kunst sei ein "individualisirtes Bild" (798) der Theorie. Auch die folgenden Stellen drücken aus, dass die Kunsthandlung des Arztes eine rein geistige ist und als solche unterschieden werden muss von der praktischen Handlung, auch wenn diese in unmittelbarem Zusammenhang mit der ideellen Handlung abläuft: "Diese Handlung ist aber als Kunsthandlung eine innere, und sie ist als solche nur auf eine ideelle Weise unmittelbar zu objectiviren..." (799). "Da aber die Kunst überhaupt nur das Innere der Praxis ist, und sie daher stets sich durchdringen müssen, so hat man auch diese nicht immer voneinander getrennt" (800). Die künstlerische Tätigkeit des Arztes ist durchaus derjenigen eines anderen Künstlers zu vergleichen. Auch dieser muss erst in seiner Phantasie einen Entwurf desjenigen schaffen, was er verwirklichen will. Troxler sagt: Die Medizin als Kunst zeigt "sich auch hierin gleich der bildenden Kunst..., dass das vollendete Werk schon in seiner Vollendung dem Künstler vorschwebt, ehe er noch Hand ans Werk legt, die Kunsthandlung also schon vollendet ist, ehe das Handwerk beginnt" (801).

Diese ideelle künstlerische Tätigkeit besteht aus zwei Teilen: Sie muss erstens die Diagnose stellen und zweitens den Heilplan entwerfen. Die Diagnostik besteht aus "Aetiologie" und "Symptomatologie" (802), der Heilplan aus "Indication und Prognose" (803).

Die Diagnose muss aus der Anamnese die wesenhafte Ursache und an den Krankheitszeichen die äusseren Symptome der eigentlich wesenhaften Krankheit erkennen. Die Diagnose liefert also die Erkenntnis der gesamten Krankheit, deren innerer wesenhafter und deren äusserer erscheinungsmässiger Aspekt sich gegenseitig ergänzen: "Die nächste und erste Aufgabe der Kunst ist nun, die Anamnestik in Aetiologie und die Semiotik in Symptomatologie umzuschaffen, und aus ihrer Durchdringung die allein mögliche und wahre Diagnose der Krankheit ihrem Wesen und ihrer Form nach zu bilden" (804).

Die Aetiologie hat hierbei als Ursache die Wechselwirkung des Eigenwesens mit dem Wesen des äusseren Agens aufzuweisen; die Symptomatologie muss die innere Krankheitsdifferenzierung bis in die äusseren Zeichen verfolgen können (805).

Die zweite Aufgabe der Kunst ist das Auffinden des Heilplans. Aber Diagnose und Heilplan sind aufgrund ihrer gesetzmässigen Beziehung nicht voneinander zu trennen, "die vollendete

Diagnose wird in sich selbst zum Heilplane" (802). Denn: "Derselbe Blik, welcher die Krankheit in ihrer ganzen Grösse und Gestalt sieht, sieht auch nothwendig die Möglichkeit der Genesung (wenn sie da ist), indem, wie oben gezeigt wurde, Krankheit und Genesung nur sich entgegengesetzte Differenzen sind, von welchen sich also eine nicht erkennen lässt, ohne dass man unmittelbar auch die andere erkennen sollte". "Der Arzt, welcher also mit dieser Einsicht, die ihm die Theorie giebt, die Diagnose durchschaut, schaut in ihr auch gleichzeitig den Heilungsprocess, und wie er in jener seine ganze nosologische Bahn in der Kunst übersieht, sieht er in diesem seine ganze therapeutische. Dies ist nur dann der Fall nicht, wenn es mit seiner Diagnose nicht zur vollen Durchsichtigkeit gekommen ist" (806).

Dadurch also ergibt sich der Heilplan aus der Diagnose, dass er "das vollkommenste Gegenbild" (807) gegen die Erkrankung und ihre Ursache setzen muss.

So wie die Diagnostik aus Aetiologie und Symptomatologie, so besteht der Heilplan aus Indikation und Prognose. Die Indikation ergibt die Heilmittelwahl, die Prognose das, was auf Grund dieser Wahl im Organismus zu geschehen habe: "Die Indication ist gleich der Bedingung, indem durch sie der Heilungsprocess aus seiner Möglichkeit in die Wirklichkeit gebracht werden soll, und die Prognose gleich dem Bedingten, denn sie ist nichts anderes, als das Voraussehen des Uebergangs der Möglichkeit in Wirklichkeit, und demnach, wenn jene bestimmt zum Uebergange angenommen wird, der Wirklichkeit selbst" (808).

Der zweite oder eigentliche therapeutische Teil der ärztlichen Kunst besteht also darin, dass der Arzt zunächst rein ideell ein Mittel wählt, welches er dann, ebenfalls rein ideell, mit der vorliegenden Situation so in eine gesetzmässige Beziehung bringt, dass sich als Konsequenz dieser Beziehung die gegebene Situation gesetzmässig in eine harmonische umwandeln lässt. Deshalb sagt Troxler: "...Die Indication ist nicht ein blosses Angeben eines sg. Arzneimittels, es ist die Beweisführung, dass Dieses die Bedingung des Genesungsprocesses sey" (809). Die Prognose gibt an, was unter dieser Bedingung "aus einer innern Nothwendigkeit" (808) geschehen soll. Sie ist deshalb im idealen Sinn nicht ein "blosses Errathen aus practischer Schulsucherey" (808).

Der Arzt ist, wie der bildende Künstler, in der Wahl des Mittels frei, solange er damit sein künstlerisches Produkt, die angestrebte Prognose, erreichen kann: "Es ist in dieser die ganze therapeutische Seite der Kunst des Arztes umfassenden Einsicht ein Doppelblik in die Freiheit der Handlung, und die dadurch bedingte Naturnothwendigkeit, und indem der Arzt diesen Blik thut, ist er auf der Stufe der herrschenden Einbildung im Künstler, und sieht im Geiste die Idee, die ihm vorschwebt, realisirt, der Arzt, welcher von dieser Höhe prognosticirt, ist daher Künstler im wahren Sinne, und die ganze Prognose ist nichts anders, als sein Produciren, angeschaut im Objecte" (808).

4. "Medizin als Handwerk"

Die "Medizin als Handwerk" ist der rein praktische Teil der Medizin. In dieser Sparte, der "ärztlichen Technik" (810), unterscheidet sich der ärztliche Beruf nicht "von den übrigen civilen Metiers" (811): "Aber auch der praktische Arzt ist als solcher ... nicht über das Handwerk erhaben" (812). Die "Praxis", von Troxler auch "Klinik" (813) genannt, gliedert sich in "Untersuchung" und "Behandlung".

Die Untersuchung liefert Daten und Resultate für die Diagnose. Dabei resultiert die Befragung in der "Anamnestik" (814), die körperliche Untersuchung in der Zeichenkunde oder "Semiotik" (815).

Die Behandlung ist die praktische Entsprechung des therapeutischen Aspekts der Kunst. Dazu gehört die operative Chirurgie und alles was mit praktischer Handlung zu tun hat.

Die Vereinigung von Untersuchung und Behandlung ist die "medizinische Pflege" (815), denn diese "soll eben so ein fortdauerndes Examen sein, wie sie eine ununterbrochene Operation ist. Nur dies ist vollkommene Pflege" (815).

Der Arzt muss alles durchdringen können, muss Krankenwärter, Apotheker und Koch sein können (811). Aber er "kann in der Wirklichkeit nicht alles sein" und muss deshalb solche Funktionen delegieren (816).

II. "Objectives Verhältniss der Medizin" (781)

Unter diesem Titel will Troxler sein System der Medizin "in ihrer öffentlichen Gestalt im Staate nachweisen" (817). Troxler ist seiner eigenen Aussage gemäss (818) der erste, der auf dem Gebiet der öffentlichen Medizin nicht nur Handbücher und praktische Anweisungen für einzelne Aspekte herausgibt, sondern den Versuch macht, ihren Platz in einer Systematik der ganzen Medizin zu bestimmen. Die vier Bereiche, die Troxler innerhalb der öffentlichen Medizin unterscheidet, entsprechen denen des "subjektiven Verhältnisses" der Medizin, werden aber in der Gliederung seines Systems der Medizin in umgekehrter Reihenfolge aufgezählt, die auch im folgenden beibehalten ist.

1. "Medizin im Staat als Praxis"

Dieser Aspekt der Medizin ist nach Troxler das, was viele "allein als Medizin" betrachten (817). Er umfasst alle praktischen Gebiete des öffentlichen Gesundheitswesens, die "des Examens, der Pflege und der Operation" (819). Das "Examen" wird durch die Amtsärzte, "die sogenannten Physici" (819), besorgt. Sie beobachten das öffentliche Leben, nehmen gerichtsmedizinische Funktionen wahr und wachen auf Seuchen und Epidemien und auf das, was in den Naturverhältnissen für das Gesundheitswesen von Belang ist. Die medizinische Statistik gehört auch in dieses Gebiet (820). Für die "Operation", d.h. das Ausführen der praktischen medizinischen Handlungen, sind die "Practiker" (819) zuständig. Physici und Practici sollen engstens zusammenarbeiten (821), um alle Einflüsse von Himmel und Erde auf das Volk zu untersuchen, mit dem Ziel, die "Krankheiten des grossen lebenden Körpers" zu vernichten. Dies geschieht im "Spital", welches "die eigentlichste medizinische Praxis im Staate" ist (822), wo unter der "vollkommensten medizinischen Pflege" die Krankheiten der "Theilganzen" (823) des Staates durch die zu bewirkende Genesung vernichtet werden sollen.

2. "Medizin als Kunst im Staat"

Da "die Kunst überhaupt nur das Innere der Praxis ist" (800), ist sie eigentlich das "Innere", der "Gehalt" (800) von dem, was in Examen, Pflege und Operation geschieht. Die "Klinik" als Einrichtung hat die Aufgabe, die medizinische Kunst im Staat zu pflegen. Dadurch unterscheidet sie sich vom Spital. "Wenn im Spitale die Medizin wirklich werden soll, so muss sie in der Klinik für sich bloss möglich gemacht werden. Sie hat die Bedingungen, Forderungen und Erwartungen aufzuzeigen, die Execution selbst fällt ausser sie, denn sie ist nur Schule der Kunst. Diagnose, Indication und Prognose sind das, was sie zu geben hat, denn nur dies ist Kunst, und was über dieses hinausgeht, wird Handwerk, gehört nicht mehr zu ihr" (800). An einer anderen Stelle wird der Klinik doch auch die Handlungsseite zugesprochen, aber nur in einer idealen Form: "Die Klinik sollte die Norm des medizinischen Handelns in selbst objectivirter Gestalt seyn, und nichts anders, als ein Reflex der academischen Weisheit, unter der Form von Handlungen..." (824).

3. "Medizin als Theorie im Staat"

Es ist Aufgabe der Theorie, aus der Hygiene einerseits die Nosologie, andererseits die Therapie zu entwickeln (825). Diese Gliederung der Theorie muss im öffentlichen Gesundheitswesen durch entsprechende Organe repräsentiert sein. Die medizinische "Verfassung" (826) als das Uebergeordnete hat die "Medicina forensis" (825) für die nosologische, die "politica medica" (825) für die therapeutische Seite der öffentlichen medizinischen Angelegenheiten zu bestimmen. Institutionell sieht Troxler ein "Sanitätscollegium" (825) vor als ungetrennte Einheit, das aus sich die Komitees für die forensische Medizin und die medizinische Polizei konstituiert. Die oberste Medizinalbehörde ist "als ein Organ des Ganzen", d.h. der staatlichen Behörde überhaupt, "den übrigen Organen desselben nicht untergeordnet, sondern unabhängig in sich" und kann deshalb mit ihnen "nur in Wechselwirkung stehen" (827).

4. "Medizin als Wissenschaft im Staat"

In diesem höchsten Bereich hat die Medizin im Staat "ihr innerstes Leben" (828). Der Ort ihrer Pflege, an dem auch die Medizinstudenten ausgebildet werden, ist die "Academie" (828).

Interessant sind in diesem Zusammenhang Troxlers Vorstellungen über das Medizinstudium: Physik, Chemie, Botanik und Mineralogie sollen nicht unterrichtet werden, da "die lebendige Kenntniss der ganzen äussern Natur ihrer Geschichte und Beschreibung nach eine ganz erreichte Prämisse" (829) sein sollte für einen Medizinstudenten. Ebenfalls vorausgesetzt werden sollten, und zwar "mehr als geschieht" (829), vergleichende Anatomie, Zoologie, Meteorologie, Geographie, Ethnographie, Mechanik und Technologie, gar "nicht zu reden" "von den allgemeinen Requisiten einer jeden höhern Bildung": Philosophie, Geschichte, Mathematik und Sprachen.

An oberster Stelle des eigentlichen Medizinstudiums muss die Naturphilosophie stehen, "welche aber erst in ihrer individualisirteren Form, als Physiologie die eigentliche erste und fundamentale Wissenschaft der Medizin ausmacht..." (830). Wir sehen also, dass Troxler "an die oberste Stelle" (830) des Medizinstudiums, und damit der gesamten Medizin, die Wissenschaft vom wesenhaften, d.h. vom übersinnlichen Aspekt des Menschen und der Natur, stellt, denn die Aufgabe der Physiologie "ist Darstellung des Lebensprocesses in seiner Absolutheit" (831).

Und erst von dieser Wissenschaft des Uebersinnlichen ausgehend, können die zwei nächsten Zweige des Medizinstudiums, "Psychologie und Anatomie" (832) gelehrt werden, in denen die aus dem menschlichen Zentralwesen entstammende psychische und physische Seite behandelt werden. Die weiteren Fächer sind "Hygiene", "Nosologie und Therapie" sowie Anweisungen in "medizinischer Technologie" (833), entsprechend des viergliedrig gedachten Systems der Medizin.

Da in der Akademie das in der Medizin zu beachtende Wesenhafte gelehrt wird, müssen von ihr auch die sachnotwendigen Impulse für alle anderen Gebiete der Medizin ausgehen. Was durch die Medizinalbehörden als Gesetze aufgestellt wird, sollte ursprünglich als Idee aus der Akademie stammen. Und Praxis und Spital sind als "Versinnlichung und Verkörperung" dessen zu betrachten, was die Akademie in idealer Gestalt "offenbart" hat (824).

Man sieht, welche zentrale Bedeutung dem Geistes- und Erkenntnisleben auch in Troxlers Versuch eines Systems der Medizin zugesprochen wird.

Dieser Entwurf eines Systems der Medizin aus den Jahren 1803 - 1804 ist eine einzigartige Leistung Troxlers. Vor ihm scheint nichts vergleichbares hervorgebracht worden zu sein. Nach Troxlers Formulierungen zu schliessen (*), war ihm selbst auch nichts ähnliches bekannt. Das "System einer vollständigen medicinischen Polizey" von J.P. Frank (834) ist zum Teil zwar älter (Bände 1 - 4 von 1779 - 1788), aber bei ihm handelt es sich nicht um ein System der gesamten Medizin, sondern um ein systematisches Werk über Hygiene und öffentliche Gesundheitspflege. Das "System der Medizin" von Troxlers Freund D.G. Kieser (115) kam erst 1816 - 1817 zustande.

Wir haben es hier also mit einer völlig originären Leistung Troxlers zu tun, die in bezug auf ihren prinzipiellen Inhalt, ihre umfassende Konzeption und ihren konsequenten inneren Zusammenhang in der Medizingeschichte wohl unerreicht dastehen dürfte.

Auch das Thema der Medizin als Kunst scheint hier zum ersten Mal eine systematische philosophische Behandlung erfahren zu haben.

Troxlers Grundriss einer Enzyklopädie der Medizin darf deshalb an dieser Stelle besonders gewürdigt werden.

---

*) Vgl. S. 234 und S. 243.

8. KAPITEL

Das Erkenntnisproblem

1. Troxlers philosophisches und medizintheoretisches Hauptproblem

Als den wesentlichen Punkt, in dem sich Troxler in seiner philosophischen Anthropologie und seiner Medizintheorie von seinen Vorgängern und Zeitgenossen bewusst unterscheidet, haben wir seine Lehre des übersinnlich Wesenhaften kennengelernt, das als real wirkende Gesamtgesetzmässigkeit die einzelnen Glieder der erscheinenden Menschennatur aus sich hervorbringt und beherrscht. Die Voraussetzung dieses Uebersinnlichen ergibt sich für Troxler als eine Denknotwendigkeit (*), denn nur durch sie kann er sich den realen Zusammenhang zwischen den als getrennt und einander entgegengesetzt erscheinenden Gliedern der Menschennatur erklären.

So stellt Troxler einerseits fest: "In keinem Lehrbuch sah, in keinem Hörsaal hörte ich noch anders, als dass der Mensch eine moralische und eine natürliche oder, wie die Neueren sich ausdrücken, eine psychische und eine physische Natur habe" (224). Doch muss er sich auch sagen: "Aber wie nähme der Mensch andererseits diese Unterscheidung in sich selbst wahr, wenn er nicht ursprünglich und unmittelbar in sich eines wäre, oder diese Spaltung einmal ins Leben geführt, keiner Beziehung und Vermittlung fähig wäre!" (225)

Die Ueberwindung dieser Spaltung zwischen den getrennt er-

---

*) Vgl. S 66 ff.

erscheinenden Gliedern des Ganzen macht sich Troxler ebenso wie die wichtigsten Philosophen des deutschen Idealismus zu dem "notwendig aller Philosophie gegebenen Hauptproblem" (835), indem er jenes Uebersinnliche und seine Erkennbarkeit zum wesentlichen Inhalt seiner wichtigsten philosophischen Werke macht (836).

Das übersinnlich Wesenhafte ist also einerseits die entscheidende Grundlage von Troxlers Anthropologie und Medizintheorie und andererseits das Hauptproblem seines philosophischen Bemühens. Wir haben hier den Kernpunkt zu erkennen, in dem Troxler gleichzeitig Medizintheoretiker und Philosoph ist, und in dem er sich selbst auf philosophischem wie medizinischem Gebiet von seinen Zeitgenossen und Vorgängern abhebt.

Wie kann die offensichtliche "Spaltung" zwischen Leib und Seele, Geist und Körper, Subjekt und Objekt usw. überwunden werden? Wie kann das sie Vermittelnde, das denknotwendig als ein Reales existieren muss, nicht nur im Allgemeinen vorausgesetzt, sondern in seiner konkreten Wirklichkeit auch erkenntnismässig erfasst werden? Die Lösung dieses Erkenntnisproblems ist für die Philosophie wie für die Medizin von entscheidender Bedeutung. Aber die Versuche der zeitgenössischen Philosophie und der Naturwissenschaft, diese Vermittlung wirklich zu finden, vermögen Troxler nicht zu befriedigen.

2. Der philosophische Lösungsversuch

Die philosophische Richtung, von der Troxler in seiner Problemstellung ausgeht, ist die des deutschen Idealismus, d.h. die "drei letzten auf diesem Standpunkte allein noch möglichen Systeme durch Fichte, Schelling und Hegel" (837).

Zwar haben sie alle "die Notwendigkeit der Identität des Idealen und Realen behauptet, und als Absolutes in dieser oder jener Form zur Basis aller Philosophie des Zeitalters gemacht" (835). Aber eine wahrhafte Vermittlung haben sie nach Troxlers Ansicht nicht zustande gebracht.

Fichte habe, indem er die Welt aus dem Ich habe entstehen lassen, die Identität zwischen Subjekt und Objekt ins Subjekt verlegt, d.h. "das Objekt und Subjekt aufnehmend das Nichtich dem Ich" unterworfen (835).

Schelling habe zwar, "Subjekt und Objekt in absoluter Einheit oder intellektueller Anschauung vereinend" (835), die "Identität" inhaltlich nicht in eines ihrer Glieder verlegt wie Fichte oder Hegel, doch sei bei ihm die Identität nicht als eine höhere reale Vermittlung zu denken, wie an früherer Stelle dargestellt worden ist (*).

Hegel habe in dem Sinn nur eine einseitige Vermittlung zwischen Subjekt und Objekt zustande gebracht, als er mit dem Denken des Subjekts über dieses selbst hinaus zum objektiven Weltinhalt hingestrebt habe; er sei, wie Troxler sich ausdrückt, bemüht gewesen, "das Subjekt bis zum Objekt hinüberzutreiben und das Denken bis zum reinen Sein fortzuführen" (835).

Bei keinem dieser Philosophen findet Troxler eine "Identität" zwischen Subjekt und Objekt, Idealem und Realem, Seele und Leib usw., die das ist, was er nach seiner Ueberlegung postulieren muss: eine höhere Einheit, ein Vermittelndes, das den einzelnen Gliedern eines Ganzen als Einheit-Schaffendes übergeordnet ist, und das ein wirkendes Wesenhaftes sein muss, das nicht von der gewöhnlichen Vernunft erfasst werden kann. Es ist nicht nur der Inhalt des übergeordneten Vermit-

---

*) Vgl. Troxlers Verhältnis zu Schelling, S. 57 ff.

telnden, das sich Troxler im Gegensatz zu den erwähnten Philosophen anders denken will, sondern es ist vor allem seine Form innerhalb des philosophischen Bewusstseins, die Troxler unbefriedigt lässt. Troxler denkt sich das Uebergeordnete ja nicht nur als das Abstraktum, das es in der Form dieses Bewusstseins ist, sondern als ein an sich real Wirkendes, ein lebendiges Wirkliches. Das Denken des Absoluten ist für Troxler aber bloss ein "Repräsentieren" desselben, und "nicht das Lebendigsein selbst" (838). Das gedachte Absolute ist als Inhalt der intellektuellen Anschauung nämlich nur ein ideelles Abbild des realen Absoluten, und das äussere Anschaubare ist nur ein "reelles Gegenbild" desselben Absoluten, ganz im Sinne der platonischen Ideenlehre: "Dieses ist ein Urbild, welches sich nur einerseits in einem ideellen Abbilde, wie die intellectuelle Anschauung ist, und andererseits in einem reellen Gegenbilde, wie das Seyn ist, ausdrükt" (217). Für die Philosophie, die innerhalb des Denkens, d.h. der intellektuellen Anschauung, bleiben muss, ist dieses Urbild selbst deshalb ein "Nichts" (228), oder das "Unbekannte" (230). Es ist das "X der Philosophie" (231). Doch es ist ein "Etwas" (226), ein wirklich Existierendes, auf das Troxler schon in seiner Dissertation als auf das "Wesen des Organischen" (212) hat hinweisen wollen (*).

So erweist sich nach Troxlers Auffassung die Philosophie einerseits durch die inhaltliche Unzulänglichkeit ihrer verschiedenen Richtungen wie auch durch die prinzipiell begriffliche Form ihrer Inhalte als unfähig, die gesuchte reale Vermittlung in ihrer Lebendigkeit zu erfassen. Für sie bleibt das "Leben" deshalb das "Problem".

---

*) Vgl. S. 71.

3. Der naturwissenschaftliche Lösungsversuch

Die Naturwissenschaften und die Psychologie sind ebenfalls nicht in der Lage, das von Troxler postulierte Höhere zu erkennen: "Zerfasert, wie Psychologen, die Seele, zerlegt, wie Anatomen den Leib, und Ihr werdet es nicht finden!" (244).

Diese Wissenschaften sind, aufgrund der Bewusstseinsverfassung, denen sie verpflichtet sind, nur dazu fähig, die in der gewöhnlichen Erscheinungswelt erfahrbaren Spuren und Produkte jener höheren "Aetiologie" zu erfassen, nicht aber diese selbst. Mit Bezug auf die "organische Physik" sagt Troxler deshalb:

"Die empirische Physik darf sich aber überhaupt nicht erlauben, über Uebersinnliches etwas zu decretiren, und übersinnlich ist überhaupt jeder Grund sinnlicher Erscheinungen, indem er als Grund unter der Erscheinung verborgen liegt, und es durchaus kein Experiment geben kann, welches diesen Schleier zu heben vermöge. Wagt es aber der Physiker, Etwas in einem Sinn Erscheinendes, als Grund der Erscheinung in einem andern Sinn aufzustellen, so vergreift er sich an der Natur, und sie straft den Blödsinnigen mit Irrthum" (838).

Das ist es gerade, was Troxler an der Naturwissenschaft unbefriedigt lässt: Dass sie die Erklärung für die Erscheinungswelt nur in dieser selbst sucht und nicht im Bereich des Wesenhaften.

Aber trotz ihrer prinzipiellen Unmöglichkeit, das Erkenntnisproblem des Wesenhaften zu lösen, verachtet Troxler die Naturwissenschaften nicht. Wie wir bei seiner Würdigung Albrecht von Hallers gesehen haben (*), schätzt er sie deswegen, weil sie aufgrund ihrer Erkenntnismethodik sichere

---

*) Vgl. 62 ff.

Indizien für die Existenz des Uebersinnlichen zu geben vermag.

In der Philosophie, die ein Wesenhaftes nur als wesenloses Abstraktum kennt, und in einer Wissenschaft, die auf die wesenlose Erscheinung beschränkt ist, sieht Troxler eine Gefahr für die weitere Entwicklung der Kultur. Mit warnenden, eindringlichen Worten versucht er in der Mitte des 19. Jahrhunderts, als die Naturwissenschaft ihren grossen Aufschwung erlebte, und als die geistigen Ziele des deutschen Idealismus in den Hintergrund traten, auf die weltanschaulichen Konsequenzen eines auf die materielle Erscheinungswelt und die abstrakten Bewusstseinsinhalte reduzierten Geisteslebens hinzuweisen, so zum Beispiel in seiner Schrift "Der Atheismus in der Politik des Zeitalters und der Weg zum Heil. Programm einer besseren Zukunft" (1850):

"Vom Nichts, und von dem Sein gleich Nichts, von dem absoluten Abstrakten, Abstrusen und Absurden musste als dem Ungrund, statt des Urgrunds, ausgegangen werden; es musste die unorganische, die tote Form und leblose Natur, die materielle und körperliche Welt über die organische, dynamische, lebendige und beseelte Natur erhoben, dagegen diese mit ihren intelligenten und moralischen Kräften, dem Calcül und der Polytechnik, dem gegen alles Höhere stumpfsinnigen Mechanismus und Chemismus unterworfen werden. Daher denn, wie Scheidler mit Jean Paul'schen Zügen scharfzeichnend sagt, die Herrschaft des Materialismus und Brutalismus einer tierischen Ansicht des Menschen, einer Corpuscularphilosophie, die nicht ein Vereintsein von Seele und Leib, sondern ein Einssein derselben annimmt, das Gehirn für eine Spielwelle mit Stiften für jede Idee, die der Geist abdreht, um an sich seine Ideen abzuorgeln, das Herz für eine Blutspritze, und die Seele nur für einen neuen Holztrieb des Körpers, den

Menschen selbst für eine hydraulische Filtriermaschine ohne eigentliche Seele halten, weil ihre anatomischen Messer sie nicht finden und nicht als Präparat aufweisen können. Bei noch grösserem Fortschritt solcher, das Organische dem Unorganischen unterwerfenden Physiologie ward dann die Gedankenbildung für eine Gehirnfunktion erklärt und mit der Urinsekretion verglichen" (839).

Gegenüber einem solchen Weltbild, das ja seit dem 19. Jahrhundert längst zum dominierenden Kulturfaktor geworden ist, ringt Troxler nach einer Anschauung, die den übersinnlichen Aspekt von Mensch und Welt mit einbezieht, und da stellt sich für ihn zunächst die Frage nach der Erkenntnis dieses Uebersinnlichen.

4. Die Forderung einer übersinnlichen Erkenntnis

Weder die Philosophie noch die neuere Naturwissenschaft vermögen das von Troxler gesuchte Wesenhafte in einer anschauenden Erkenntnis zu erfassen. Und doch müssen sie notwendigerweise ein solches als existierend annehmen: "Was sich aber mittelst der Vernunft und Natur manifestirt, muss anerkannt werden, wenn es an sich auch nicht in jener angeschaut, und nicht in dieser dargestellt werden kann" (840).

Doch die blosse allgemeine Anerkennung jenes Höheren genügt Troxler nicht, und kann ihm nicht genügen, wie beispielsweise auf dem Gebiet der Medizin gezeigt werden kann: Troxler strebt ja nach einer "scientistischen Bildung der Medicin" (841), die auf der wirklichen erkenntnismässigen Durchdringung der gesetzmässigen Beziehung zwischen dem Wesenhaften und seiner Erscheinung beruht, d.h. auf der "Erkenntniss ... der Bedingungen, in so fern sie das Erscheinende als Bedingtes aufnimmt" (842).

Eine solche erkenntnismässige Begründung der Medizin setzt allerdings eine höhere Form von Erkenntnis voraus als die, die durch die Mittel von Philosophie und Naturwissenschaft möglich ist. Aus dieser prinzipiellen Einsicht heraus sagt Troxler deshalb schon 1806 im Zusammenhang mit der "grassirenden Krankheit": "Es forderte daher eine Art ganz höherer Forschung dazu, um die Ursache an sich ... ausfindig zu machen" (583).

5. Von der Philosophie über die Erkenntniswissenschaft zur Anthroposophie

"Die Philosophie hat sich offenbar in ihrer neuesten Gestalt ausgelebt und ist im Uebergang zu höherer Entwicklung begriffen" (837). So leitet Troxler 1835 den zweiten Vortrag seiner Vorlesungen über Philosophie ein.

Als Ausgangspunkt zu dieser Höherentwicklung kann jedoch nur das gewählt werden, was Philosophie und Naturwissenschaft zu dem macht, was sie sind, d.h. von der Denk- und Erkenntnismethodik des gewöhnlichen Bewusstseins.

Wie soll dieses aber dazu fähig gemacht werden, von seinen abstrakten Vernunftinhalten und von seinen sinnlichen Erfahrungsinhalten der Erscheinungswelt zu den realen wesenhaften Inhalten aufzusteigen?

Jegliches Erkennen kann nur über dasjenige etwas aussagen, was ihm zugänglich ist, es kann über sich selbst nicht hinaustreten: "Wäre zur Ueberzeugung an der Wirklichkeit der Dinge Erreichung derselben ausser der Erkenntnis erforderlich, so gäbe es keine solche Ueberzeugung, weil es kein über sich selbst hinausgehendes Erkennen gibt" (843).

Die Antwort auf die gestellte Frage, ob und wie das anschauende Erkennen des Uebersinnlichen erreicht werden könnte, kann nach Troxler erst dann gegeben werden, wenn die Natur des menschlichen Erkennens überhaupt genügend geklärt ist. Die Frage nach der Erkennbarkeit des Uebersinnlichen setzt also das Erkennen des Erkennens voraus. Die Erkenntniswissenschaft ist demnach die Grundwissenschaft, auf der, von der Philosophie ausgehend, die Wissenschaft des Wesenhaften erst aufgebaut werden könnte. Das meint Troxler, wenn er sagt: "Das Erkennen kann also wohl und muss in sich selbst zerlegt und bewegt werden, wenn es sich fortbilden und vollenden soll" (844).

Wenn es der Philosophie gelingt, durch Erkennen des menschlichen Erkennens den Punkt zu erreichen, in dem der Mensch als Erkennender in eine reale Beziehung zum Bereich des Wesenhaften tritt, so können sich in ihr, von diesem Punkt aus, diejenigen Inhalte als Erkenntnisinhalte eröffnen, die früher von der Metaphysik bloss lehrmässig behandelt worden sind. Auf eine solche Umwandlung der Philosophie möchte Troxler mit seinem 1828 veröffentlichten Buch hinwirken. Es trägt den bezeichnenden Titel: "Naturlehre des menschlichen Erkennens oder Metaphysik".

Die Philosophie soll zur Wissenschaft des Erkennens werden, und als solche zur Wissenschaft des Uebersinnlichen, welche in der Lage ist, die wesenhaften Beziehungen zwischen Mensch, Gott und Welt erkenntnismässig zu durchdringen. Die solchermassen auf der menschlichen Erkenntnisfähigkeit begründete und die Natur des Menschen in all ihren Aspekten erkennende Wissenschaft nennt Troxler "Anthroposophie" (845). In der Anthroposophie wird die Philosophie erst wieder zur "wahren, das heisst das Jenseits wie das Diesseits umfassenden Lebensbetrachtung..." (319); und als die Wissenschaft des Wesenhaften von Mensch und Welt ist die Anthroposophie die Grundwissenschaft aller Spezialwissenschaften, insofern diese die Erscheinungen des Wesenhaften erfassen. Diesen Zusammenhang zwischen Philosophie, Erkenntniswissenschaft, Anthroposophie und Einzelwissenschaften formuliert Troxler folgendermassen:

"Eine Naturlehre des menschlichen Erkennens schien uns die Grundwissenschaft der Philosophie zu sein, und die Stelle von demjenigen, was die ältere Philosophie unter dem Namen Metaphysik begriff, einnehmen zu müssen. Diese Naturlehre sollte also auch Gott, den Menschen und die Welt zu ihrem Gegenstande haben; allein Gott, Mensch und Welt nicht anders, als wie sie in der menschlichen Natur in- und füreinander sind, so zwar, dass uns Philosophie nichts anderes werde, als die menschliche Natur, wie sie ist und erscheint, als ihr eigner Gegenstand in ihrer Selbsterkenntnis.
Es leuchtet von selbst ein, dass dieses die eigentliche Ur- und Grundphilosophie sein muss, und dass erst, wenn diese aufgestellt ist, von den übrigen sogenannten philosophischen Wissenschaften die Rede sein kann, da diese denn auch erst durch diese Philosophie, oder Anthroposophie, ihre Begründung und ihre gehörige Entwicklung aus dem Einen und Ganzen der Natur erhalten können" (846).

Als Ausgangspunkt, von welchem die Anthroposophie als Wissenschaft des Uebersinnlichen entwickelt werden soll, hat nach Troxler also die wissenschaftliche Untersuchung des zunächst gewöhnlichen menschlichen Erkennens zu gelten. Troxlers Betrachtung dieses Erkennens führt ihn nun zu zwei Ergebnissen.

Zum Einen stellt er fest, dass das gewöhnliche Erkennen auf zwei verschiedenen, im folgenden zu besprechenden, Elementen beruht. Das höhere Erkennen denkt er sich dann ebenfalls auf diesen Elementen beruhend, nur in einer dem Uebersinnlichen entsprechenden höheren Form.

Das andere Ergebnis ist, dass schon im sinnlichen Erkennen das Element gefunden werden kann, welches zum übersinnlichen Erkennen hinaufführt. Wir wenden uns nun der Besprechung des ersten Ergebnisses zu.

6. Das Verhältnis von sinnlicher zu übersinnlicher Erkenntnis

Das gewöhnliche Erkennen setzt sich nach Troxler aus zwei Elementen zusammen, die gleichermassen nötig sind, um die Wirklichkeit zu erfassen. Diese Elemente sind Erfahrung und Vernunft, in den "Vorlesungen über Philosophie" auch "Erkenntnis aposteriori" und "Erkenntnis apriori" (847) genannt. Mit diesen beiden Elementen sind in Troxlers Ausführungen einmal die Faktoren des Erkenntnisaktes und ein andermal deren Inhalte gemeint. Diese verschiedenen Bedeutungen werden von Troxler meist nicht scharf unterschieden. Beide Elemente müssen als gleichberechtigte zusammenwirken, wenn Erkenntnis zustande kommen soll. Die philosophische Auseinandersetzung darüber, ob die Quelle der Erkenntnis in der Erfahrung oder der Vernunft zu suchen sei, ist deshalb unnütz: "Es ist ... auch ein ganz eitler Streit, ob diese oder jene Art von Erkenntnis aus der Vernunft oder aus der Erfahrung stamme, oder ob sie apriorischen oder aposteriorischen Ursprungs sei? Erfahrung und Vernunft sind überhaupt nicht Quellen der Erkenntnis, sondern nur Bildungswerkzeuge derselben, und zwar so, dass die eine ohne die andere wie nicht bestehen, noch viel weniger eine Erkenntnis zu erzeugen vermag" (848).

Troxler führt diese beiden zusammenwirkenden, aber zu unterscheidenden Elemente der gewöhnlichen Erkenntnis, die tätige Vernunft und die empfangende Erfahrung, auf ein übergeordnetes, höheres, einheitlich gedachtes Erkenntnisvermögen des menschlichen Geistes zurück, in welchem beide in einer höheren Form schon veranlagt sind, aber als "eine noch ungeschiedene Einheit von Empfänglichkeit und Selbsttätigkeit" (849). Und die beiden Elemente des gewöhnlichen Erkennens denkt sich Troxler als Abbild der entsprechenden höheren:

"Wenn daher überhaupt die Frage nach den Erkenntnisquellen im Menschen aufgeworfen ward, so wies man deren zwei nach, nämlich die der Sinnlichkeit und die der Vernunft, als ob es überhaupt möglich wäre, dass es in der einen menschlichen Natur mehr als eine Erkenntnisquelle, und eine andere, als den menschlichen Geist selbst geben könnte! und als ob, wenn diese Erkenntnisquelle einmal in ihrem ganzen Laufe und in ihren verschiedenen Strömen gehörig untersucht werden sollte, es sich nicht mit Notwendigkeit ergeben müsste, dass der Mensch, so wie eine der Sinnlichkeit zu Grund liegende und ihr vorangehende, auch noch eine über die im Gegensatz zur Sinnlichkeit stehende Vernunft hinausgehende haben müsse, die erst zeige, von welcher Sonne dieser Mond sein erborgtes Licht schöpft" (850).

So entsprechen sich in Troxlers Erkenntnislehre die übersinnliche und die sinnliche Erkenntnis. So wie für die Sinneserkenntnis auf der Erfahrungsseite ein Sinn vorhanden sein muss, der die Anschauung des erscheinenden Gegenstandes ermöglicht, so müsste für die übersinnliche Erkenntnis ein entsprechender "Sinn" zur Verfügung stehen, der die Anschauung des übersinnlich Wesenhaften vermittelt. Schon in seinen "Elementen der Biosophie" (1808) fordert Troxler einen solchen Sinn, den er dort "Vitalsinn" nennt, weil dieser eine anschauende Erkenntnis des in der Erscheinung wirkenden Lebens an sich ermöglichen soll: "Diese Erkenntnis ist Offenbarung des Lebens in der Erscheinung, und drückt sich in der Seele, als solche, durch Inspiration aus, durch Eingebung mittelst desjenigen, was ich mit Kant, doch in einem andern Verstande, Vitalsinn nennen möchte" (851).

Und wie die Sinnesseite der sinnlichen Erkenntnis im übersinnlichen Erkennen ihr Analogon hat, so findet sich auch für die gewöhnliche Vernunft im höheren Erkennen ein entsprechendes Element, welches das Verständnis des übersinnlich Geschauten ermöglicht. Und so charakterisiert denn

Troxler in seinen "Vorlesungen über Philosophie" den Unterschied und das Verhältnis von sinnlicher zu übersinnlicher Erkenntnis in der folgenden Weise:

"Es handelt sich um eine der Art und dem Wesen nach verschiedene Erkenntnis. Sinn und Geist aller göttlichen Offenbarung kann nur von einem Höhern, Innern, über Apriori und Aposteriori, über wirkliche Vernunfteinsicht und blossen Sinnesglauben erhabenen, ich möchte sagen, übersinnlichen Geist und übergeistigen Sinn der menschlichen Natur erfahren und verstanden werden" (852).

Im übersinnlichen Geist und im übergeistigen Sinn der übersinnlichen Erkenntnis liegt also das, was Vernunft und Sinn der gewöhnlichen Erkenntnis entspricht.

Troxler betrachtet es als die vornehmliche Aufgabe der neueren Philosophie, durch die Erkenntniswissenschaft zu einem höheren "Urerkennen" zu gelangen, eine Aufgabe, die allerdings noch nicht in Angriff genommen worden sei:

"Der neueren Philosophie hat es daher besonders am Erkennen des menschlichen Erkennens gefehlt. Die neuere Philosophie hat nämlich das Erkennen zuvörderst nur als ein Zersetztes und Entzweites vorausgesetzt, und so nur das gebrochene und umgebogene Erkennen, entweder in dem erscheinenden Gegenstande oder in dem anschauenden Innewerden, statt des einen reinen Urerkennens aufgefasst..." (853).

Wie die Philosophie nach Troxlers Ansicht dazu kommt, zum Urerkennen aufzusteigen, soll nun im folgenden besprochen werden. Wir kommen damit zum wichtigsten Element von Troxlers Erkenntnislehre.

7. Der Weg zum Erreichen übersinnlicher Erkenntnisse

Wie hat man sich nach Troxler den Weg zu denken, auf dem die von ihm erhoffte und erahnte "Reform oder Revolution in der Philosophie" (854) erreicht werden soll, auf dem also die Philosophie zur Anthroposophie fortgebildet werden kann?

Wenn der Erkennende von der sinnlichen Erscheinungswelt zur Welt des Wesenhaften aufsteigen wollte, so müsste er seine gewöhnliche Bewusstseinsform transzendieren. Troxler drückt das so aus: "...Um durch die Erscheinung zu dem hinter ihr liegenden Ansich der Dinge hindurchzudringen, müsste man durch die Sinnlichkeit gleichsam hindurch über sich selbst hinausgehen können" (855).

Das Wesentliche in Troxlers Erkenntnislehre, das an diesem Punkt weiterführt, ist folgendes: Nach seiner Auffassung kann schon im gewöhnlichen Erkennen ein Element aufgefunden werden, mit Hilfe dessen der Uebergang vom gewöhnlichen zum höheren Erkennen erarbeitet werden kann. Das ist folgendermassen zu denken:

Wie schon ausgeführt worden ist, beruht das gewöhnliche Erkennen auf der Wechselwirkung von Erfahrung und Vernunft. Der Begriff kann nicht unabhängig von der Erfahrung gefassst, und diese nicht ohne den Begriff erkannt werden. Troxler drückt diese wechselseitige Abhängigkeit von Begriff und Erfahrung für die Erkenntnis auch folgendermassen aus: "Die Regel also selbst, der Begriff, die Erkenntnis apriori muss so gut auf dem Doppelwege der Wechselwirkung von innen und aussen entwickelt werden als die Erkenntnis aposteriori. Die eine Erkenntnis ruht mit der andern auf einem Grunde" (847).

Troxler hält die Auffassung von Kant für falsch, dass die Begriffe in uns apriori vorgebildet seien, schon bevor wir den Gegenständen gegenüber treten: "Ideen oder Begriffe, die angeboren sind, gibt es keine" (847). Aber auch aus der Sinneserfahrung stammen die Begriffe nicht: "Nicht weniger ungereimt würde es sein, wenn jemand sich vorstellen wollte, die Ideen kämen von aussen gleichsam in den Menschen und seinen Geist hinein, und sie aus den Eindrücken der Gegenstände auf die Sinnesempfindung herleiten, würde nicht viel anders sein, als die Aussenwelt zur eigentlichen Quelle unserer Erkenntnisse zu machen" (856). In Wirklichkeit werden nach Troxler die Begriffe anlässlich der äusseren Erfahrung innerlich erfahren. Das Mittel, wodurch sie innerlich zur Erscheinung gebracht werden, nennt Troxler deshalb"...Vernunft oder innere Erfahrung..." (857).

Die äussere sinnliche Erfahrung einerseits und die Vernunft andererseits liefern uns zwar zwei verschiedenartige Inhalte, nämlich das, was Troxler, in Anlehnung an Kant, die Erkenntnisse aposteriori und apriori nennt, also den blossen Erfahrungsinhalt und den zu ihm gehörigen Begriff. Diese Inhalte sind aber, obwohl sie von unterschiedlicher Art sind und auf verschiedene Weise gewonnen werden, an sich nicht unabhängig voneinander. Im Gegenteil, sie sind zwei verschiedene Erscheinungsformen desselben Wesens, denn: "Nur weil ein Leben das Universum beseelt und beleibt, treffen die Normen, die wir im Geiste finden, mit den Formen, die unter dem Sinne liegen, zusammen; darum sind die Gesetze in unserer Intelligenz, was die Kräfte in der Natur, und die Erscheinung der Sinne, was die Aeusserungen der Gegenstände" (151).

Troxler denkt sich also das Verhältnis des Begriffs oder der Idee, die der Mensch in der Erkenntnissituation gewinnt, zum Ding an sich ganz im Sinn der platonischen Ideenlehre: "Selbst Pythagoras und Plato, ein höheres Leben voraussetzend und lehrend, die Seele erinnere sich nur ihrer längst besessenen Ideen, fügten bei, dies geschehe aber nur bei

Gelegenheit und durch Veranlassung sinnlicher Wahrnehmung" (856).

Von der lebendigen wesenhaften Idee bleibt in der Form der menschlichen Vernunft nur noch der schattenhafte Begriff übrig, wie das Höhlengleichnis von Plato andeutet: "Der mit der Anamnesis oder Wiedererinnerung aus einer höheren Welt innig verbundene göttliche Logos, dem man seine Grundlage entzogen hatte, war nun zu einer bloss menschlichen Vernunft umgewandelt und von der Sinnenwelt abhängig gemacht, der Schatten geworden, den der Gefangene in der unterirdischen Höhle von aussen hereingeworfen an der Wand sieht" (858).

Troxler denkt sich also im Sinne Platons (859) oder auch im Sinne des scholastischen Universalienrealismus (*) drei Formzustände der Idee: einmal als lebendige, wesenhafte Idee in ihrem transzendenten Formzustand als Urbild am überhimmlischen Ort (Universale ante rem), dann als die dem Ding immanente Idee, d.h. in der Form eines physisch-sinnlichen Abbildes (Universale in re), und schliesslich als Idee in der Form des gewöhnlichen menschlichen Begriffs (Universale post rem).

Nun ist es wesentlich, zu berücksichtigen, dass nach Troxler die menschlichen Ideen zwar Erfahrungsinhalte der Vernunft sind, dass sie aber nur durch eine innere Tätigkeit des Erkennenden selbst zur Erscheinung gebracht werden können, wie das folgende Zitat besagen will: "Ideen sind Produkte, Ideen sind Erkenntnisse, und Erkenntnisse sind Erzeugnisse und fordern als Erzeugnisse eine wesentliche und lebendige Kraft, wie sie in der Natur des Menschen durch die Seele gegeben ist" (856).

---

*) Vgl. S. 66 ff.

Es ist also die in der gewöhnlichen Erkenntnissituation an der sinnlichen Erfahrung betätigte Denkkraft des Menschen, die ihm ermöglicht, sich zur Idee hinzuarbeiten und diese in der Form des menschlichen Vernunftinhaltes zur Erscheinung zu bringen. In der menschlichen Denkkraft ist also das Element des gewöhnlichen Erkennens zu suchen, das über dieses hinaus zum übersinnlichen Erkennen führen kann, denn diese Denkkraft steigt an sich in jeder Erkenntnissituation zum Wesenhaften empor: "...Die Denkkraft ... ist nichts anderes, als die Urbewusstseinskraft, welche sich in dem menschlichen Wesen und Leben zum Geiste der Vollendung emporarbeitet, sowie dieser hinwieder unausgesetzt in sie zurückwirkt, zum offenbaren Beweis, dass auch sie in ihrem Ansich nur eins und dasselbe sind..." (857).

Schon die gewöhnliche Denkkraft muss demnach, wenn sie sich mit Wesenhaftem verbinden will, selbst wesenhafter Natur sein, denn "das Grundgesetz des Erkennens" besagt, "dass gleiches nur von gleichem erkannt und bestimmt wird" (860).

Das Denken als solches ist weder objektiv noch subjektiv, denn diese Bestimmungen sind ja schon das Resultat des erkennenden Denkens, und das im Denken des Subjekts Wirkende ist deshalb von einer höheren Natur, die über das Subjektive und Objektive erhaben ist. Troxler drückt das so aus: "Da weder Subjektives noch Objektives, weder Ideales noch Reales, die selbst im diskursiven und reflektiven Erkennen erst werden, die Gedanken bilden, so haben sie einen höhern Grund in der Seele, nämlich in dem Prinzip, das sich als das Eine und das Andere, als Erkennbares und Erkennendes in sich selbst gegenüberstellt" (861).

Das im Denken Wirkende, das also ein Wesenhaftes sein muss, ist das höhere Wesen des denkenden Menschen selbst: Das Denken ist "nichts anders als eine der Gewalt unsers höhern Selbstes unterworfene Naturkraft" (862).

Diese Denkkraft, die der Mensch selbst betätigen muss, ist also das Mittel zum Erreichen übersinnlicher Erkenntnisse. Wenn der Mensch, sagt Troxler, "die Selbstentwicklung seines Geistes" anrege und betätige, vermöge er "in einem die Schranken der Sinnlichkeit übersteigenden, und auf übersinnlichen Gründen beruhenden, unmittelbaren Verkehr" mit den Wesen der Dinge selbst zu stehen (863).

So kommt es, dass für die Erkenntnis des den Erscheinungen zugrundeliegenden übersinnlich Wesenhaften nicht ein Standpunkt ausserhalb des menschlichen Erkennens angenommen zu werden braucht, sondern dass innerhalb des gewöhnlichen Erkennens das Element gefunden werden kann, das selbst schon von höherer, übersinnlicher Natur ist, und das in sich die Fähigkeit trägt, in den Bereich vorzudringen, der dem gewöhnlichen Erkennen verschlossen ist. In Troxlers Worten ausgesprochen, heisst das:

"Das Innere der äusseren Natur liegt dem Innern unserer eigenen Natur am nächsten, da die Natur in und ausser uns innigst eins mit dem Göttlichen, welches die Wurzel und Quelle der schöpferischen Kraft ist, aus der in uns die Gedanken in Bewusstsein, und ausser uns die Dinge ins Dasein hervorgehen. Daher das merkwürdige Verhältnis, dass, je mehr wir uns von der Erscheinung aus in unser Inneres zurückziehen, wir um so mehr in die Natur der ausser uns liegenden Dinge eindringen" (864).

Dadurch ist die Richtung gekennzeichnet, in der der Mensch zu gehen hätte, wenn er das Wesen von sich und der Welt erkennen wollte. Er müsste "über die Sinnlichkeit hinaus" gelangen, aber eben "nicht in der Richtung zur Aussenwelt, sondern in der zu uns selbst..."(844). Diese grundsätzliche Aenderung der Erkenntnisrichtung im übersinnlichen Erkennen bezeichnet Troxler als "Inversion" (865).

Die Transformation des gewöhnlichen Erkennens kann, wie noch zu zeigen sein wird (*), nicht mit Hilfe von früheren Bewusstseinsformen, sondern, wie hier dargestellt, nur durch Aufgreifen des im modernen sinnlichen Erkennen gebräuchlichen Erkenntnisinstrumentes, der Denkkraft selbst, geschehen.

In welcher Weise allerdings das sinnliche Erkennen bzw. die in ihm waltende Denkkraft entwickelt werden müsste, damit die im Erkennen normalerweise unbewusst bleibende innere Verbindung des Menschen mit dem Wesenhaften der Welt durch Anschauung bewusst gemacht werden könnte, wird von Troxler nicht genauer ausgeführt. Es bleibt beim Hinweis darauf, dass diese "Selbstentwicklung" (866) der menschlichen Seele mit Hilfe der besprochenen, vom Menschen selbst auszuführenden Denktätigkeit zu geschehen hätte, und dass die "Vereinigung aller Seelenkräfte" notwendig sein würde, um in dieser Entwicklung die höchste Stufe zu erreichen (867).

Den Prozess selbst, durch den das bewusste Emporarbeiten der Denkkraft zum Uebersinnlichen zu geschehen hätte, bezeichnet Troxler, zum Teil mindestens in Anlehnung an die neuplatonische und mittelalterliche Philosophie (868), als "Meditation" (869) und "Kontemplation" (870). In diesen liegt das vom Menschen auszuführende, aktive Element, das zur übersinnlichen Erkenntnis führen soll. Der schon besprochene (**) passive, empfangende Faktor des übersinnlichen Erkennens wird von Troxler "Inspiration" (871) oder "Relevation" (872) genannt.

In seiner Logik unterscheidet Troxler drei Stufen des übersinnlichen Erkennens, und er setzt diese mit der tätigen

---

*) Vgl. S. 277 ff.

**) Vgl. S. 259.

und der empfangenden Seite des höheren Erkennens in folgende Beziehung: Auf der untersten Stufe herrscht die Eigenaktivität vor, auf der mittleren das Empfangen, und auf der höchsten besteht ein Gleichgewicht zwischen Tätigsein und Empfangen: "...Der menschliche Geist [kann] nur durch Rückkehr in seine eigenen Untiefen, sey es dass er in seiner Betrachtung (Meditation und Contemplation) dem Zuge der höhern Sonne nachgebe, oder dass ihr inneres Licht in ihm durch Eingebung (Inspiration und Relevation) durchbreche, oder in beiden, meistens in thätiger und leidender Wechselwirkung vereinten Fällen durch Entzückung (Extase) über sich hinaus in seine Himmel auf scheinbar ausserordentlichem Wege eingeführt werden..." (872).

An anderer Stelle wird die höchste übersinnliche Erkenntnisform auch "Intuition" genannt. In ihr herrscht "Einheit von Receptivität und Actuosität", sie ist "die höchste und letzte und durch die gleichmässige Entwicklung der übrigen bedingte Vereinigung aller Seelenkräfte und daher als das entwickelte selbstgewisse Bewusstseyn das Organ aller religiösen, sowie aller philosophischen und politischen Offenbarungen..." (867). "Diess ist auch der Quell all der Gemüthsideen, der Gegenstände des geistigen Schauens" (876). "Diess ist das, was wir geistiges Schauen nennen..." (876).

Das übersinnliche Erkennen ist nach Troxler eine Fähigkeit, die von der Menschheit erst in zukünftigen Zeiten erworben sein wird. Ausgenommen sind ganz wenige, besonders begnadete Persönlichkeiten, denen sie auch in der Gegenwart zuteil werden kann. Aber das gewöhnliche Bewusstsein der modernen Menschheit birgt schon in sich - als Denkkraft - das Element, welches in diese Zukunft führen können wird.

Wir kommen damit zu den Gedanken, die Troxler über die Entwicklung des menschlichen Bewusstseins äussert, und die einer besonderen Würdigung bedürfen, denn in ihnen vertritt er, ähnlich wie Herder und Goethe, aber in einer speziellen Weise, die Evolutionsidee auf dem Gebiet des Bewusstseins, lange bevor der Darwinismus den Evolutionsgedanken für das Reich der Organismen aufgestellt hat.

8. Die drei verschiedenen Bewusstseins- und Erkenntnisformen in der einzelmenschlichen und menschheitlichen Entwicklung

Die Entwicklung des Einzelmenschen, wie auch die der Gesamtmenschheit, ist für Troxler unlösbar verbunden mit einer Evolution des menschlichen Bewusstseins. Die Bewusstseins- und Erkenntnisform des heutigen Menschen ist nach seiner Ansicht nicht immer so gewesen, wie sie heute ist, und wird auch nicht immer so bleiben. So wie das Kind gegenüber dem Erwachsenen über ein weniger klares, dafür aber weiseres Bewusstsein verfüge, so habe es in der Weltentwicklung eine Zeit gegeben, in der die Menschheit gegenüber dem heutigen klaren, auf sinnlicher Erfahrung und Denken beruhenden Bewusstsein in einem dumpferen, dafür aber geistigeren Urbewusstsein gelebt habe. Und in der Zukunft werde sich die Menschheit ein noch klareres als das heutige, aber wiederum geistigeres Bewusstsein und Erkennen erwerben. Diese "Richtungen und Bewegungen" (873) des erkennenden menschlichen Geistes beruhen nach Troxler auf der Gesetzmässigkeit der menschheitlichen Entwicklung: "Die Gestalt dieser Bahnen ist eine organische und beruht auf einer inneren Naturnotwendigkeit, in welche das Geistesleben sowohl als das physische gebunden erscheint" (873).

A. Die einzelmenschliche Bewusstseinsentwicklung

Der Wesenskern des Menschen ist für Troxler geistiger Natur.

Diesem übersinnlichen Teil seines Wesens, der im Gemüt sein Zentrum findet, verdankt der Mensch seine prinzipielle Fähigkeit zum übersinnlichen Erkennen, denn nur das absolute Selbst ist sein eigenes "Principium Essendi et Cognescendi" (874).

"...Was wir hier als innigsten Sinn der menschlichen Natur, als höchste Erkenntnisquelle andeuten, ist so wenig Vernunft ohne Gefühl, als Gefühl und keine Vernunft. Es ist die Einheit von Geist und Herz, die wir mit dem Namen Gemüt, ihn der Einseitigkeit, mit der er im Gegensatze zum Geiste gehalten nur dem Herzen verliehen wurde, enthebend bezeichnen" (875).

Da der geistige Wesenskern immer der verborgene Grund des Menschen ist, so verfügt dieser auch dann schon in versteckter Weise über das höhere Bewusstsein, wenn er sich dessen noch gar nicht bewusst werden kann. Das Urbewusstsein lebt dann in der Tiefe des menschlichen Wesens wie ein Träumen: "In diesem Lebenspunkte träumt der Mensch seines Lebens tief verborgenen Traum, der das hohe Bewusstsein des Geistes und das dumpfe Dasein des Körpers verknüpft, der die innerliche Folie des Sinnes, und die heimliche Feder jedes Triebes ist" (876). Dieses Träumen ist aber nicht zu verwechseln mit dem Träumen des Schlafenden: "Das Träumen im Schlafe ist aber nicht das wahre Träumen, ja als solches nur eine Zufälligkeit des Schlafes, während das Träumen an sich dem Schlafe selbst zum Grunde liegt, und zwar nicht weniger, als dem Wachen..." (876). Jeder Mensch verfüge in seinem tiefsten Innersten über das höhere Bewusstsein: "...Hier in dieser innern höhern Natur des Menschen liegt denn auch oder ist sie viel mehr selbst, das Urbewusstsein, welches jedem Menschen leuchtet, der in die Welt kommt..." (877).

Das Kind lebt zunächst noch im Urbewusstsein. Dadurch erklären sich die Phänomene, die auf eine höhere Weisheit des

Kindes hindeuten, die noch nicht aus seinem Intellekt kommen kann: "Alle Kinder sind Propheten und Poeten". "Es träumt, aber gewiss eine künftige Welt. Gehen lernt es von sich, und seine Sprache schafft es sich bestenteils aus dem gegebenen Material. Und die Fragen bei grösserer Reife, zeugen die nicht von einem Bewusstsein, das aus sich selbst schöpft? Wie viele Spuren zeigen sich nicht von einer eigenen wachsenden, oft recht systematisch fortschreitenden Philosophie aus inneren Prinzipien, die den unsrigen gleichen, und lange der in Vernunft und Erfahrung zersetzten Denkkraft, lange der Scheidung von Gefühl und Verstand vorauseilen?" (878).

Beim Erwachsenen versinkt dieses "untersinnliche und vorsinnliche" Seelenleben, um der Sinneserkenntnis Platz zu machen, der die Welt nur noch in Form von sinnlicher Erfahrung und Vernunftideen zugänglich ist. Aber auch im Untergrund des Erwachsenenbewusstseins lebt noch das Urbewusstsein als dessen Grundlage. "So haben schlichte Bergbewohner ihr zweites Gesicht" (879).

Was aber beim Kind ein noch instinktartiges Urbewusstsein war, und beim Erwachsenen durch sein schon klareres denkendes Erkennen verdrängt ist, kann auf einer weiteren Stufe zum hellsten, klarsten Bewusstsein werden, das man manchmal bei Kranken oder Sterbenden aufleuchten sieht (880). Jedoch erreicht die Bewusstseinsentwicklung der Gegenwart nur die mittlere Stufe, und nur besonders Begnadete erleben schon während des Lebens den höchsten und wachsten Bewusstseinszustand, den Troxler das Bewusstsein der "Vollendung" nennt. Dieses höchste "traumartige" Erkennen wird von einer Bewusstseinshelle sein, die sich zum normalen Wachbewusstsein verhalten wird wie dieses zum gewöhnlichen Träumen:

"Dies traumartige Erkennen, schon bestimmt angedeutet in unserm "Blicke ins Wesen des Menschen", bricht hervor da unter und dort über den Wechselzuständen von Seel und Leib, die wir jeden Tag und jede Nacht, im Wachen und im Schlafen, durchlaufen; denn es wacht der Mensch wahrhaft nur im Geiste, in welchem, nur wenn der Traum des Wachens wirklich aufgelöst wird, oder wenn die Seele ihre Psychenhülle durchbrochen und ihre eigenen überirdischen Flügel im Sternenlichte des ewigen Himmels gelichtet hat; dann schaut er das Göttliche von Angesicht zu Angesicht, wie es den Heiligen schon diesseits, den Seligen aber erst jenseits gestattet ist. Dies Schauen nennen wir den Geist der Vollendung des Urbewusstseins der menschlichen Natur" (555).

Das Erreichen des Vollendungsbewusstseins ist das, "was man Wiedergeburt und Auferstehung oder Umkehr des Menschen, Einkehr in sich, das Zusichkommen, die Erweckung oder den Durchbruch genannt hat..." (881). Dieser Zustand ist das, "was die Alten bedeutsam den philosophischen Tod nannten" (882).

Hier liegt der Punkt, in dem Troxler "ganz vorzüglich die Uebereinstimmung der Philosophie Platos mit der Religionslehre von Christus" (224) sieht, wie er in seiner "Naturlehre des menschlichen Erkennens" unter anderem am Beispiel des Kirchenlehrers Justinus Martyr zeigen will (531). Und hier liegt auch der wesentliche Inhalt, in dem Troxler die Uebereinstimmung seiner eigenen Philosophie mit dem Kerninhalt des Christentums erblickt: "Unsere philosophische Grundansicht steht in vollster Uebereinstimmung sowohl dem Buchstaben, als dem Geiste nach mit der tiefern, innern Christuslehre, mit jenem Geheimnis der religiösen Wiedergeburt, wie sie Christus dem Nikodemus aufschloss" (865). "Jene Wiedergeburt, die Rückkehr aus der Sinnenwelt in sich selbst, die Umwandlung des alten äusseren in den neuen innern Menschen, der Aufschwung aus dem Diesseits in das Jenseits ist die Hauptlehre des Christentums..." (883).

Die Welt, die sich dem übersinnlichen Schauen auftut, ist

der Bereich, wo "...Mensch und Welt in ihrer innersten Natur mit Gott vereinigt..." sind (884). Sie ist identisch mit der Welt der platonischen Ideen, der göttlichen Urbilder (875). Diese sind für das Bewusstsein des übersinnlich Erkennenden die "Idealgefühle oder Realgedanken" (875), "welche man ebensowohl als Herzgedanken, auch Geistesgefühle, am besten Gemütsideen nennen könnte" (875). An sich sind sie als Realitäten anzusehen und damit als "geistige Wesen" (885).

Das erkenntnismässige Durchdringen dieses Bereiches hat auch für das religiöse Leben die bedeutsamsten Konsequenzen, indem der bisherige, auf blosser Lehre beruhende Glaube in ein individuell zu erwerbendes Wissen übergehen können wird: "Die bisher bestehende Absonderung und Verzogenheit von Glauben und Wissen muss aufgehoben werden, jedoch ohne dass die mit diesem Namen bezeichneten Erkenntnisweisen miteinander verwechselt oder die eine der anderen unterworfen wird" (886). "Der Glaube muss ins Schauen im göttlichen Lichte, und das Gewissen in Freiheit mit göttlicher Kraft verwandelt werden" (887).

Es geht also nicht etwa darum, dem Christentum einen anderen Inhalt zu geben, aber es soll für die Zukunft eine neue Form erhalten, eine Form, die auf der Esoterik beruhen wird, d.h. auf der übersinnlichen Erkenntnisfähigkeit des Menschen, die eine individuell zu erwerbende sein wird. Troxler sagt von sich, er wolle sich "recht gerne zu einem neuen Verständnis der alten Lehre des Christentums bekennen, indem wir den esoterischen Sinn und Geist desselben, in welchem der wahrhaft neue und wirklich innere Mensch erst beginnt und anhebt, erfasst zu haben, uns innigst bewusst und überzeugt sind" (888).

Troxler fordert eine Auslegung, "welche nicht nur auf äussere Autorität und zeitliche Tradition, sondern vorzüglich auf eigene und freie Kommunion und Intuition der Christenmenschen aller Zeiten und Orte sich stützt, und die Herstellung der wahren Ecclesia fordert. Auf die lebendigen Urquellen und eigentlichen Grundlagen der Offenbarung als höchster Erzieherin des Menschengeschlechts, nicht bloss auf mündliches, oder auf schriftliches Wort der Priester oder Bücher kann und muss die wahre neue Kirche gebaut werden. Wir glauben, die evangelischen und apostolischen Schriften und Lehren seien ein Appell an alles Volk und an den höhern innern Menschensinn, ja auch an den göttlichen Geist und die göttliche Kraft, die im Menschen liegen und sich durch Weissagung und Wundertat geoffenbart haben, noch offenbaren, auch, wie verheissen ist, bis ans Ende der Welt und aller Tage fortdauern, und in erweitertem Mass und erhöhtem Grade sich entwickeln werden, wenn nämlich der Paraklet kommt und das dritte Evangelium aufgeht. Ich gestehe laut und offen: ich denke darüber wie die Schwärmer des dreizehnten Jahrhunderts, und wie Lessing, der in seiner Erziehung des Menschengeschlechts sie rechtfertigt und sagt: Ja, sie wird gewiss kommen die Zeit eines neuen ewigen Evangeliums, die uns selbst in den Büchern des neuen Bundes versprochen wird" (888).

B. Die Entwicklung der Bewusstseins- und Erkenntnisformen in der Menschheitsentwicklung

Troxler ist überzeugt davon, dass, was die Individualentwicklung im kleinen zeigt, die Menschheitsentwicklung im grossen ist. Seine Kerngedanken über die Bewusstseinsevolution können folgendermassen zusammengefasst werden:

In der Vorzeit herrschte ein instinktives Bewusstsein, in welchem Ueberirdisches und Irdisches in Einheit erlebt wurde. In der Griechenzeit wurde es dann abgelöst durch das noch heute herrschende, auf Denken und Sinneserfahrung gegründete Intellektualbewusstsein. Dieses wird in der Zukunft übergehen in ein Vollendungsbewusstsein, das wiederum Realgeistiges erleben wird, aber in einer vollbewussten Form.

Troxler sagt: Noch für "die Alten" war "Ideelles und Reelles in eins verwachsen, und so wie all ihre Götter mit natürlichen Gestalten beleibt waren, waren auch all ihre Naturen von Göttern beseelt" (889). Am Aufkommen der griechischen Philosophie, vor allem in ihrer Gestalt bei Plato und Aristoteles, zeigte sich dann der Uebergang in die zweite Bewusstseinsart:

Die Philosophie Platons habe zunächst "durch ihre Anamnesis und die auf diese gebaute Ideenlehre noch ihre Verbindung mit dem lebendigen Urgrund der Weisheit erhalten" (890). Seine Philosophie habe aber bereits Vernunftform angenommen (891), und ihre Inhalte seien deshalb bloss noch "nach oben und innen" (891) gerichtete "Anklänge oder Nachhalle des göttlichen Theils der Weisheit" (892).

Bei Aristoteles vollzieht sich dann nach Troxlers Ansicht der Bruch mit dem einstigen "unmittelbaren" (893) Urbewusstsein vollständig, indem seine Philosophie auch inhaltlich nicht mehr, wie die Platons, auf die überirdische Welt, sondern jetzt auf die irdische, sinnliche gerichtet ist. Bei Aristoteles tritt durch "die sinnliche Auffassung der einzelnen Dinge und wirklichen Erscheinungen" (892) der "mehr nach aussen und unten gehende Verstand" (891) auf. Damit ist der Form wie dem Inhalt nach das Bewusstsein entwickelt, das sich auf Denken und physische Sinnlichkeit stützt.

Insofern also die Bewusstseins- und Erkenntnisform betrachtet wird, sind Plato und Aristoteles als der Ausgangspunkt der weiteren philosophischen Entwicklung anzusehen: "Plato und Aristoteles sind daher für die zwei Grundpfeiler der Philosophie anzusehen, in so fern sie auf die bloss menschliche Seite der Weisheit sich bezieht..." (892).

Wenn man aber auf den Inhalt ihrer Lehren schaut, stehen sich Plato und Aristoteles diametral gegenüber. Und auf diese entgegengesetzten Richtungen der beiden Philosophien führt Troxler den mittelalterlichen Streit zwischen Idealismus und Realismus zurück, der bis in die Gegenwart geführt worden sei. Plato habe die "vorherrschende Richtung zum Spiritualismus und Idealismus, Aristoteles hingegen die zum Realismus und Materialismus" (902) bestimmt.

Mit diesen Voraussetzungen wendet sich Troxler der Gegenwart zu: "Selbst izt ist noch nicht der Zwist zwischen Idealismus und Realismus beigelegt" (894), "obwohl es das Ziel mehrerer vortrefflicher Geister unserer Zeit war, diesen Zwist beizulegen" (894). Mit diesem Hinweis will Troxler die Situation charakterisieren, in der sich vor allem Fichte, Schelling und Hegel um die Ueberwindung des Gegensatzes zwischen Idealem und Realem bemüht haben.

Die Bewusstseinsform, in der diese Philosophen das dem Idealen und dem Realen Uebergeordnete, das sie das Absolute nannten, glaubten ergreifen zu können, ist nach Troxlers Auffassung prinzipiell unfähig dazu, weil, wie wir schon gesehen haben (*), der Gedanke bloss das Abbild der realen Idee ist.

Was Schelling in der intellektuellen Anschauuung als Absolutes zu erfassen glaube, sei eben nicht das Absolute selbst. Er verwechsle, wie Troxler sich ausdrückt, "das Unendliche mit dem Idealen" (895).

Diese Bewusstseinsform, die als intellektuelle Anschauung ihre Inhalte bloss als abstrakte zur Erscheinung bringen kann, hat bei Hegel die höchstmögliche Entwicklungsform erreicht, denn der Inhalt seines reinen Denkens ist der Form nach von höchster Abstraktheit. Troxler drückt das so aus: Hegels System "des reinen, nicht an der Erscheinung

---

*) Vgl. S. 263.

haftenden Gedankens" hat die "höchste und letzte Entwicklungsstufe" (896) aller Spekulationsphilosophie erreicht; denn "gerade in dem Masse, wie sich die Spekulation in der Philosophie Hegels mehr gesondert und geschärft, und alles, auch das unmittelbare und höchste Bewusstsein und Erkennen in ein sogenanntes reines Denken zusammengezogen hat, in dem Masse ist sie auch selbst wesenloser und unlebendiger geworden" (896). Gerade das höchstentwickelte abstrakte Denken der Gegenwart ist also am weitesten vom Gewahrwerden eines lebendigen, wesenhaften Objektes, d.h. realgeistigen Inhaltes, entfernt.

Damit sind wir an einem wichtigen Punkt in Troxlers geistesgeschichtlicher Betrachtung angelangt. Denn es ist ja das von ihm denknotwendig als existierend anerkannte Realgeistige, das er in einer anschauenden Erkenntnis zu durchdringen sucht. Wir verstehen jetzt, weshalb er den Eindruck hat, dass die Philosophie in der Gegenwart ihre höchste, aber gleichzeitig auch ihre letzte Entwicklungsform erreicht hat, und dass sie in grundsätzlicher Weise erneuert werden muss, wenn das Erkennen prinzipiell weitergeführt werden soll. Es wird auch klar, dass eine solche Reform der Philosophie nicht in einem neuen philosophischen System bestehen kann, sondern dass durch sie neue, höhere Erkenntnisfähigkeiten entwickelt werden müssen. Es darf "unsere Reform der Philosophie nicht in diese oder jene Systematik oder Methode" gesetzt werden, sondern sie muss "ein eigentümliches höheres Organ des Bewusstseins und der Erkenntnis fordern" (852).

So ergibt sich für Troxler der Gedanke, dass nun in der Bewusstseinsentwicklung der Menschheit die Zeit angebrochen sei, in der die dritte und höchste Erkenntnisform ausgebil-det werden könne: "Ausgegangen sind wir also von der Höhe und Vollendung der Gegenwart in der Philosophie, und so in unserer unbefangenen und allseitigen Untersuchung zu dem Ergebnis gelangt, dass es hier eigentlich weder ein Vorwärts noch ein Rückwärts mehr geben könne, dass wieder eine grosse Weltstunde in der Entwicklung des menschlichen Geistes wie des ganzen göttlichen Naturuniversums abgelaufen sei, dass eine ganz neue Epoche oder Aera der Gesamtbildung der Menschheit beginne" (897).

Wenn an dieser Schwelle eines neuen Zeitalters über die Philosophie hinausgeschritten werden solle, so dürfe dies nicht dadurch geschehen, dass die in der modernen Philosophie entwickelten Geisteskräfte etwa aufgegeben oder verlassen würden. Es ist nach Troxler im Gegenteil das höchste Ziel der Philosophie, sich bis zur Fähigkeit der Wesenserkenntnis weiterzuentwickeln. Er drückt das so aus: "Mir schien es von jeher, wer es vermöchte die menschliche Natur in ihrer innersten Tiefe und Mitte zu schauen, dem müsste es vergönnt sein, die Aufgabe der Philosophie zu lösen" (339).

Mit Nachdruck betont Troxler, dass das philosophische Bewusstsein von seinem modernen Niveau aus in eine zwar neue, aber noch höhere Form hinauf entwickelt werden müsse und nicht in ein vorbewusstes Stadium zurücksinken dürfe:

"Es wird aber auch nicht, ...die ganze neuere Philosophie als eine fruchtlose Verirrung, als ein blosser Abfall ohne Fortschritt anzusehen sein, so dass man ganze Jahrhunderte hindurchgehend Bemühungen der grössten Geister nur als eitle, nutzlose Werke aus Tagebüchern der Geschichte des menschlichen Geistes auszustreichen und nichts Besseres zu tun hätte, als wieder zu Plato und Pythagoras, oder gar zur Weisheit der Aegypter und Inder, oder der Chinesen, oder überhaupt der Sagen und Mythen der alten Welt zurückzukehren" (898).

Diese Gedanken Troxlers dürfen vielleicht auch in der Gegenwart unseres ausklingenden 20. Jahrhunderts immer noch besonders hervorgehoben werden, denn heute will ja geradezu eine Flut von Bewusstseinsformen und Meditationsarten aus den verschiedensten alten Kulturen das westliche Intellektualbewusstsein überschwemmen, mit dem Anspruch, dieses aus seiner einseitigen materiell ausgerichteten Entwicklung herausführen zu können.

Troxler sieht einen tiefen Sinn darin, dass die geistige Entwicklungsgeschichte der Menschheit während der Epoche der Sinneserkenntnis und des abstrakten Philosophierens aus der höheren Wesenserkenntnis herausgeführt hat. Der "Abfall" der Philosophie "von ihrem inneren natürlichen Grunde" (899), der seit jenem ersten welthistorischen Wendepunkt bei Plato und Aristoteles vollzogen ist, wird von Troxler nicht im Sinn einer "philosophischen Erbsünde" (900) verstanden, sondern als eine "felix culpa" (900), eine glückliche Schuld. Der Mensch ist durch diese Schuld aus der "überirdischen Vorwelt in die irdische Welt" (321) geführt worden, damit er hier "in der engen und trüben Sphäre des Intellektualismus" (901), im Reich der sinnlichen Erfahrung und der Vernunft, einen geistigen Reifungsprozess durchmache, durch den er dann neu "in die überirdische Nachwelt" (321) aufsteigen kann. "Dieser Abfall ist Fortschritt zu höherer Einigung, und führt eigentlich den um seiner Entwicklung willen von sich ausgehenden menschlichen Geist wieder in sich, jedoch zu seiner Vollendung, also nicht zurück, sondern empor" (900).

Troxler weist deshalb die schon damals in der Romantik aufkommenden Versuche, mit Hilfe von somnambulen Bewusstseinszuständen die "vorwaltende Reflexion und Sinnlichkeit" (594) zu verlassen, um einen angeblich höheren Bewusstseinsgrad zu erreichen, als krankhaften Rückfall entschieden zurück (*).

*) Vgl. S. 184 ff.

So sagt er, auf die immer höher schreitende Entwicklung des menschlichen Geistes hinweisend:

"Der Rückfall des Menschen in tierischen Magnetismus oder das Phänomen des Hellsehendwerdens im Dunkeln, ist für jeden erwachsenen und entwickelten Menschen gleichsam eine Rückkehr aus dem Mittagslicht durch die Schatten der Nacht in den Vormorgen des Werdens. Der Weg, auf dem man von der Mitte des Sinnensystems (dem Cerebralsystem) aus in das untersinnliche Sonnengeflecht (Abdominalsystem) gelangt, ist geradezu der entgegengesetzte von demjenigen, der im ordentlichen Lebensgang durch Entwicklung der Sinnlichkeit, und die dadurch bedingte Gemütsbildung aufsteigend zum Geiste der Vollendung führt. Der tierische Magnetismus verkehrt die Lebensrichtung und natürliche Bewegung des von Gott unmittelbar ausgehenden Urbewusstseins. Dieses Urbewusstsein bildet den Keim, wovon der unter dem Einflusse der sinnlichen Atmosphäre des ganzen irdischen Lebens zur Vollendung gereifte Geist die Frucht ist. Ungeachtet also der zwei sehr natürlichen und voneinander unablösbaren Gegenbewegungen, die sich im Untergehen der überirdischen Vorwelt in die irdische Welt, und des Aufgehens der irdischen in die überirdische Nachwelt darstellt, findet, innerlich und an sich betrachtet, in des Menschen Natur ein ewiges Fortschreiten der Seele statt, und jene Gegenbewegungen gehen nur in einer Doppelpsyche vor, deren Dasein wir nachweisen werden. Die Seele ist die überirdische Sonne des Menschen, welche im Aufstehen und Untergehen, in dem Verschwinden und Wiederkehren ihrer irdischen Psychenerscheinung für sich eine höhere Bahn und einen Kreislauf verfolgt, der stets über sich hinausführt, bis sie dereinst irdisch verglüht wirklich in einen neuen Himmel übergeht" (594).

Nur in der gegenwärtigen Bewusstseinsart kann also nach Troxler das Mittel gefunden werden, das die Entwicklung über sie hinaus ermöglicht und wieder in den Bereich führt, der mit Plato und Aristoteles verlassen worden ist. Dieses Mittel ist die oben (*) dargestellt, im Erkennen betätigte Denkkraft. Auf sie will Troxler auch an der folgenden Stelle hinweisen:

"Es erhellt aber auch eben daraus der Wert und die Notwendigkeit des mittelbaren oder des reflektiven und diskursiven Erkennens. Nur die Reflexion und ihr Diskurs kann den, einmal von seiner ursprünglichen unmittelbaren Erkenntnis und in die mittelbare sinnlich geistige übergegangenen Menschen wieder zur höhern unmittelbaren Erkenntnis, nämlich zu der in der Vollendung emporführen, und es ist ein eitler, törichter Versuch, ohne Meditation, ohne Verfolgung und Durchlaufung all der Richtungen und Bewegungen des reflektiven und diskursiven Erkennens zu höherer geistiger Anschauung gelangen zu wollen. Hier zeigt sich nämlich der Gegensatz zu jener Spekulation, die, von der Unmittelbarkeit des Erkennens losgerissen, nur in der Mittelbarkeit desselben bestehen wollte und in einer sich selbst mystifizierenden Mystik, welche mit Umgehung und Ueberschreitung alles besonnenen und vernünftigen Bewusstseins durch einen Salto mortale sich in die bodenlosen Regionen ungezügelter Schwärmerei versetzte" (893).

Troxler strebt allerdings auch eine Mystik an, aber eine solche, die die übersinnliche Erkenntnis auf der klaren Form des modernen denkenden Bewusstseins aufbaut. Eine solche auf der erkannten Denkkraft gründende Mystik ist das Gegenteil eines schwärmerischen Mystizismus: "Mysticismus ist wohl von Mystik zu unterscheiden. Mystik ist nicht Mysticismus, sondern Mysticismus ist das gerade Gegentheil

---

*) Vgl. S. 261 ff.

und verkehrte Afterbild von Mystik", denn "der Mysticismus wähnt in Verdunklung der Intelligenz den dunklen Hintergrund des Gemüths zu finden" (903). "Was man mit Recht Mystik nennt, ist die wahre Metaphysik, die Philosophie des eigentlichen Uebersinnlichen" (903).

Diese das Wesenhafte in klarstem Bewusstsein erkennende Philosophie ist die Anthroposophie.

"Die Philosophie aber ist in ihrem Ursprung und in ihrer Vollendung selbst nichts anders als Anthroposophie, nichts anders als der Ursprung und die Vollendung der Intelligenz, des Bewusstseins und der Erkenntnis des menschlichen Geistes in seinem ganzen Umfang und Inhalt, in seiner ganzen Grösse und Fülle" (904).

Eine solche Metaphilosophie zu begründen, ist das Hauptanliegen von Troxlers denkerischem Schaffen. Er selbst deutet das in seinen philosophischen Vorlesungen von 1835 in folgenden Worten an: "Allerdings bekennen wir uns auch zu einem Bestreben, welches wir übrigens für die Sachverständigen längst an Tag gelegt zu haben glauben, zu dem Bestreben, der Philosophie eine neue Bahn zu brechen und höhere Entwicklung zu geben" (905).

9. KAPITEL

Anthroposophie und Medizin
Die medizinhistorische Bedeutung Troxlers

Nach dem, was in den vorangehenden Kapiteln an Einsichten und Zusammenhängen gewonnen worden ist, soll nun im letzten Teil dieser Arbeit versucht werden, die eigentliche Bedeutung Troxlers für die Medizingeschichte herauszuarbeiten.

In Einzelgebieten sind ja, wie gezeigt worden ist, einige Leistungen Troxlers von der Medizingeschichte bisher schon gewürdigt worden, so auf dem Gebiet der Ophthalmologie und auf demjenigen der Kretinenfürsorge.

Als die hervorragenste Errungenschaft Troxlers in der ophthalmologischen Sinnesphysiologie muss angesehen werden, dass er schon in den Jahren 1803 - 1804 auf diejenigen Kräfte deutlich hingewiesen hat, die von Johannes Müller 1826 erstmals als die "spezifischen Sinnesenergien" bezeichnet worden sind, und auf deren Beschreibung durch Troxler und andere Müller sich nachweislich gestützt hat. Im selben Zusammenhang ist von Troxler auch 1804 zum ersten Mal der Ausdruck "physiologische Optik" geprägt und, gleich wie bei Goethe, derjenige der "physiologischen Farben" verwendet worden. Die diesbezüglichen Arbeiten hat Troxler in der ersten ophthalmologischen Zeitschrift der Weltliteratur schon kurz nach seinem Doktorat veröffentlicht (*).

Durch seine späteren Bemühungen um die Lösung des Kretinismus-Problems ist Troxler zu einem der wesentlichsten Impulsgeber und Förderer des Lebenswerkes von Johann Jakob Guggenbühl geworden, der durch die Verwirklichung seiner 1842

---

*) Vgl. S. 193 ff.

eröffneten Kretinenheilanstalt auf dem Abendberg bei Interlaken als der eigentliche Begründer der medizinisch-heilpädagogischen Bewegung überhaupt anzusehen ist (*).

Kaum bekannt geworden sind Troxlers sonstigen wichtigen sozial- und präventivmedizinisch ausgerichteten Ideen, wie etwa seine Forderung eines allgemeinen Taubstummenunterrichts in der Schweiz (**) sowie die einer Gesundheitserziehung der Bevölkerung (***). Bedeutsam sind auch seine Anregungen für die Gesetzgebung in hygienischer und gesundheitspolizeilicher Hinsicht, beispielsweise über den Genuss des Fleisches von infektiös erkrankten Tieren, ferner sein Vorschlag von eugenetischen Massnahmen bei kretinischen Schwachsinnigen (****). Epidemiologisch wichtig ist seine schon 1816 geäusserte Idee einer therapeutischen Tollwutimpfung (*****).

Wenig beachtet worden sind bisher Troxlers medizinalpolitischen Aktivitäten. Erwähnung hat zwar die Tatsache gefunden, dass er 1850 als Erster im Zusammenhang mit der Bundesverfassung von 1848 für eine Vereinheitlichung der schweizerischen Medizinalprüfungen auf eidgenössischer Ebene eingetreten ist (******); aber andere Bemühungen, wie die um die freie Verfügbarkeit von ausländischen Medikamenten (*******), sind kaum bekannt geworden. Und vor allem ist der Grundzug Troxlers, der alle diese Impulse durchzieht,

---

*) Vgl. S. 218 ff.

**) Vgl. S. 212 ff.

***) Vgl. S. 229.

****) Vgl. S. 216.

*****) Vgl. S. 178 ff.

******) Vgl. S. 231 ff.

*******) Vgl. S. 225 ff.

viel zu wenig gewürdigt worden, seine Haltung nämlich, in allen fachlichen Fragen die auf der individuellen Einsehbarkeit einer Sache beruhende geistige Freiheit zu vertreten und zu erkämpfen, und sich gegen Bestrebungen in der Medizin zu wehren, welche den ökonomischen und den gesetzgeberisch-politischen vom sach-inhaltlichen Standpunkt nicht zu unterscheiden vermögen und jene über diesen setzen (*).

Dass Troxler durch seine publizistische Aktivität, besonders durch die vorübergehende Herausgabe der vielseitig orientierten medizinischen Zeitschrift "Archiv der Medizinchirurgie und Pharmazie" (1816 - 1817), an der Gestaltung des medizinisch-geistigen Lebens seiner Zeit selbst aktiv mitgewirkt (**), und dass er seine Kollegen zu einer solchen bis ins Gesetzgeberische hineingehenden Mitgestaltung aufgerufen hat (***), darf hier noch einmal betont werden, auch wenn in späterer Zeit historisch kaum noch Spuren dieser Impulse direkt nachgewiesen werden können.

Troxlers Forderung eines Lehrstuhls für die Geschichte der Medizin und die Lehre der Volkskrankheiten, sowie diejenige der Schaffung einer medizinischen Nationalbibliothek, gehören ebenfalls zu seinen beachtenswerten Bemühungen um das medizinische Leben in der Schweiz (****).

Auf den in der Medizingeschichte einzigartig dastehenden Versuch Troxlers, ein einheitliches und umfassendes System der Medizin zu schaffen und diesem in einer Enzyklopädie der Wissenschaften seinen Platz zuzuweisen, hat ausser Jenzer (906) bisher niemand aufmerksam gemacht. Abgesehen davon, dass ein so fundamentales Selbstverständnis der Medi-

---

*) Vgl. S. 225 ff.

**) Vgl. S. 214 ff.

***) Vgl. S. 228.

****) Vgl. S. 46.

zin eine Seltenheit ist, verdienen in Troxlers System seine Ausführungen über Medizin als Kunst eine besondere Beachtung, wird doch dieses Thema kaum je in einer grundsätzlichen Weise behandelt. Troxler versteht unter der künstlerischen Tätigkeit des Arztes im Wesentlichen eine innere, d.h. ideelle, Phantasietätigkeit, die mit derjenigen eines bildenden Künstlers zu vergleichen ist (*).

So gibt es eine ganze Reihe von einzelnen Punkten, in denen Troxler Hervorragendes gedacht und geleistet hat. Wenn man die medizinhistorische Bedeutung Troxlers in diesem Einzelnen und Besonderen sieht, so wird man hauptsächlich auf die Würdigung dessen kommen, was hier zusammengefasst worden ist, eine Würdigung, die ja zum Teil schon erfolgt ist und zum Teil noch nachgeholt werden muss. Die vorliegende Arbeit will mit ein Beitrag in dieser Richtung sein.

Der Autor dieser Dissertation möchte aber die wichtigste und entscheidenste Bedeutung von Troxlers Denken und Schaffen für die Medizin weniger in diesen einzelnen Inhalten sehen als vielmehr in der Grundanschauung, die der Boden alles Besonderen ist. Dieser Boden sind Troxlers Philosophie und Anthropologie und die darin wurzelnden Begriffe von Gesundheit und Krankheit, deren Ausarbeitung Troxler selbst zum Hauptinhalt seiner frühesten, noch naturphilosophisch ausgerichteten medizinischen Schriften gemacht hat (**).

Dem Zusammenhang zwischen Troxlers Krankheitsbegriff und dessen philosophisch-anthropologischer Grundlage sowie den Konsequenzen, die sich aus diesem Zusammenhang ergeben,

---

*) Vgl. 7. Kap., speziell S. 239 ff.

**) Vgl. S. 123.

soll deshalb noch eine abschliessende Betrachtung gewidmet sein.

Troxler hat einen positiven Krankheitsbegriff, d.h. er nimmt eine positive Bestimmung dessen vor, was das Kranke ist, und wie es in gesetzmässiger Beziehung zum Gesunden zu denken ist. Der auch heute noch meist übliche negative Krankheitsbegriff bestimmt das Kranke nur insofern als krank, als es eine Negation eines definierten Gesunden ist. Das Kranke hat bei Troxler aber einen Inhalt, der auch im Gesunden vorhanden ist, allerdings dort in einer in die harmonische Integrität eines Ganzen aufgenommenen Weise. Was in der Krankheit offenbar wird, sind die in einem gesunden Ganzen normalerweise aufgehobenen Teilganzen. Die Erscheinung der Krankheit weist dadurch, dass sie in einer vereinseitigten Tätigkeit solcher Teilganzen besteht, welche im gesunden Zustand in harmonischer Wechselwirkung zueinander gehalten werden, auf das Wesen eines Ganzen hin, das zwar an sich selbst nicht zur Erscheinung kommt, das aber als etwas Reales, Die-Harmonie-bewirken-Wollendes denknotwendig angenommen werden muss (*).

Troxlers positiver Begriff von Gesundheit und Krankheit und ihrer Beziehung zueinander führt also zur Anerkennung einer realen höheren Welt des Wesenhaften, die in der Erscheinungswelt die Tatsache ihrer Existenz durch das Verhältnis von Krankheit und Gesundheit kundgibt. Auf diesem grundsätzlichen anthropologischen Aspekt von Troxlers Krankheitsbegriff, auf welchen bisher nur R. Steiner (4) und H.E. Lauer (5) hingewiesen haben, gründen alle speziellen Ansichten Troxlers über Gesundheit und Krankheit, und auf ihn darf deshalb das Hauptgewicht gelegt werden bei der Bewertung von Troxlers Stellung in der Geistesgeschichte der Medizin.

---

*) Vgl. Kap. 4, S. 124 ff., S. 127 ff., S. 129 ff. und S. 154.

Die medizinhistorische Besonderheit Troxlers darf demnach tatsächlich in dem gesehen werden, das er selbst als sein Eigentümliches bezeichnet hat: In dem Bestreben, eine "Vitalpathologie" (*) zu entwickeln, eine Krankheitslehre und Medizintheorie, die auf der Erfassung jener höheren Welt des übersinnlichen Lebens beruht.

Troxler möchte eine medizinische Wissenschaft begründen, die in völlig durchsichtiger Weise das Wesenhafte und die Erscheinung von Gesundem und Krankem sowie von deren gesetzmässigen Beziehungen und Bedingungen durchschaut (**). Für eine so geartete, inhaltlich konkret bestimmte Anthropologie und Medizin würde es aber nicht genügen, eine Welt des übersinnlich Wesenhaften als Grund aller Erscheinung bloss denknotwendig vorauszusetzen. Eine solche Wissenschaft könnte in Wirklichkeit nur mit Hilfe einer ihr entsprechenden, also übersinnlichen, Erkenntnis entstehen.

Die Forderung einer solchen Erkenntnis macht den Punkt aus, in dem das Hauptanliegen des Mediziners und das des Philosophen Troxler sich berühren. Denn Troxlers zentrales philosophisches Bestreben ist ja gewesen, die zeitgenössische Philosophie über den Weg der Erkenntniswissenschaft in eine durch Anschauung erkennende Wissenschaft des Uebersinnlichen zu verwandeln, die Troxler "Anthroposophie" genannt hat (***).

Nur eine solche Anthroposophie würde jene "Art ganz höherer Forschung" (****) verwirklichen, die Troxler schon 1806

---

*) Vgl. S. 59.

**) Vgl. S. 117 und S. 254.

***) Vgl. Kap. 8, speziell S. 254 und S. 255 ff.

****) Vgl. S. 255.

gesucht hat. Und erst die Resultate einer solchen Forschung könnten Troxlers frühem Satz (von 1803) über Gesundheit und Krankheit seinen vollen Sinn geben: "Begreifen kann sie nur, wer das Leben anschauen kann" (425). Erst die anschauende Erkenntnis des Uebersinnlichen würde auch in der praktischen ärztlichen Tätigkeit "eine wahrhaft diagnostische Unterscheidung" ermöglichen, die "nicht bloss die zufällige Form, sondern das eigentliche Wesen" (907) der Krankheit erkennend zu erfassen vermag.

Mit anderen Worten: Troxlers positiver allgemeiner Krankheitsbegriff könnte erst durch die Verwirklichung dessen mit konkretem Inhalt erfüllt werden, was er Anthroposophie nennt. Die von Troxler intendierte Anthroposophie wird so gesehen zur erkenntnismässigen Voraussetzung der von ihm angestrebten Medizintheorie, wenn diese eine wirklichkeitsgemässe sein und ihre konkreten Inhalte nicht bloss durch begriffliche Konstruktionen hypothetisch annehmen will.

Dass Troxler die Medizin auf dem Boden einer solchen Wissenschaft des Uebersinnlichen neu begründen wollte, macht seine eigentliche medizinhistorische Bedeutung aus.

Dieses grundsätzliche Bestreben Troxlers ist bis in seine Ideen über die Gestaltung der Hochschule und des Medizinstudiums zu verfolgen. Für ihn ist die Anthroposophie die "Grundlehre" (908), die Zentralwissenschaft jeder anderen Wissenschaft, insofern als diese die Erscheinungswelt, jene aber das dieser zugrundeliegende Wesenhafte erforscht. In ihrer Darstellung wird die Anthroposophie zur "Anthropologie", der eigentlichen Grundwissenschaft: "...Dies alles, so wie es in seinem Ergebnis die in Anthroposophie verklärte Philosophie ist, wird in seiner Offenbarung und Darstellung zur Anthropologie, und so diese zur philosophischen

Ur- und Grundwissenschaft..." (909).

Diese Anthroposophie oder Anthropologie soll das allgemeine Fundamentalstudium der Universität werden, auf dem alle Fakultäten aufzubauen haben, die Theologie, die Jurisprudenz, die Naturwissenschaften und die Medizin (910). Es ist nämlich "der eine und ganze Mensch, der in der einen und andern dieser Wissenschaften, nur auf eine besondere Weise, von einer eigentümlichen Seite aufgefasst und bestimmt werden muss" (910).

So soll auch in der von Troxler erhofften Gesamthochschule der Schweiz die Philosophie als Anthroposophie zur Grundwissenschaft aller Fakultäten erhoben werden. Troxler sagt in diesem Zusammenhang: "Jede Fakultät ist eine eigene Universität, wie jeder Zweig ein Baum, in eigner Gestaltung das allgemeine Ganze in sich als besondern Theil aufnehmend und nöthigenfalls auch wieder aus sich entwickelnd. Theologie, Jus und Medizin sind die drei Hauptorgane der Anthroposophie" (911). An anderer Stelle heisst es im gleichen Sinn: "Gibt es eine Psychologie und Physiologie des Menschen ohne gemeinsame Begründung beider, ohne Anthropologie! und was ist am Ende die Theologie, das Jus und die Medizin als eine von gewissen vereinzelten Erkenntnisweisen ausgehende, und auf gewisse abgesonderte Gegenstände angewandte Anthroposophie? Wird also nicht der Theolog, der Jurist und der Arzt seinem innersten Wesen nach Anthropolog und Philosoph sein müssen?" (912).

Das Fundament und der Kern der Medizin ist für Troxler also in bezug auf die Sache selbst wie auch in bezug auf Lehre und Ausbildung die Anthroposophie. Was er schon 1804 in seinem System der Medizin als "Naturphilosophie" oder "Physiologie" dem ganzen Medizinstudium voranstellen will (*),

---

*) Vgl. S. 246.

muss nach den Gedanken seiner "Naturlehre des menschlichen Erkennens" (1828) durch die auf höherer Anschauung beruhende menschliche Erkenntnis gewonnen worden sein: "Alle wahre Physiologie und Physiurgie, und wir begreifen darunter alles menschliche Wissen und Sein, Können und Tun, haben ihren Grund in der menschlichen Natur und ihrer Philosophie oder in der Anthroposophie, welche hinwieder selbst nichts anderes als die höchste Naturphilosophie ist, die des Arztes im idealsten Sinne des Wortes, welchen Hippokrates einen gottgleichen Menschen genannt hat" (913).

Es muss an dieser Stelle betont werden, dass Troxlers Anthroposophie nicht einen Gegensatz oder eine Alternative zu den die physisch-sinnliche Welt erforschenden Wissenschaften darstellt, sondern eine Zentralwissenschaft, die die ganze Menschennatur mit ihrem diesseitigen und jenseitigen Aspekt umfasst (*). Es ist stets ein tiefes Anliegen Troxlers gewesen, den physisch-sinnlichen und den übersinnlichen Aspekt von Mensch und Natur in einer einheitlichen Anschauung gleichermassen zu umfassen (**).

Die anthroposophisch begründete Medizin, so wie Troxler sie anstrebte, blieb nach seiner Empfindung aber einer zukünftigen Entwicklung vorbehalten. Er sprach selbst aus, dass ihm die gesuchte höhere Erkenntnis als solche noch nicht zugänglich geworden sei. Zwar finden sich bei ihm spärliche Aussagen wie die, dass das "Urbewusstsein" "ja selbst zuweilen von sich zeugend, wie ein Nordlicht bis an unseren Horizont heraufflammt" (914). Doch solche Sätze sind höchst unbestimmt und stehen in keinem gesetzmässigen

---

*) Vgl. S. 38 ff., S. 256, ferner Anm. 845.

**) Vgl. S. 14.

Zusammenhang mit seinen übrigen Ausführungen über das Realgeistige. Dagegen heisst es beispielsweise in seiner Arbeit über die Wirkung des Bleis: "Das Innere dieser Zustände, was hinter den einseitigen und oberflächlichen Benennungen liegt, ist uns freilich noch so gut wie die Natur des Metalls verborgen, und wird uns nicht so leicht offenbar werden" (915)(*). Oder in seiner "Naturlehre des menschlichen Erkennens" schreibt er, dass sich "die tiefen, verborgenen Gründe der menschlichen Natur, die sich auf ein überirdisches Leben und auf ein ewiges Gottesreich beziehen ... bis jetzt noch nicht der wissenschaftlichen Erkenntnis gänzlich aufgetan" haben (531).

Wenn als Konsequenz von Troxlers Intention diese höhere wissenschaftliche Erkenntnis Wirklichkeit werden sollte, dann müsste jenes erste realgeistige Element, das Troxler als schon im sinnlichen Erkennen existierend nachzuweisen versuchte, und das die dort wahrzunehmende menschliche Denkkraft ist, durch die "Vereinigung aller Seelenkräfte" (867) so entwickelt werden, dass als Folge dieser Entwicklung auch weitere nichtsinnliche Wahrnehmungselemente und übersinnliche Prozesse objektiver Natur durch den "übersinnlichen Geist" zum Begriff gebracht werden könnten (**). Wie dieser ganze Entwicklungsprozess im einzelnen genau durchzuführen wäre, müsste aber differenziert dargestellt und auch verwirklicht werden können. Beides ist von Troxler nicht weiter durchgeführt worden.

Troxler begründete seine Anthropologie und seinen Krankheitsbegriff methodisch zwar auf dem von ihm als Realität erwie-

---

*) Vgl. Therapie, S. 168 ff.

**) Vgl. Kap. 8, speziell S. 258 ff. und S. 261 ff.

senen und anerkannten geistig Wesenhaften des Menschen. Weil er aber den der konkreten Erscheinung entsprechenden übersinnlichen Hintergrund nicht seiner Intention gemäss zu schauen und zu erkennen vermochte, ersetzte er ihn oft, ohne sich dessen vielleicht immer bewusst zu sein, durch entsprechende begriffliche Konstruktionen und Vorstellungen, denen deshalb kein objektiver Erkenntniswert zugesprochen werden kann (*). Mit einem gewissen Recht schrieb deshalb 1806 ein Luzerner Arzt in seiner kritischen Rezension von Troxlers Schrift über die "grassirende Krankheit":

"Was dann aber dieses eigentliche Krankmachende seye, und worinnen es bestehe, und wie es auf uns wirke, dünkt mich, hat der Verfasser theils unberührt gelassen, theils etwas zu oberflächlich, und zu unbestimmt bearbeitet. - Seine philosophische Ansicht giebt uns am Ende keinen, oder nur sehr dunkeln Begriff über das Ursachliche, und dessen bestimmende Kraft; und so mangelt uns immer die wahre Anschauung und Beurtheilung der Krankheit als Folgewirkung jener unbekannten Einflüsse. - Diese in Specie darzustellen, ist absolut nöthig, um zu bewirken, dass der Arzt einen sichern Standpunkt in der Behandlung dieser Krankheit habe, und nicht schwankend, und mit ungewissen Schritten daher taumle" (916).

Den Weg zu finden zu dieser "wahren Anschauung und Beurteilung der Krankheit", die dem Arzt "einen sichern Standpunkt in der Behandlung" gibt, war das Ziel, auf das Troxlers Streben als Philosoph und Mediziner sein Leben lang gerichtet blieb. Er wusste, dass er das Ziel in seiner Zeit nicht erreicht hatte, weil ihm die übersinnliche Anschauung noch nicht zur Verfügung stand. Aber es war seine innerste Gewissheit, dass er in einer Uebergangszeit lebte, und dass

---

*) Vgl. S. 66 ff.

die von ihm gesuchte höhere Erkenntnis in der Zukunft Wirklichkeit werden würde. Das Reich des realen Geistes sollte dann in einer höheren Form so angeschaut und zum Begriff gebracht werden können, wie auf ihrer Stufe die Naturwissenschaft die physische Erfahrungswelt zum Begriff bringt. Auf eine solche Zukunft der menschlichen Bewusstseinsentwicklung hindeutend, schrieb er 1828:

"Doch es wird eine Zeit kommen, und sie ist nahe, wo die Anthroposophie die Naturerscheinungen des Geisterreichs im Menschen dem Geiste erklären wird, wie die Physik den Regenbogen dem Gesicht und die Aeolsharfe dem Ohr wirklich auseinandersetzt" (917).

Troxler, und mit ihm andere Denker des späteren deutschen Idealismus, wie etwa der mit ihm befreundete I.H. Fichte (*), war überzeugt davon, am Beginn einer der allerbedeutendsten Epochen der gesamten Menschheitsgeschichte zu stehen. Sie wird hervorgerufen werden durch die Entwicklung einer Anthroposophie aus der Philosophie, und zwar so, dass die im denkenden Bewusstsein der Philosophen und Naturwissenschaftler entwickelten geistigen Kräfte und Fähigkeiten nicht etwa aufgegeben, sondern im Sinne eines aufgehobenen Momentes (918) gerade zum wesentlichen konstituierenden Faktor der Anthroposophie gemacht werden (**). Im Jahre 1828 sprach Troxler aus, seiner Zukunftshoffnung Ausdruck gebend:

"Dahin muss die Philosophie sich erheben und dahin eingehen. Die in den jüngsten Tagen vielfach und namentlich auch von dem Recensenten unserer Metaphysik, so wie von all den in Ansicht und Streben mit ihm und mit uns befreundeten

---

*) Vgl. S. 43 ff.

**) Vgl. S. 261 ff. und S. 277 ff.

Geistern geahnete Umgestaltung der Philosophie, die neue glänzende Periode, die ihr bevorsteht, macht einen grössern und bedeutendern Abschnitt in ihrer Geschichte, als irgend eine andere ihrer Epochen, denn es ist der Silberblick ihres Lebens, ihr Mittel und Hochpunkt, ihr Wendepunkt vom Diesseits zum Jenseits. Die Naturerkenntniss, auf welche sie nun ausgeht, ist eine übersinnliche, und göttlich ist die ewige Wirklichkeit, an der sie sich erfrischen wird" (919).

Diese Gedanken drücken die innerste Stimmung aus, in der Ignaz Paul Vital Troxler als Philosoph wie auch als Mediziner gelebt und gestrebt hat. Die Absicht, dieses Streben darzustellen, war das Anliegen dieser Dissertation.

ANMERKUNGEN

1. Verzeichnis der Abkürzungen

Um eine rasche Orientierung zu ermöglichen, wurden im Anmerkungsverzeichnis die am häufigsten benützten Schriften und Aufsätze Troxlers sowie einige Nachschlagewerke nur in Form von Abkürzungen angeführt. Die genauen Angaben über alle in den Anmerkungen erwähnten Quellen und Ausgaben finden sich im Literaturverzeichnis.

A. Werke von I.P.V. Troxler oder Publikationen mit seinen Aufsätzen und Ausführungen

A I, II, III oder IV	Archiv der Medizin, Chirurgie und Pharmazie, Bde. 1 - 4, 1816 - 1817!
Bl	Blicke in das Wesen des Menschen, 1812.
Cret Wiss	Der Kretinismus in der Wissenschaft, 1844.
Cret StG	Der Cretinismus und seine Formen..., St. Galler Vortrag, 1830.
Diss	Dissertation: Sistens primas lineas theoriae inflammationis suppurationis et gangraenescenciae, 1803.
EB	Elemente der Biosophie, 1808.
Frag	Fragmente, Erstveröffentlichungen aus Troxlers Nachlass durch W. Aeppli, 1936.
Grass A	Einige Worte über die grassirende Krankheit und Arzneykunde im Kantone Luzern im Jahre 1806, 1806.
Grass B	Noch etwas als Folge einiger Worte über die grassirende Krankheit und Heilkunst im Canton Luzern, 1806.
GTM	Grundriss einer Theorie der Medizin, 1805.

IGNT	Ideen zur Grundlage der Nosologie und Therapie, 1803.
KP	Die Aerzte und die Kantonspatente im schweizerischen Bundesstaat, 1850.
Log, I - III	Logik, Bde. 1 - 3, 1829.
NL	Naturlehre des menschlichen Erkennens oder Metaphysik, 1828.
OB, I - III, a - c	Ophthalmologische Bibliothek, Bde. 1 - 3 Stücke 1 - 3, 1803 - 1807.
U	Umrisse zur Entwicklungsgeschichte der vaterländischen Natur- und Lebenskunde, 1839.
ÜLP	Ueber das Leben und sein Problem, 1806.
VL	Vorlesungen über Philosophie, 1835.
VoPh	Versuche in der organischen Physik, 1804.

B. Nachschlagewerke

ADB	Allgemeine Deutsche Biographie
BL	Biographisches Lexikon hervorragender Aerzte.
HBLS	Historisch-biographisches Lexikon der Schweiz.

2. Anmerkungen

1) Literatur aus dem 19. Jahrhundert über Troxler:

1804 - 1807	Rezensionen seiner Bücher, vgl. Literaturverzeichnis S. 349.
1832	I.H. Fichte, Gegensatz, Wendepunkt und Ziel heutiger Philosophie.
1833	I.H. Fichte, Erkennen als Selbsterkennen.
1856, 1860, 1876	I.H. Fichte, Anthropologie, 1., 2. und 3. Auflage.
1866	Joseph Ludwig Aebi, I.P.V. Troxler, ein Nekrolog, Luzern.
1866	August Feierabend, Dr. I.P.V. Troxler, Nekrolog, Actes de la Société helvétique des Sciences naturelles, 50ème session Neuchâtel.
1866	Alexander Daguet, Troxler, le philosophe et publiciste national, SA aus dem Journal de Genève 1866.
1875	Charles Secrétan, Sur les Idées de Troxler, Bibliothèque universelle Genève.
1880	Charles Secrétan, P.V.I. Troxler, Galérie Suisse, Biographies nationales Tome III, Lausanne.
1882	Alfred Hartmann, I.P.V. Troxler, Galerie berühmter Schweizer der Neuzeit, Bd. 1, Zürich.
1894	Otto Liebmann, I.P.V. Troxler, Allgemeine Deutsche Biographie, Bd. 38, Leipzig.

2) Buess, I.P.V. Troxler, in: Schweizer Aerzte..., S. 54.

3) Steiner, Vom Menschenrätsel, Dornach 1957, S. 65 ff., S. 175.
Steiner, Die Rätsel der Philosophie, Dornach 1968, S. 343 ff.

4) Steiner, Geisteswissenschaft und Medizin, Vortrag vom 21.3.1920, Dornach 1961.

5) Lauer, Dissertation, S. 37 - 39.

6) H. Jenzer, S. 1.

7) a.a.O., S. 4.

8) Schlussbericht des Kuratorium Troxler an das Präsidium der Schweiz. Geisteswissenschaftlichen Gesellschaft, in: E. Spiess, Bibliographie Troxler, Bd. 39, Universitätsbibliothek Basel.

9) Belke, S. 12; Aeppli, I.P.V. Troxler, S. 53; Goetz, S. 179.

10) Spiess, S. 29.

11) Spiess, S. 1069.

12) Aeppli, I.P.V. Troxler, S. 53; Goetz, S. 179.

13) Protokoll der Arbeitstagung des Kuratorium Troxler vom 16.12.1967, in: E. Spiess, Bibliographie Troxler, Bd. 37, S. 13.
Wer dieser Gutachter war, liess sich nicht eruieren. Sein Schreiben, das gemäss Protokoll auf der Direktion der Zentralbibliothek Zürich deponiert sein soll, ist dort nicht aufzufinden. (Schriftlicher Bericht der ZB Zürich vom 21.1.1983).

14) Dies betrifft: Troxlers Dissertation, Ideen zur Grundlage der Nosologie und Therapie, Prüfung der bisherigen Lehre über die Bewegung der Iris.

15) Geisteslehre nach Brownischen Prinzipien, Vorrede S. XIV, S. 192 - 193.

16) a.a.O., S. 188 - 189.

17) a.a.O., S. 196 - 199.

18) Cret Wiss, S. 23.

19) Spiess, S. 8.

20) a.a.O., S. 20.

21) a.a.O., S. 11.

22) Vinzenz Rüttimann, 1.5.1769 - 15.1.1844. Bedeutendster luzernischer Staatsmann von der Helvetik bis zur Restauration. Ursprünglich liberal und republikanisch, später gemässigt aristokratisch gesinnt, Führer des aristokratischen Staatsstreichs in Luzern vom 16.2.1814. HBLS Bd. 5, S. 750.

23) VL, S. 13 - 14.
Albrecht v. Haller, 16.10.1708 - 12.12.1777, vgl. Anm. 134.
Johannes Müller, 3.1.1752 - 16.5.1809. Berühmter Schweizer Historiker. An verschiedenen deutschen Fürstenhöfen tätig. Bemühte sich 1797 in der Schweiz vergeblich um eine zeitgemässe Umgestaltung der politischen Verhältnisse, um den drohenden Umsturz abzuwenden. Trat 1778 mit schweizerischen Emigranten in Verbindung, um mit der Hilfe Oesterreichs die Schweiz von der französischen Herrschaft zu befreien. Später in Preussen, schliesslich bei Napoleon als Minister tätig. HBLS Bd. 5, S. 187.
Johann Lavater, 15.11.1741 - 2.1.1801. Philosophisch-theologischer Zürcher Schriftsteller. In der Zeit des Sturm und Drang eng mit Goethe und Herder befreundet, später mit J.G. Hamann. Berühmt geworden durch sein Hauptwerk "Physiognomische Fragmente zur Beförderung der Menschenkenntnis und Menschenliebe", 4 Bde., 1775 - 1778. Brockhaus, Bd. 11, S. 214.
Isaak Iselin, 1728 - 1782. Basler Jurist, Mitbegründer der Helvetischen Gesellschaft, Gründer der Gesellschaft zur Beförderung des Guten und Gemeinnützigen, Verfasser von historischen und philosophischen Werken. HBLS Bd. 4, S. 364.

Franz Urs Balthasar, 1689 - 1763. Mitbegründer der Helvetischen Gesellschaft 1761, 1762 deren Präsident, Verfasser von patriotischen Schriften über die Eidgenossenschaft.
Jean Jacques Rousseau, 28.6.1712 - 2.7.1778.
Heinrich Pestalozzi, 12.1.1746 - 17.2.1827.
Johann Gottlieb Fichte, 19.5.1762 - 29.1.1814, Philosoph.
Friedrich Heinrich Jacobi, 25.1.1743 - 10.3.1819, Philosoph.
Friedrich Wilhelm Joseph Schelling, 27.1.1775 - 20.8.1854, Philosoph.
Georg Wilhelm Friedrich Hegel, 27.8.1770 - 14.11.1831, Philosoph.

24) Spiess, S. 16 - 17.
Johann Wolfgang Goethe, 28.8.1749 - 22.3.1832.
Johann Christoph Friedrich Schiller, 10.11.1759 - 9.5.1805.
Christoph Martin Wieland, 5.9.1733 - 20.1.1813, Dichter.
Johann Gottfried Herder, 25.8.1744 - 18.12.1803, Theologe, Dichter und Kulturphilosoph.
Jean Paul, Schriftstellername für Jean Paul Richter, 21.3.1763 - 14.11.1825, Dichter.
August Wilhelm Schlegel, 8.9.1767 - 12.5.1845, Kritiker, Literarhistoriker, Uebersetzer, Dichter, Orientalist.
Friedrich Schlegel, 10.3.1772 - 12.1.1829, Kunstphilosoph, Literaturkritiker und -historiker.
Ludwig Tieck, 31.5.1773 - 28.4.1853, Dichter, von 1799 - 1801 in Jena im Kreis der Frühromantiker.
Christian Friedrich Tieck, 14.8.1776 - 12.5.1851, Bildhauer, ab 1801 in Weimar, wo er Goethe nahestand.
Novalis, Dichtername des Freiherrn Friedrich von Hardenberg, 2.5.1772 - 25.3.1801.
Wilhelm von Humboldt, 22.6.1767 - 8.4.1835, Gelehrter und Staatsmann.
Heinrich Steffens, 2.5.1773 - 13.2.1845, Philosoph und Naturforscher. Schüler von J.G. Fichte und F.W. Schelling.
Johann Wilhelm Ritter, 16.12.1776 - 23.1.1810, Physiker. Gilt als Begründer der Elektrochemie, entdeckte 1802 das Ultraviolett am kurzwelligen Ende des Spektrums. Erforschung der Rutengängerei unter dem Einfluss von F.X. v.Baader. Befreundet mit den Brüdern Schlegel und Novalis, Beziehungen zu Schelling. Brockhaus, Bd. 16, S. 8.
Heinrich Eberhard Gottlob Paulus, 1.9.1761 - 10.8.1851, Professor der evangelischen Theologie und der orientalischen Sprachen in Jena und Heidelberg. Hauptvertreter des Rationalismus.

Paul Johann Anselm Feuerbach, 14.11.1775 - 29.5.1853, Jurist, 1801 Professor in Jena.

25) Aus: Curriculum Vitae aus dem Anhang von Troxlers Dissertation.

Johann Heinrich Voigt, 27.6.1751 - 6.9.1823, Professor für Mathematik und Physik in Jena. ADB Bd. 40, S. 403.

Johann Friedrich August Göttling, 6.1.1755 - 1.9.1805, Professor der Chemie, Pharmazie und Technologie in Jena. BL Bd. 2, S. 787.

August Johann Karl Batsch, 28.10.1761 - 29.9.1802, Naturforscher, vorzugsweise Botaniker. Gründer und Vorsitzender der Gesellschaft für die Fortschritte der Naturwissenschaften zu Jena. BL Bd. 1, S. 375.

Johann Georg Lenz, 2.4.1748 - 28.2.1832, Bergrat und Professor der Mineralogie an der Universität Jena. ADB Bd. 18, S. 276.

Justus Christian Loder, 28.2.1753 - 4./16.4.1832. Professor für Anatomie, Chirurgie und Hebammenkunst in Jena, ab 1803 in Halle, ab 1808 königl. Leibarzt in Petersburg, ab 1813 in Moskau. Bedeutender Anatom und Gelehrter, machte sich in Jena und Moskau für die Einrichtung von anatomischen Theatern und Spitalbauten verdient. BL Bd. 3, S. 819.

Ludwig Friedrich Froriep, 15.1.1779 - 28.7.1847. Dozent für Geburtshilfe in Jena, später in Halle und Tübingen, Leibarzt des Königs von Württemberg, Direktor des Weimarischen Medizinalwesens. BL Bd. 2, S. 634.

Wilhelm Karl Friedrich Suckow, 29.12,1770 - 30.7.1848. Professor und Subdirektor der med.chir. Krankenanstalt in Jena, später in Schlesien. Veröffentlichte eine "Pharmacopoe für klin. Institute und selbstdispensierende Aerzte", Jena 1805. BL Bd. 5, S. 471.

Karl Himly, 30.4.1772 - 22.3.1837. War Professor für innere Medizin in Jena 1801 - 1805, ab 1805 Prof. der allg. Heilkunde und Ophthalmologie in Göttingen. Berühmter Ophthalmologe. Himly war der erste, welcher bereits 1803 theoretischen und praktischen Unterricht in der Augenheilkunde erteilte. Die Einführung der die Pupillen erweiternden Mittel ist sein Verdienst. BL Bd. 3, S. 226. Gab mit Schmidt zusammen die "Ophthalmologische Bibliothek" heraus, die erste ophthalmologische Zeitschrift der Weltliteratur, womit sich die Ophthalmologie als selbständige Disziplin etablierte. Hirschberg, Bd. 14, 2. Abt., S. 14.

Ernst Anton Nicolai, 7.9.1722 - 28.8.1802, Professor der Medizin und Chirurgie in Jena. BL Bd. 4, S. 359.

Johann Gottlob Bernstein, 28.6.1742 - 12.3.1835. Barbier und Chirurg, später Hofchirurg in Jena an Loders Klinik. Doktorierte später in Halle, dann Chirurgieprofessor in Berlin. BL Bd. 1, S. 494.

26) Spiess, S. 16.

27) Gotthilf Heinrich Schubert, 26.4.1780 - 1.7.1860. Naturforscher, Arzt und Philosoph. Schüler von F.W. v.Schelling. Beeinflusst von F. v.Baader und W. Ritter. Für ihn war die Natur ein allbeseeltes Ganzes, das von einem einheitlichen Gesetz durchwaltet wird, das zu immer vollkommenerer Entwicklung strebt. Ein Bild davon ist der menschliche Organismus. Schubert interessierten die abnormen, zwischen Unbewusstem und Bewusstem auftretenden Erscheinungen (Hellsehen, Somnambulismus). Wirkte stark auf die Romantik. Brockhaus, Bd. 17, S. 38.

28) Spiess, S. 18.

29) Spiess, S. 34.

30) Konrad Joseph Kilian, 1771 - 1811. Ursprünglich Theologe, später Arzt. Dozent in Jena, Prof. der Medizin in Bamberg, Würzburg, Leipzig, 1810 konsultierender Arzt des Kaisers Alexander I. BL Bd. 3, S. 522. War der eigentliche Systematiker unter den naturphilosophischen Aerzten. Belke, S. 13, Fussnote.

31) Belke, S. 13. Zitat aus: Intelligenzblatt der Jenaer Allg.Lit.Ztg. 1805, Nr. 3.

32) Widmer, S. 32.

33) Hirschberg, Bd. 14, 2. Abt., S. 14.

34) Lorenz Oken, eigentlich Ockenfuss, 1.8.1779 - 11.8.1851. Bedeutender Naturforscher und Philosoph. Professor in Jena, später in München, zuletzt in Zürich, wo er der erste Rektor der 1833 gegründeten Universität wurde. Führender romantischer Naturphilosoph, stand Goethe und Schelling nahe. Berühmt geworden durch seinen Prioritätenstreit mit Goethe wegen der Entdeckung des Zwischenkieferknochens beim Menschen. Gilt als einer der Begründer der exakten Entwicklungsgeschichte in Deutschland. Brockhaus, Bd. 13, S. 971.

35) VoPh, S. 5 ff., 117 ff.

36) Belke, S. 17.

37) Johann Malfatti, Edler von Monteregio, 12.7.1775 - 12.9.1854. Berühmter Arzt in Wien, Sekundararzt im Allg. Krankenhaus. Arzt prominenter Persönlichkeiten, z.B. während des Wiener Kongresses, 1827 auch Beethovens. War wesentlich an der Gründung der Gesellschaft praktischer Aerzte und der k.k. Gesellschaft der Aerzte in Wien beteiligt. BL Bd. 4, S. 43.

38) Karl August Varnhagen van Ense, 21.2.1785 - 10.10.1858. Diplomat und Schriftsteller. Offizier in Oesterreich, nahm an den Freiheitskriegen teil, begleitete K.A. v.Hardenberg zum Wiener Kongress und nach Paris. Preussischer Vertreter in Karlsruhe. Lebte später in Berlin, wo seine Gattin Rahel einen literarischen Salon pflegte, der in der ausgehenden Goethezeit ein Mittelpunkt des literarischen Deutschland war. Brockhaus, Bd. 19, S. 376.

39) Varnhagen, Denkwürdigkeiten, Bd. 1, S. 269.

40) Gamper, S. 3.
41) Widmer, S. 41.
42) Ein Brief Beethovens an Troxler von 1807 endet mit den Worten: "... noch einmal meine lebhafte Danksagung für alle ihre Freundschaft und Gefälligkeit gegen mich. Alles Schöne an Malfatti. Halten Sie lieb Ihren Freund Beethoven." In: Kastner, L. v.Beethovens sämtliche Briefe, S. 132.
43) Belke, S. 19 - 20. Zitat von Wolfgang Menzel (1798 - 1873), Schriftsteller, Historiker und Publizist.
44) Belke, S. 20. Zitat aus Ernst Münch (1798 - 1841), Erinnerungen, Lebensbilder und Studien, Bd. 2.
45) Widmer, S. 47.
46) Johann Christian Reil, 20.2.1759 - 22.11.1813. Professor der Medizin in Halle, Direktor der Klinik, Stadtphysikus. Ab 1810 Lehrstuhl für klinische Medizin an der neuen Universität Berlin. Gilt als einer der Hauptvertreter des Vitalismus. Daneben bahnbrechender Neuroanatom und Inaugurator von Reformen in der Psychiatrie. BL Bd. 4, S. 755.
47) Belke, S. 21.
48) Varnhagen, Denkwürdigkeiten, Bd. 3, S. 250 - 251.
49) Belke, S. 23, Troxler an Varnhagen 1.12.1815.
50) a.a.O., Varnhagen an Troxler 24.7.1815.
51) a.a.O., Troxler an Varnhagen 8.8.1815.
52) Belke, S. 24, Troxler an Varnhagen 24.12.1815.
53) Widmer, S. 78.
54) Goetz, S. 39.
55) Widmer, S. 80.
56) Widmer, S. 81.
57) A I, S. 10 - 32.
58) A I, S. 33 - 55.
59) A I, S. 56 - 66.
60) A I, S. 67 - 79. Dieser Artikel ist möglicherweise nicht von Troxler, da er mit "P.Z." gezeichnet ist, wogegen Troxler entweder gar nicht oder mit "X" zeichnete.
61) A I, S. 153 - 163.
62) A I, S. 164 - 173.
63) A I, S. 303 - 318.
64) A I, S. 319 - 327.
65) A II, S. 3 - 38.
66) A II, S. 39 - 52.
67) A II, S. 85 - 96.
68) A II, S. 97 - 112.
69) A II, S. 113 - 126.
70) A III, S. 3 - 61, A IV S. 3 - 167.
71) Belke, S. 8, Troxler an Balthasar 5.1.1819.
72) a.a.O., Troxler an Balthasar, undatiert.
73) Belke, S. 26 - 27, Troxler an Balthasar 26.7.1819.
74) a.a.O., Troxler an Balthasar 4.3.1819. Uebersetzt: ein blosser, gewöhnlicher Praktiker.

75) Belke, S. 29, Troxler an Balthasar 26.7.1819.
76) a.a.O., Troxler an Balthasar 2.8.1819.
77) a.a.O., S. 30, aus: E. Münch, Erinnerungen, Bd. II, S. 116 - 117.
78) a.a.O., S. 7, gleiche Quelle, S. 428.
79) a.a.O., S. 31, gleiche Quelle, S. 119.
80) a.a.O., S. 32, Troxler an Balthasar 30.8.1821.
81) Wilhelm Snell, 8.4.1789 - 8.5.1851, deutscher Jurist. Vertrat eine radikale Richtung. Kam deshalb als Flüchtling in die Schweiz. Ab 1821 Rechtsprofessur in Basel. Parteinahme für Baselland im Konflikt von 1830. 1833 in Zürich, 1834 in Bern als Dozent für Römisches Recht und Kriminalrecht. In Bern zusammen mit seinem Bruder Ludwig die Seele der radikalen "Nationalpartei". Vertrat in seinem Naturrecht die repäsentative Demokratie. War ein Hauptvertreter des Schweizer Liberalismus und der Antijesuitenbewegung. 1845 in Bern abberufen und ausgewiesen. Dann Landrat im Kt. Baselland, hielt in Liestal öffentliche Vorlesungen. Nach der Berner Verfassungsreform 1846 wieder nach Bern. ADB Bd. 34, S. 512 ff.
82) Heinrich Zschokke, 22.3.1771 - 27.6.1848. Stammte aus Magdeburg. Ursprünglich Theologe und Schriftsteller. Später Dozent für Naturrecht, Geschichte, Aesthetik und Moral in Frankfurt a.d.O. Kam 1795 erstmals in die Schweiz. 1796 Leitung der Erziehungsanstalt Reichenau in Chur. 1798 nach Aarau. Bekleidete dann verschiedenste politische Aemter in der Innerschweiz, Tessin, Basel und Aarau. Dort Leiter des freien Lehrvereins. Ueberaus fruchtbarer Schriftsteller, verfasste historische, kulturgeschichtliche, politische, forstwirtschaftliche, naturwissenschaftliche, religiöse und pädagogische Schriften, ferner Dramen, Novellen, Erzählungen, Gedichte und Uebersetzungen. Empfing in seinem Wohnsitz in Aarau viele künstlerische und gelehrte Persönlichkeiten der Zeit. HBLS Bd. 7, S. 685 ff.
83) In: Aeppli, I.P.V. Troxler, S. 11.
84) Troxler, Neunte Anzeige des Lehrvereins zu Aarau, Aarau 1826.
85) Widmer, S. 128.
86) Buess, I.P.V. Troxler, unveröffentlichtes Manuskript, S. 7.
87) In: Aeppli, I.P.V. Troxler, S. 12 - 13.
88) a.a.O., S. 15.
89) a.a.O., S. 15 - 16.
90) Troxler, Neunte Anzeige des Lehrvereins zu Aarau, S. 20.
91) In: Aeppli, I.P.V. Troxler, S. 6.
92) a.a.O., S. 10.
93) a.a.O., S. 7 - 8.

94) a.a.O., S. 9.
95) In: Spiess, S. 342, 1008; aus: Münch, Erinnerungen, Bd. II, S. 418 - 419.
96) In: Spiess, S. 894 - 895, Brief Diethelm an Troxler 11.6.1863.
97) Melchior Diethelm, 4.12.1800 - 7.6.1873, Arzt, Landammann und Tagsatzungsabgeordneter von Schwyz. HBLS Bd. II.
98) Josef Munzinger, 1791 - 1855. Handelsmann, bedeutender Solothurner freisinniger Staatsmann. Kämpfte 1814 gegen das neu errichtete Patrizierregiment, Flucht nach Como ins Exil. Später Stadtschreiber in Olten, proklamierte an der Volksversammlung in Balsthal vom 22.12.1830 die Souveränität des Solothurner Volkes und leitete damit die politische Regeneration ein. Standespräsident von Solothurn 1832, "eigentliche Seele der Regierung", Tagsatzungsgesandter bis 1848, Bundesrat 1848 - 1855, Bundespräsident 1851. HBLS Bd. 5, S. 208.
99) In: Spiess, S. 897; aus: J.L. Aebi, I.P.V. Troxler, ein Nekrolog.
100) In: Spiess, S. 896.
101) Jonas Furrer, 5.3.1805 - 28.7.1861. Anwalt und führender liberaler Zürcher Staatsmann. Tagsatzungsabgeordneter. Mitglied der Siebnerkommission für die Sonderbundsangelegenheit, Mitglied für die Kommission für die schweizerische Verfassungsrevision. Ständeratspräsident 1848, erster Bundespräsident der Schweiz.
102) In: Spiess, S. 896 - 897.
103) In: Widmer, S. 151.
104) Troxler, Die Gesamthochschule der Schweiz, S. 89.
105) a.a.O., S. 90.
106) Troxler, Ueber Idee und Wesen der Universität, S. 5.
107) a.a.O., S. 8.
108) Troxler, Die Gesamthochschule der Schweiz, in: Aeppli, S. 66.
109) a.a.O., S. 63.
110) a.a.O., S. 60.
111) a.a.O., S. 61.
112) Troxler, Ueber Idee und Wesen der Universität, S. 17.
113) a.a.O., S. 19.
114) In: Spiess, S. 671, Troxler an Varnhagen 28.6.1836.
115) Dietrich Georg Kieser, 24.8.1779 - 11.10.1862. Professor für Pathologie und Therapie in Jena, Leiter der med.-chir. und ophthalm. Klinik sowie der herzoglichen Irrenanstalt. Schüler Schellings. Machte sich auf den Gebieten der Pflanzenmorphologie, der Embryologie und in der Beobachtung der Geisteskrankheiten verdient. Entwarf 1817 - 1819 ein "System der Medizin". ADB Bd. 15, S. 726 ff.

116) Immanuel Hermann Fichte, 18.7.1796 - 8.8.1879, Sohn von J.G. Fichte. Studium der Philosophie, Philologie und Theologie. Professor der Philosophie in Bonn, später in Tübingen. Neben Ch.H. Weisse Hauptvertreter des sog. "spekulativen Theismus". Strebte nach "völliger Eintracht zwischen Geglaubtem und Erkanntem". Nach Fichte muss der Anfang der Philosophie bei der "Theorie des Bewusstseins, Untersuchung des Erkenntnisvermögens", gemacht werden. Er denkt sich verschiedene Stufen des menschlichen Erkenntnisvermögens, deren höchste, das "spekulativ-anschauende Erkennen", das Göttliche in seiner konkreten individuellen Form erfassen kann.
Hegels System sieht er als eine Deutung der religiösen Wahrheiten im pantheistischen Sinn, er dagegen vertritt den Standpunkt: "Alles ist individuell, Gott wie die Kreatur". "Dem 'Panlogismus' des Systems und der behaupteten 'Notwendigkeit' seines dialektischen Prozesses gegenüber schrieben wir das Prinzip des 'Individualismus', der Freiheit und der Persönlichkeit auf unsere Fahne". Fichte empfand seine philosophische Strömung gleichzeitig als Fortsetzung des Vorangegangenen (Deutscher Idealismus) und als Neubeginn und sah darin seine Verwandtschaft zu Troxler. Die Ergebnisse der aufkommenden Naturwissenschaft versuchte er in sein Weltbild miteinzubeziehen. In seiner Anthropologie schrieb er dem Menschen einen "Seelenleib" oder inneren übersinnlichen Leib zu, der vom äusseren materiellen zu unterscheiden sei, und der bewirke, dass der äussere Leib trotz ständigem Wechsel seiner chemischen Elemente im Verlauf des Lebens derselbe bleibe. Ein Seelensitz sei also nicht aufzufinden, sondern es bestehe eine "dynamische Allgegenwart der Seele in ihrem Leibe". Die Seele äussert sich durch die Phantasie auf drei Stufen: 1. vorbewusst in der "Leibgestaltung" und "Mimik", hier hat sie raumbildende Fähigkeiten; 2. auf einer unwillkürlichen, aber bereits ins Bewusstsein übergetretenen Stufe im Traum; und 3. in völlig bewusstem Kunstschaffen. Die Phänomene des Traumes, von dem wiederum verschiedene Arten unterschieden werden, zeigen Fichte, dass jedes Individuum einen geistigen Wesenskern, einen "Genius", besitze, der seine Wurzeln im Jenseits habe.
Philosophen-Lexikon, Bd. 1, S. 322 ff.
Neue Deutsche Biografie, Bd. 5, S. 121 ff.

117) Vgl. H. Ehret, Ignaz Paul Vital Troxler und Immanuel Hermann Fichte, S. 332 - 337.

118) In: Ehret, S. 334.

119) I.H. Fichte, Anthropologie, Leipzig 1856, S. 113.

120) I.H. Fichte, Anthropologie, Aufl. 1876, in: Ehret, S. 335.

121) Troxler, in: Spiess, S. 932 - 933.
122) Troxler, in: Spiess, S. 933.
123) Vgl. z.B. die Briefe aus Troxlers letzter Lebenszeit, W.A. Moser, Inventar zum Nachlass, S. 856.
124) U, S. 7.
125) U, S. 17.
126) Friedrich Schnurrer, 6.6.1784 - 9.4.1833. Als praktizierender Arzt in verschiedenen deutschen Städten tätig, zuletzt als herzoglicher Leibmedicus in Biebrich. Bekannt durch zahlreiche Schriften auf dem Gebiet der Epidemiographie. Troxler bezieht sich wohl auf sein Werk "Geographische Nosologie oder die Lehre von den Veränderungen der Krankheiten in den verschiedenen Gegenden der Erde", Stuttgart 1813. BL Bd. 5, S. 113.
127) Justus Friedrich Karl Hecker, 5.1.1795 - 11.5.1850. (Troxler muss sich auf diesen beziehen, obwohl in den "Umrissen", S. 61, "I.G.E." Hecker gedruckt ist). Berühmter Medizinhistoriker. 1834 ord. Prof. für Geschichte der Medizin in Berlin. Den Gedanken einer "historischen Pathologie" hatte Hensler vor ihm angedeutet. Hecker war aber der erste, der ihn ausarbeitete, wobei er bestrebt war, die Beziehungen der individuellen Krankheiten zu den Volkskrankheiten und ihren sozialen, politischen, atmosphärischen und tellurischen Bedingungen zu suchen. BL Bd. 3, S. 102.
128) U, S. 61.
129) Hippokrates, Insel Kos um 460 v.Chr. - Larissa (Thessalien) 375. Berühmtester Arzt der Antike. Lebte einerseits noch in der Tradition der im antiken Mysterienwesen begründeten Medizin (z.B. mit seiner Säfte- und Elementenlehre), gilt andererseits als Inaugurator der modernen abendländischen Medizin, insofern diese auf äusserer Erfahrung, Beobachtung und wissenschaftlichem Denken beruht. Vgl. Lichtenthaeler, Geschichte der Medizin, Bd. 1, S. 113 ff.

Claudius Galenus, Pergamon 129 n.Chr. - Pergamon um 200. Grösster Arzt der römischen Antike, steht ähnlich Hippokrates wie ein "Januskopf" an der Schwelle zur Neuzeit. Vertreter des ausklingenden Hellenismus. Beherrschte praktisch das ganze medizinische Wissen seiner Zeit. Erneuerte einerseits die Elementen- und Krasenlehre des Hippokrates, lehrte und praktizierte andererseits Naturbeobachtung und Experiment. Bedeutender Physiologe und Anatom. Wirkte bestimmend in der Medizingeschichte bis ins 19. Jahrhundert. Vgl. Lichtenthaeler, Geschichte der Medizin, Bd. 1, S. 195 ff. Ferner BL Bd. 2, S. 661 ff.

130) Humoralpathologie: Die auf die antike Medizin zurückgehende, vor allem von Hippokrates und Galenus vertretene Lehre, dass die Krankheiten durch eine fehlerhafte Mischung (griech: krasis) der Körpersäfte (Blut, Schleim, gelbe und schwarze Galle) entstünden. Die vier Kardinalsäfte entsprechen den vier Temperamenten (Sanguiniker, Phlegmatiker, Choleriker, Melancholiker) und den vier Elementen (Luft, Wasser, Feuer, Erde). Der letzte Vertreter der Humoralpathologie vor der eigentlichen Begründung der Zellularpathologie durch R. Virchow war K. Frh. von Rokitansky (1804 - 1878). Brockhaus, Bd. 8, S. 740.
Solidarpathologie: Die Solidarpathologie scheint auf die Atomlehre von Leukippos und Demokrit zurückzugehen. Sie wurde begründet und ausgebaut durch Asklepiades, und u.a. von A. v.Haller im 18. Jh. wieder aufgegriffen. Die Solidarpathologie macht die festen Bestandteile (lat: solidi) des Organismus für die Entstehung der Krankheiten verantwortlich. Die Atome hält man für ungeworden und gleichartig, jedoch für verschieden an Gestalt, Grösse, Härte und Lage. Alles Qualitative wird auf Quantitatives zurückgeführt, Zufall gibt es nicht, alles ist mechanische Notwendigkeit. Gesundheit besteht in der Harmonie und Symmetrie der Teile. Brockhaus, Bd. 17, S. 58.

131) Paracelsus (Theophrastus von Hohenheim), Einsiedeln 1493 - Salzburg 24.9.1541. Nach Kindheit und Jugend in Einsiedeln und Kärnten doktorierte er 1515 in Ferrara. Rastlose Wanderschaft durch ganz Europa. 1527 - 1528 Stadtarzt und Dozent in Basel. Bekannt geworden durch sein vehementes Eintreten gegen die tradierende, auf die antike und arabische Medizin zurückgehende Schule. Strebte nach einer Reform der Medizin, die auf einer Erforschung der Natur beruht, die aber das Uebersinnliche der Natur in diese Forschung mit einbeziehen will. In diesem Sinn ist sein "Archäus" zu verstehen, der als "Geist des Lebens" der Inbegriff derjenigen Gesetzmässigkeiten ist, die im lebenden Organismus den bloss chemischen Gesetzmässigkeiten übergeordnet sind. Im gleichen Zusammenhang sind der Mensch als Mikrokosmos in seinem Verhältnis zum Makrokosmos, die drei Entia, das Göttliche, das Seelische und das Materielle, und die drei Qualitäten der Stoffe, Sal, Merkur und Sulfur, zu denken. BL Bd. 4, S. 497 ff.
Jean Baptiste van Helmont, 1577 - 30.12.1644. Nach einer Dozententätigkeit für Chirurgie in Löwen und nach Reisen in verschiedenen Ländern war er praktischer Arzt in Brüssel. Berühmter Naturforscher seiner Zeit, strebte ähnlich Paracelsus eine Reform der Medizin an. Vertrat eine Archäus-Lehre, nach welcher

Seele und Leben nicht unmittelbar auf die Materie des Körpers wirken, sondern durch das mit der Materie eng verbundene dynamische Prinzip, den Archäus. Die Krankheit ist ein eigenes Wesen, das als Idea morbosa so auf den Archäus wirkt, dass dieser seine normalen Funktionen in den Organen nicht mehr vollzieht. Die Arkana sind spezifische Heilmittel gegen die Ideae morbosae. Helmont gilt als Entdecker der Kohlensäure und als Erster, der das Asthma als Zusammenziehung der kleinen Bronchien beschrieb. BL Bd. 3, S. 152.

132) Vitalismus (lat: vita, das Leben). Lehre, nach der die Lebenserscheinungen nicht auf physikalisch-chemische Wirkungen, sondern auf ein eigenes, immaterielles Prinzip zurückzuführen sind, das je nach Schule unterschiedlich genannt und verstanden worden ist (Lebenskraft, Vis vitalis, Archäus, Spiritus, plastische Natur, Bildungstrieb, etc.). Die Medizingeschichte stellt einen Zusammenhang zwischen diesem Prinzip und der aristotelischen Entelechie her. Wiederauftauchen des Vitalismus zur Zeit der Renaissance. Starke Verbreitung zwischen 1700 und 1850, vor allem bei den Naturphilosophen der Romantik. Nachher durch die kausalmechanistische Erklärung des Lebens verdrängt. Neovitalistische Strömung im Anschluss an E. v.Hartmann. Brockhaus, Bd. 19, S. 660.

Animismus (lat: Anima, die Seele). Lehre, wonach die unsterbliche Seele alle normalen und kranken Vorgänge im menschlichen Körper durch ihre immaterielle Bewegung steuert. Hauptvertreter war G.E. Stahl (Anm. 159). Brockhaus, Bd. 1, S. 532.

133) Iatrochemie: Med. Richtung seit dem 17. Jh., die die chemischen Vorgänge im Körper für die Krankheitsentstehung verantwortlich macht. Die Hauptrolle spielen saure und alkalische "Schärfen", die gegensätzlich mit alkalischen oder sauren Mitteln zu behandeln sind. Als Grundvorgang des Lebendigen wird Fermentation angesehen. Hauptvertreter ist F.D. Sylvius (Anm. 163). Brockhaus, Bd. 8, S. 794.

Iatrophysik und Iatromechanik: Etwa seit dem 17. Jh. Bezeichnungen für Lehren, die die Probleme des Lebens und der Krankheit auf rein mechanisch-physikalische Phänomene zurückführen, wobei die mathematische Berechnung eine Hauptrolle spielt. Diese Lehren gelten als Versuche einer exakt naturwissenschaftlichen Begründung der Medizin.

Als Iatromathematiker galten ursprünglich Aerzte, die seit dem Altertum in Theorie und Praxis astronomische und astrologische Berechnungen berücksichtigten und sich auch um einen Ausbau der Mathematik selbst bemühten. Brockhaus, Bd. 17, S. 794 - 795.

134) Albrecht von Haller, Bern 16.10.1708 - Bern 12.12.1777. Bedeutender Arzt und Gelehrter. Schüler von Boerhaave und Albinus in Leyden. Professor der Anatomie, Chirurgie und Botanik in Göttingen, wo er eine weitreichende akademische Tätigkeit entfaltete (u.a. Gründung der ersten physiologischen Anstalt Deutschlands). Veröffentlichte enzyklopädische, literarische, botanische, anatomische und physiologische Werke. Bei ihm beginnt die naturwissenschaftlich-experimentelle Erforschung der tierischen Bewegung und damit die moderne Physiologie. Nach seinen Resultaten sind "Sensibilität" (durch Nerven) und "Irritabilität" (durch Muskeln) die Grundeigenschaften der lebenden tierischen Gebilde. Wichtige Werke: Primae lineae physiologiae, Göttingen, ab 1744; Elementa physiologiae corporis humanis, Lausanne 1757 - 1766. BL Bd. 3, S. 33 ff.

135) Franz Anton Mesmer, geboren in Iznang, Kreis Radolfzell (nicht Weil, Kt. Thurgau, wie Troxler meint), 23.5.1734, gestorben in Meersburg 5.3.1815. Promovierte in Wien 1766 mit einer Dissertation "De planetorum influxu in corpus humanum". Begann ab 1774, mit einem Stahlmagneten Heilkuren durchzuführen, die durch seine Berichte grosses Aufsehen erregten. Ging dann dazu über, mit blossen Handstrichen auf der Körperoberfläche zu behandeln. Glaubte an ein zirkulierendes magnetisches Fluidum, das ein verknüpfendes Band zwischen den einzelnen Wesen darstellt. Ab 1778 in Paris, wo er sehr berühmt und umkämpft war. Zahlreiche Anhänger und Gegner bis in die höchsten Gesellschaftsschichten. Nach der franz. Revolution wechselvolles Schicksal, u.a. 1807 Arzt in Frauenfeld, Kt. Thurgau. BL Bd. 4, S. 179.

136) Vgl. H. Jenzer, S. 41.

137) GTM, S. 8.

138) John Brown, geboren 1735/36 in Schottland, gestorben 1788 in London. Fand als mittelloser, verschuldeter Medizinstudent Aufnahme beim berühmten W. Cullen in Edinburg, in dessen Familie er als Hauslehrer wirkte, und für den er als Vorlesungsassistent und Lateinübersetzer arbeitete. Die anfängliche Freundschaft verwandelte sich bald in Feindschaft. Promotion 1779. 1780 Veröffentlichung seiner "Elementae medicinae". Seine Lehre fand vor allem in Deutschland Anklang.

Brown übernahm A. v.Hallers Begriff der Erregbarkeit und formte ihn um. Die von Haller experimentell festgestellte "Irritabilität" wurde bei Brown zur Lebensfähigkeit: die organischen Geschöpfe haben die Fähigkeit, durch Reize zu ihrer Tätigkeit erregt zu werden. Diese Tätigkeit nannte er "Incitabilitas"

(Brown, Bd. 1, S. 29), Erregbarkeit. Die Ursache des Lebens sah Brown nur in den äusseren Reizen, "so rühren auch die sämmtlichen Erscheinungen des Lebens, jeder Zustand oder Grad der Gesundheit und Krankheit, von Reiz, und von keiner andern Ursache her" (Brown, Bd. 1, S. 14). Deshalb sagte Troxler, für Brown sei das Leben ein von aussen erzwungener Zustand.

Je grösser die Erregbarkeit, desto kleinere Reize braucht es, um die Tätigkeit auszulösen, und umgekehrt. Gesundheit besteht bei einer mittleren Intensitätsstufe beider Faktoren. Davon gibt es ein dreifaches Abweichen:

a) Sthenie: Zu heftige Erregung bei Intensivierung der Reize. Sie ist durch Reizentzug heilbar.
b) Direkte Asthenie (Debilitas directa): Zu schwache Reize erzeugen eine zu schwache Tätigkeit. Die Therapie besteht in der Intensivierung der Reize.
c) Indirekte Asthenie (Debilitas indirecta): Uebermässige Reizzufuhr erschöpft die Erregbarkeit. Diese ist wieder herzustellen durch vorsichtiges Zuführen von schwachen, allmählich sich steigernden Reizen. Reize sind z.B.: Alkohol, Opium, Kampher, Aether, Luft, Licht, Wärme, Bäder, Kost, Gewürze, physische und psychische Erregung etc.

J. Brown, Anfangsgründe der Medizin, Bd. 1 - 3.
W. Leibbrand, Romant. Med., S. 5, 52 ff.
W. Leibbrand, Die spek. Med. der Romantik, S. 78.
W. Fischer, Die Krankheitsanschauungen der Romantik, S. 4 ff.
BL Bd. 1, S. 719 ff.

139) Schelling'sche Schule. Schelling war persönlich gut bekannt mit den Hauptvertretern des Brownianismus in Deutschland, A. Röschlaub und A.F. Markus. Seine Auffassung vom Wesen des Organischen und der Krankheit knüpfte bei der brownianischen Erregungstheorie an: "...als das Wesen des Organismus muss die Erregbarkeit gesetzt werden..." (Sch., S. 143). Die Erregbarkeit wird aber differenzierter gedacht als bei Brown, denn der Organismus ist eine "Duplicität in der Identität" (Sch., S. 160), d.h. die Erregbarkeit hat zwei polare Aspekte, welche "Receptivität" (oder "Sensibilität") und "Irritabilität" genannt werden. "Diesen Begriff nun, dass die organische Thätigkeit nach aussen nothwendig zugleich Receptivität für ein Aeusseres, und umgekehrt, diese Receptivität für ein Aeusseres nothwendig zugleich Thätigkeit nach aussen ist, hat Brown durch den Begriff der Erregbarkeit sehr gut bezeichnet, ohne doch diesen Begriff selbst ableiten zu können" (Sch., S. 153). Zwischen Sensibilität und Irritabilität besteht ein

reziprokes Verhältnis: "Es ist also durch allgemeine Induktion bewiesen, dass durch die ganze organische Natur, wie die Irritabilität steigt, die Sensibilität fällt, und wie die Sensibilität steigt, die Irritabilität fällt" (Sch., S. 203). Krankheit entsteht, wenn durch die Veranlassung eines äusseren Einflusses die beiden Faktoren sich trennen: "In einem Zustand ohne Affektion von aussen (wenn sich ein solcher denken liesse) würde Sensibilität und Irritabilität gar nicht unterscheidbar seyn. In jeder Affektion trennen sich beide. Da nun Krankheit wie die Lebenserscheinungen selbst nur durch Affektion von aussen, schnell oder allmählich, herbeigeführt wird, so sind es auch diese beiden Faktoren, die in jeder Krankheit sich trennen" (Sch., S. 234). Wie Brown unterscheidet auch Schelling zwischen sthenischen, asthenischen und indirekt asthenischen Krankheiten.
Sthenie: "...Krankheiten der herabgestimmten Sensibilität und erhöhten Irritabilität...".
Asthenie: "...Krankheiten der erhöhten Sensibilität (Receptivität) und herabgestimmten Irritabilität (Wirkungsvermögen)...".
Indirekte Asthenie: "...wo das Steigen der Irritabilität nicht mehr dem Sinken der Sensibilität parallel geht..." (Sch., S. 236).
F.J.W. Schelling, Erster Entwurf eines Systems der Naturphilosophie, 1799, in: Sämtliche Werke, Stuttgart und Augsburg 1858.
W. Fischer, Die Krankheitsanschauungen der Romantik, Rostock 1926, S. 5, 7, 26.
W. Leibbrand, Die spekulative Medizin in der Romantik, Hamburg 1956, S. 75 - 116.

140) Diss, S. 18.
141) VoPh, Vorwort.
142) Grass A, S. 11.
143) Bl, Vorwort, S. 1.
144) Von G.W.F. Hegel stammendes Motto: "Die Knospe verschwindet in dem Hervorbrechen der Blüte, und man könnte sagen, dass jene von dieser widerlegt wird; ebenso wird durch die Frucht die Blüte für ein falsches Dasein der Pflanze erklärt, und als ihre Wahrheit tritt jene an Stelle von dieser.", Hegel, Phänomenologie des Geistes, Vorwort, S. 12.
145) R. Honegger, S. 97, Goethe an Seebeck 28.11.1812.
146) M. Widmer, Troxler und Goethe, S. 161.
147) R. Honegger, S. 96, Goethe an Eichstädt 22.11.1812.
148) GTM, S. 6 - 7.
149) Bl, S. 34.
150) GTM, S. 31.
151) GTM, S. 32 - 33.
152) ÜLP, S. 29.

153) GTM, S. 12 - 13.
154) GTM, S. 67.
155) GTM, S. 64.
156) GTM, S. 66.
157) GTM, S. 59.
158) GTM, S. 58.
159) Georg Ernst Stahl, 21.10.1660 - 14.5.1734. Arzt und Chemiker, Professor der Medizin in Halle, Leibarzt des preussischen Königs in Berlin. Vertrat den Animismus (vgl. Anm. 132). Auf dem Gebiet der Chemie stellte er für die Verbrennungsvorgänge die Phlogistontheorie auf. Brockhaus, Bd. 17, S. 838.
160) Andreas Röschlaub, 21.10.1768 - 7.7.1835. Professor der Pathologie und Vorsteher der med. Klinik in Bamberg. Später Prof. der Medizin in München. Uebersetzer von J. Browns Werken ins Deutsche, Begründer des unter dem Namen "Erregungstheorie" bekannten Systems der Medizin nach Brownischen Prinzipien. Revidierte ab ca. 1804 seine Ansichten, vertrat einen von Paracelsus beeinflussten naturphilosophischen Standpunkt, den er ca. 10 Jahre später wieder verliess zugunsten einer empirisch-rationalen Haltung. BL Bd. 4, S. 849.
161) René Descartes, 31.3.1596 - 11.2.1650, Philosoph. Beschäftigte sich jahrelang mit Physiologie und Pathologie. War bestrebt, die Philosophie durch einen logisch-mathematischen Gedankengang zur Sicherheit der Mathematik zu bringen. In der Medizin führte das zu einer mechanischen Betrachtung des Organismus. Der Satz Descartes', dass die körperlichen Verrichtungen auf Bewegungen der festen (molekularen) und flüssigen Gebilde beruhen, gilt als die Wurzel der iatrophysischen und iatrochemischen Systeme des 17. und 18. Jahrhunderts. Für Descartes besteht ein Dualismus zwischen Geist und Körper (res cogitans und res extensa), die "so verschieden wie Eis und Feuer" sind. Bloss durch die Zirbeldrüse kommen beide zur Vermittlung. BL Bd. 2, S. 234.
162) Stefano Gallini, 22.3.1756 - 26.5.1836. Professor der theoretischen Medizin in Padua, später für Physiologie und vergleichende Anatomie. Schriften über Physiologie. BL Bd. 2, S. 674.
Herrmann Boerhaave, 31.12.1668 - 23.9.1738. Berühmter Professor für Medizin, Botanik und Chemie in Leyden. Vertrat methodisch den Standpunkt des genauen Beobachtens, schuf ein med. System iatrochemischer und iatromathematischer Prägung. Sein Schüler A. v.Haller nannte ihn "Magnus ille medicorum universae Europae praeceptor". BL Bd. 1, S. 597 ff.
163) Franciscus Sylvius (François Deleboe), 15.3.1614 - 14.11.1672. Professor in Leyden und einer der bedeutendsten Aerzte seiner Zeit. Hauptvertreter der Iatro-

chemie. Gab Einzelbeschreibungen zur Anatomie des Gehirns (Fossa Sylvii), erkannte im Tuberkelknoten das Wesentliche der Lungentuberkulose. Brockhaus, Bd. 18, S. 379.

164) GTM, S. 65 - 66.
165) Bl, S. 115.
166) Bl, S. 9.
167) Bl, S. 111.
168) Bl, S. 119.
169) BL, S. 112.
170) Bl, S. 65
171) Bl, S. 114
172) Bl, S. 113.
173) Antoine François de Fourcroy, 15.6.1755 - 16.12.1809, Chemiker. Professor in Paris, seit 1795 an der Ecole de Médecine, 1793 Nachfolger von J.P. Marat im Nationalkonvent, 1802 - 1808 Erziehungsminister. Machte sich um die Verbreitung des antiphlogistischen Systems von A.L. Lavoisier verdient. Brockhaus, Bd. 6, S. 436.
Jean Baptiste Timothée Baumes, 20.1.1756 - 19.7.1828. Prof. der Medizin in Montpellier. Veröffentlichte mehrere Werke, in denen er eine neue pathologische Theorie auf die Chemie zu gründen suchte, z.B. Krankheitseinteilung in Calorinèses, Oxygénèses, etc. Hatte keine Anhänger. BL Bd. 1, S. 386.
174) Jakob Fidelis Ackermann, 23.4.1765 - 28.10.1815. Professor der Medizin an der Universität Heidelberg. Versuchte, die Erscheinungen des organischen Lebens auf chemische und physikalische Gesetze im Sinne von langsamen Verbrennungsvorgängen zurückzuführen. Das Leben entsteht durch Mischung bestimmter Stoffe. Vertrat die Identität von Seele und Körper. BL Bd. 1, S. 19 ff.
Christian Gottfried Reich, 1769 - 5.1.1848. Prof. der Medizin in Erlangen, später in Berlin. Stellte eine neue Fiebertheorie auf, nach der alle fieberhaften Zustände auf einen Mangel an Sauerstoff und Vermehrung von Stickstoff zurückzuführen seien, und dass demzufolge therapeutisch Säuren, besonders aus dem Mineralreich, in starken Dosen zu verwenden seien. BL Bd. 4, S. 749.
175) Bl, S. 109.
176) Bl, S. 108.
177) GTM, S. 58 - 60.
178) Bl, S. 110.
179) EB, S. 14.
180) EB, S. 15.
181) EB, S. 20.
182) ÜLP, S. 31.
183) Bl, S. 120.

184) Bl, S. 107 - 108.
185) Bl, S. 117.
186) U, S. 27.
187) U, S. 32.
188) U, S. 56.
189) U, S. 39.
190) U, S. 40.
191) U, S. 41. Zitat aus: Karl Wilhelm Ideler, Grundriss der Seelenheilkunde, 2. Teil.
192) Hieronymus Davides Gaubius, 24.2.1705 - 29.11.1780. Schüler von Boerhaave, Chemiker und Mediziner. Arbeitete am Gebiet der organischen Chemie. Professor der Medizin in Leyden. BL Bd. 2, S. 696.
Gorter: Es ist unklar, ob hier Vater oder Sohn gemeint ist.
Johannes de Gorter, 19.2.1689 - 1762. Professor der Medizin und Dozent der Chemie und Botanik. Später zusammen mit seinem Sohn Leibarzt der Kaiserin Elisabeth in Petersburg. Veröffentlichungen über: System der med. Praxis, Medizinstudium, Kompendium der Medizin, Hauptwerk über Hippokrat. Medizin.
David Gorter (Sohn), 30.4.1717 - 1783. Promovierte in Harderwyk in Medizin über Hippokrates, in Philosophie über die Notwendigkeit der Physik in der Medizin. Lektor der Medizin, dann Prof. der Botanik in Harderwyk. Später vorübergehend Leibarzt der russischen Kaiserin. Schrieb eine Materia Medica und verschiedene botanische Bücher. BL Bd. 2, S. 804 ff.
Hirsch Wolf, 1738 - 14.4.1820. Arzt im Krankenhof und in der Armenanstalt von Hamburg. Veröffentlichte "Ideen über die Lebenskraft nebst einigen Krankengeschichten", Altona 1806. BL Bd. 5, S. 980.
Johann Friedrich Blumenbach, 11.5.1752 - 22.1.1840. Prof. der Medizin in Göttingen. Lehrte auch Mineralogie, Botanik und vor allem Zoologie. Gilt als Begründer der Anthropologie als Fachrichtung im heutigen Sinn. Erster Universitätslehrer, der Vorlesungen über vergleichende Anatomie hielt. Unterschied im Bereich des Lebendigen zwischen bloss mechanischen Kräften und einer organischen Gestaltungskraft, die er "Bildungstrieb" nannte, "der sich vor aller blos mechanisch wirkenden Kraft dadurch auszeichnet, dass er nach der endlos mannigfach verschiedenen Bestimmung der organisirten Körper und ihrer Theile, die vielartig organisirbaren Zeugungsstoffe auf eben so mannigfaltig, aber zweckmässig modificirte Weise in bestimmte Gestalten zu formiren vermag...". BL Bd. 1, S. 576 ff.
Karl Friedrich Kielmeyer, 22.10.1765 - 24.9.1844. Professor der Zoologie, Botanik und Chemie in Stuttgart. Lehrer der vergleichenden Anatomie und Physio-

logie, später der Chemie, Botanik, Pharmazie und Arzneimittellehre in Tübingen. Er war der erste, "der den Versuch machte, die gesammte Thierwelt nach der organischen Zusammensetzung und den verschiedenen Functionen der Thierwelt zu vergleichen". Gilt als der Vater des biogenetischen Grundgesetzes in der Deszendenztheorie. BL Bd. 3, S. 518.

193) U, S. 50 - 52.

194) U, S. 53.

195) Johann Heinrich Rahn, 23.10.1749 - 2.8.1812. Zürcher Arzt. 1782 zusammen mit Hirzel und Schinz Mitbegründer der med. chir. Lehranstalt Zürich. Stiftete 1782 die "Helvetische Gesellschaft correspondirender Aerzte und Wundärzte". Herausgabe des "Museum der Heilkunde" (4 Bde., 1792 - 1797). Gründung einer Anstalt zur Ausbildung von Hebammen und Militärärzten. Lehrer der Physik am Gymnasium. Geschickter Arzt und guter Beobachter.
Troxler bezieht sich wohl auf sein Werk "Exercitationum physicarum de causis mirae tum in homine tum inter homines et caetera naturae corpora sympathiae", Zürich 1788 - 1797. BL Bd. 4, S. 712.

196) U, S. 54.

197) Fr. H. Alexander Freiher v.Humboldt, 14.9.1769 - 6.5.1859. Berühmt geworden durch seine Reisen als Naturforscher nach Amerika (1799 - 1804), später nach Russland. Einer der universellsten Naturforscher des 19. Jahrhunderts, mit epochemachenden Leistungen in allen Zweigen der Naturwissenschaft, Physik, Chemie, Mineralogie, Geologie, Zoologie, Botanik und Pflanzengeografie. Letztere wurde vor allem von ihm ins Leben gerufen. Weniger bekannt sind seine Arbeiten auf dem Gebiet der Nervenphysiologie geworden, z.B. "Ueber die gereizte Muskel- und Nervenfaser, nebst Vermuthungen über den chemischen Process des Lebens in der Thier- und Pflanzenwelt", Berlin 1797 - 1799. Erforschte streng naturwissenschaftlich den Einfluss von Licht, Wärme, Magnetismus und Elektrizität auf das Nervensystem und suchte nachzuweisen, dass die Nerventätigkeit auf dem Galvanismus oder einer ihm analogen Kraft, die aber mit der sog. Lebenskraft nicht identisch sei, beruhe. Ideeller Gegner von Brown und Röschlaub. Einer der ersten, die bei der Arzneimitteluntersuchung exakte naturwissenschaftliche Methoden anwandte. BL Bd. 3, S. 336 ff.
Carl Gustav Carus, 3.1.1789 - 28.7.1868, Arzt, Naturforscher und Maler. Befreundet mit A. v.Humboldt, L. Tieck und C.D. Friedrich. Briefwechsel mit Goethe, beeinflusst von Schelling. Versuchte, den Kosmos als lebendig durchwaltete Ganzheit zu begreifen. Beschäftigte sich mit dem unbewussten Seelenleben,

das vor allem der Gefühlswelt und den Träumen zugänglich ist. Brockhaus, Bd. 3, S. 625.

198) U, S. 57.
199) de Vries, S. 24.
200) NL, Log, VL.
201) VL, S. 87.
202) GTM, S. 142.
203) GTM, S. 194.
204) Ein Beispiel dafür: VoPh, S. 274, und GTM, S. 189 - 190.
205) GTM, S. 309; vgl. auch GTM, S. 273 - 274.
206) GTM, S. 190.
207) GTM, S. 159 - 160.
208) VoPh, S. 202.
209) VoPh, S. 201.
210) VoPh, S. 195.
211) Diss, S. 24; ebenfalls IGNT, S. 8, 34.
212) Diss, S. 11.
213) Diss. S. 10.
214) IGNT, S. 5, und GTM, S. 5.
215) IGNT, S. 5
216) EB, S. VIII
217) EB, S. XV.
218) EB, S. VII.
219) VoPh, S. 264.
220) VoPh, S. 498.
221) Bl, S. 41 - 42.
222) A IV, S. 69.
223) Willmann, Bd. 2, S. 346 ff.
224) NL, S. 227.
225) Bl, S. 11 - 12.
226) ÜLP, S. 28.
227) Bl, S. 22.
228) ÜLP, S. 35.
229) EB, S. V.
230) ÜLP, S. 36.
231) EB, S. 8.
232) EB, S. 36 - 37.
233) EB, S. XIX.
234) Bl, S. 2.
235) EB, S. 38.
236) ÜLP, S. 60.
237) EB, S. 40, Fussnote.
238) EB, S. 41
239) ÜLP, S. 32.
240) ÜLP, S. 31.
241) EB, S. 110.
242) EB, S. 61.
243) EB, S. 115.
244) ÜLP, S. 54 - 55.
245) EB, S. 43.
246) ÜLP, S. 62.

247) EB, S. 57 - 58.
248) ÜLP, S. 33.
249) Monade: Bei Giordano Bruno (1548 - 1600) das Kleinste des Universums, mit diesem wesenseins. Das unendlich gedachte erscheinende Universum ist nach Bruno das Eine, das in allem ist, und nicht, wie bei Cusanus, nur das Abbild des Einen.
Bei Gottfried Wilhelm Leibniz (1646 - 1716) sind die Monaden die letzten, unteilbaren Einheiten der Wirklichkeit. Sie sind ausdehnungslose, unvergängliche Einheiten seelischer Natur im Sinne von Descartes' "res cogitans" und machen die eigentliche Substanz des Ausgedehnten ("res extensa") aus. Leibniz unterscheidet verschiedene Gradabstufungen von Monaden, von "blossen", unbewussten über die seelischen im engeren Sinn bis zu den geistigen und göttlichen Monaden. Die einzelnen Monaden sind "un miroir vivant de l'univers". Die Tätigkeit der einzelnen Monade ist nicht von aussen angeregt, sondern spontan. Alle Monaden stehen miteinander auf Grund ihrer Universalität zum Vornherein in Uebereinstimmung, d.h. in einer "Harmonia praestabilita". Lit: J. Hirschberger, Geschichte der Philosophie, Bd. 2, S. 35 und 136 ff.
Beim frühen Troxler findet sich ein Anklang an Leibniz in bezug auf Monaden und praestabilisierte Harmonie, vgl. S. 78.
250) Diss, S. 12.
251) IGNT, S. 90, GTM, S. 291, NL, S. 59.
252) EB, S. 100.
253) IGNT, S. 29.
254) GTM, S. 290 - 291.
255) EB, S. 55.
256) EB, S. 48 - 49.
257) VoPh, S. 202 - 220.
258) GTM, S. 132 - 170.
259) GTM, S. 137.
260) GTM, S. 133.
261) GTM, S. 138 - 139.
262) GTM, S. 143 - 144.
263) GTM, S. 141 - 142.
264) GTM, S. 145 - 147.
265) GTM, S. 150.
266) GTM, S. 153.
267) GTM, S. 155 - 156.
268) GTM, S. 160 ff.
269) VoPh, S. 201 - 205.
270) VoPh, S. 110.
271) VoPh, S. 217 - 219.
272) VoPh, S. 450 - 452.
273) IGNT, S. 32.

274) GTM, S. 149, 152.
275) VoPh, S. 28 - 42.
276) VoPh, S. 29 - 30.
277) VoPh, S. 35.
278) VoPh, S. 33.
279) VoPh, S. 27.
280) VoPh, S. 34.
281) VoPh, S. 57 ff.
282) VoPh, S. 42.
283) VoPh, S. 440 - 441.
284) VoPh, S. 445.
285) GTM, S. 195.
286) VoPh, S. 446.
287) VoPh, S. 448.
288) VoPh, S. 452 - 453.
289) VoPh, S. 454 - 456.
290) GTM, S. 198.
291) VoPh, S. 223.
292) So dargestellt in Tr, Bl, S. 75, und VoPh, S. 445/459. Nur in VoPh, S. 196, wird Schlafen als die Identität, Wachen als die Entzweiung von Leib und Seele dargestellt.
293) VoPh, S. 477.
294) VoPh, S. 465.
295) VoPh, S. 460.
296) VoPh, S. 463.
297) EB, S. 96. Ueber die Beziehung dieser Stelle zu Leibniz vgl. Anm. 249.
298) ÜLP, S. 40 - 42.
299) ÜLP, S. 43 - 44.
300) Bl, S. 6.
301) Wie Troxler ursprünglich zur Verwendung des Ausdrucks Tetraktys gekommen ist, liess sich nicht eruieren. Bei Hegel findet sie Erwähnung im Zusammenhang mit der Besprechung der pythagoräischen Zahlenphilosophie: "Die Trias ist α) Einheit, β) Andersseyn, und γ) deren Einheit... Das Dritte ist die Einheit der Monas und der zwei Unterschiede; zählen wir diess, so sind es schon vier. Also ist Vier an der Dreiheit. Die Tetras ist bestimmter als Tetraktys gefasst worden, die wirksame, thätige Vier (von τέτταρα, ἄγω); und diese ist nachher bei den späteren Pythagoräern die berühmteste Zahl geworden. Im Fragmente eines Gedichts des Empedokles, der ursprünglich Pythagoräer war, kommt es vor, wie hoch im Ansehen diese Tetraktys gestanden:

> ..., Wenn du diess thust,
> Diess wird auf den Pfad der göttlichen Tugend dich leiten;
> Ich schwör's bei dem [Pythagoras], der uns'rem Geist die Tetraktys gegeben,
> Die in sich der ewgen Natur Quell hat und die Wurzeln!"

(Hegel, Geschichte der Philosophie, Bd. 1, S. 274)

An ähnlicher Stelle weist Hegel ebenfalls auf das Göttliche hin, das mit der Tetraktys bezeichnet ist: "Tetraktys heisse die Vollendung, welche die vier ersten Zahlen in sich enthält, 1 + 2 + 3 + 4 = 10". Oder: "Die Tetraktys, heisst es [bei Sextus], hat die Quelle und die Wurzel der ewigen Natur in sich, weil sie der Logos des Universums, des Geistigen und Körperlichen ist" (a.a.O., S. 275). Aehnlich bei der Besprechung Philos: "Philo sagt, am vierten Tag habe den Himmel eine Zahl geschmückt, Vier, die Tetraktys, die vollkommenste u.s.f." (Hegel, Geschichte der Philosophie, Bd. 3, S. 26).

302) Gemeint sind: IGNT, VoPh, GTM; vgl. auch S. 76.
303) IGNT, S. 26.
304) IGNT, S. 90.
305) NL, S. 59 - 60.
306) VL, S. 139.
307) NL, S. 230.
308) IGNT, S. 13.
309) Bl, S. 25.
310) Bl, S. 36.
311) Bl, S. 44.
312) Bl, S. 26.
313) GTM, S. 43.
314) Bl, S. 43.
315) Bl, S. 38.
316) NL, S. 144.
317) NL, S. 26.
318) NL, S. 87 - 88.
319) VL, S. 130 - 131.
320) Bl, S. 45.
321) NL, S. 85.
322) NL, S. 239.
323) NL, S. 68.
324) NL, S. 61.
325) NL, S. 173.
326) NL, S. 241.
327) Nl, S. 27.
328) Bl, S. 66.
329) Bl, S. 28 - 29.
330) NL, S. 67 - 68.
331) NL, S. 91.
332) NL, S. 236.
333) NL, S. 220.
334) NL, S. 78.
335) An folgenden Stellen führt Troxler Sprache und Zeugung auf das Wirken der als übergeordnetes "Leben" gedachten Gattung zurück: IGNT, S. 50, VoPh, S. 506 ff., GTM, S. 166, EB, S. 38. ÜLP, S. 45, Bl, S. 29, 38, A II, S. 47.
336) Bl, S. 104.
337) NL, S. 235.
338) NL, S. 180.

339) NL, S. 66.
340) NL, S. 89 - 90.
341) Bl, S. 30.
342) Frag, S. 175 - 176.
343) Bl, S. 83 ff.
344) Bl, S. 86.
345) Bl, S. 103.
346) GTM, S. 40 - 41.
347) NL, S. 221.
348) Bl, S. 76.
349) Bl, S. 118 - 119.
350) Bl, S. 62.
351) Bl, S. 72.
352) NL, S. 88, 237.
353) Frag, S. 192.
354) NL, S. 69.
355) Bl, S. 32.
356) Bl, S. 33.
357) Bl, S. 63.
358) Bl, S. 60.
359) Bl, S. 35.
360) Bl, S. 58.
361) Bl, S. 50.
362) Bl, S. 49.
363) Bl, S. 54.
364) Bl, S. 56.
365) NL, S. 68 - 69; vgl. auch NL, S. 60.
366) Frag, S. 190.
367) VoPh, S. 195.
368) Hypostase im klassischen Sinn der antiken Philosophie und Hypostasierung im Sinne Kants: vgl. Historisches Wörterbuch der Philosophie, Bd. 3, Basel 1974, Spalten 1255 ff. und 1259 ff.
369) IGNT, S. 22.
370) IGNT, S. 25.
371) Diss, S. 12, 13, 14, 19, 24.
372) Diss, S. 14.
373) Diss, S. 19.
374) IGNT, S. 42.
375) Bl, S. 89.
376) Bl, S. 90.
377) Bl, S. 97.
378) Bl, S. 91.
379) Schematische Darstellung dieser Verhältnisse durch den Verfasser der Dissertation. Sehr ausführliche Darstellung von Troxler in Bl, S. 88 - 106.
380) Bl, S. 92.
381) Bl, S. 93.
382) EB, S. 47.
383) GTM, S. 33 - 34; vgl. auch EB, S. 81 - 82.
384) GTM, S. 36.

385) VoPh, S. 190.
386) IGNT, S. 87.
387) Diss, S. 10 - 11.
388) VoPh, S. 199.
389) VoPh, S. 7.
390) VoPh, S. 10.
391) VoPh, S. 8.
392) VoPh, S. 9.
393) VoPh, S. 12.
394) VoPh, S. 13.
395) VoPh, S. 124.
396) VoPh, S. 224.
397) VoPh, S. 5 - 114.
398) VoPh, S. 115 ff.
399) VoPh, S. 122.
400) VoPh, S. 123.
401) VoPh, S. 125 - 126, Fussnote
402) VoPh, S. 228.
403) VoPh, S. 230.
404) Steiner, Einleitung zu: Goethes Naturwissenschaftliche Schriften, Bd. 1, S. 38 - 40.
405) VoPh, S. 126.
406) GTM, S. 129.
407) Troxler, Anthropologie, Vortragsnachschrift von L. Agassiz, S. 11.
408) GTM, S. 62.
409) GTM, S. 53.
410) GTM, S. 171.
411) GTM, S. 187 - 188.
412) GTM, S. 206.
413) IGNT, S. 23.
414) IGNT, S. 24.
415) GTM, S. 35 - 36.
416) GTM, S. 37 - 38.
417) GTM, S. 95 - 96, 179 - 180.
418) GTM, S. 95 - 96.
419) GTM, S. 98 - 99.
420) GTM, S. 208.
421) IGNT, S. 119.
422) Bl, S. 132.
423) IGNT, S. 35.
424) GTM, S. 212.
425) IGNT, S. 14.
426) IGNT, S. 8.
427) IGNT, S. 9.
428) IGNT, S. 10.
429) IGNT, S. 27.
430) IGNT, S. 34.
431) IGNT, S. 18.
432) ÜLP, S. 38.
433) IGNT, S. 28.

434) IGNT, S. 37.
435) Bl, S. 128.
436) Bl, S. 134.
437) GTM, S. 227.
438) VoPh, S. 292.
439) VoPh, S. 293.
440) VoPh, S. 294.
441) VoPh, S. 299.
442) GTM, S. 240.
443) GTM, S. 225.
444) GTM, S. 241.
445) GTM, S. 236.
446) GTM, S. 238.
447) GTM, S. 223.
448) Bl, S. 135 - 136.
449) Bl, S. 135 - 136, IGNT, S. 108, GTM, S. 329.
450) GTM, S. 331.
451) GTM, S. 329.
452) GTM, S. 330.
453) IGNT, S. 108.
454) IGNT, S. 109.
455) IGNT, S. 110.
456) IGNT, S. 103.
457) GTM, S. 338.
458) IGNT, S. 102 - 103.
459) IGNT, S. 100 - 102.
460) GTM, S. 342 - 343.
461) GTM, S. 345.
462) VoPh, S. 439 - 441.
463) VoPh, S. 460; vgl. auch S. 440.
464) GTM, S. 214.
465) GTM, S. 215.
466) GTM, S. 16 - 17.
467) A III, S. 37.
468) A III, S. 61.
469) GTM, S. 18.
470) VoPh, S. 238 ff.
471) VoPh, S. 240 - 241.
472) VoPh, S. 243.
473) VoPh, S. 244.
474) VoPh, S. 255.
475) VoPh, S. 251.
476) VoPh, S. 461 - 462.
477) GTM, S. 242.
478) Bl, S. 133.
479) Bl, S. 132 - 133.
480) Bl, S. 126 - 127.
481) IGNT, S. 39.
482) IGNT, S. 46.
483) IGNT, S. 48.

484) GTM, S. 81.
485) IGNT, S. 44.
486) GTM, S. 81 - 82.
487) IGNT, S. 50.
488) GTM, S. 83.
489) IGNT, S. 51.
490) GTM, S. 99 - 100.
491) GTM, S. 106.
492) GTM, S. 107 - 112.
493) GTM, S. 113.
494) GTM, S. 117.
495) GTM, S. 118 - 120.
496) GTM, S. 121 - 125.
497) Ueber die individuelle Wirkung der Agentien vgl. GTM, S. 107, 110, 113, 114, 119.
498) GTM, S. 114.
499) IGNT, S. 98.
500) IGNT, S. 96.
501) IGNT, S. 93.
502) Grass A, S. 22 - 23.
503) Grass B, S. 9 - 10.
504) IGNT, S. 95.
505) IGNT, S. 40.
506) IGNT, S. 41.
507) GTM, S. 295.
508) GTM, S. 286.
509) GTM, S. 287.
510) GTM, S. 135.
511) GTM, S. 293.
512) GTM, S. 315, 316, 318, 334.
513) GTM, S. 322.
514) GTM, S. 324.
515) GTM, S. 327.
516) GTM, S. 334.
517) GTM, S. 335 - 336.
518) GTM, S. 27.
519) GTM, S. 336 - 338.
520) Bl, S. 125.
521) Bl, S. 128.
522) Bl, S. 143.
523) Bl, S. 141 - 142.
524) Bl, S. 140.
525) Bl, S. 144.
526) Bl, S. 138.
527) Bl, S. 139.
528) Bl, S. 122.
529) Bl, S. 121.
530) Bl, S. 145.
531) NL, S. 226.
532) VL, S. 272.
533) GTM, S. 11 - 12.

534) GTM, S. 18 - 19.
535) GTM, S. 20 - 21.
536) GTM, S. 22.
537) GTM, S. 23.
538) GTM, S. 24.
539) GTM, S. 295 - 296.
540) GTM, S. 357.
541) GTM, S. 378.
542) GTM, S. 375 - 376.
543) GTM, S. 379.
544) A I, S. 68.
545) GTM, S. 373.
546) IGNT, S. 117.
547) GTM, S. 229.
548) GTM, S. 107.
549) GTM, S. 106 ff.; vgl. auch S. 147 ff.
550) GTM, S. 204.
551) A I, S. 172.
552) GTM, S. 209.
553) IGNT, S. 128.
554) GTM, S. 207.
555) NL, S. 82.
556) Diss, S. 8.
557) Diss, S. 13.
558) Diss, S. 24.
559) Diss, S. 13, 19 - 22.
560) Diss, S. 13, 23 - 25.
561) Polaritäten: Das dialektische Denken in Polaritäten war in der romantischen Naturphilosophie eine oft gebrauchte Methode begrifflicher Entwicklung. Nach Schelling ist es die Pflicht des Naturforschers, "überall auf Polarität und Dualismus auszugehen". Rothschuh, Geschichte der Physiologie, S. 96. Vgl. auch Leibbrand, Die spekulative Medizin der Romantik, S. 17.
562) GTM, S. 20.
563) A II, S. 94.
564) A II, S. 93.
565) IGNT, S. 54; vgl. auch GTM, S. 121 - 124.
566) A I, S. 158.
567) A I, S. 161.
568) Edward Jenner, 17.5.1749 - 26.1.1823. Englischer Landarzt. Erfand die Kuhpockenimpfung gegen Menschenpocken. Veröffentlichung seines Verfahrens 1798. Brockhaus, Bd. 9, S. 432.
569) A I, S. 160.
570) Grass A, S. 24.
571) Grass B, S. 11.
572) Grass A, S. 8, 13, 15, Grass B, S. 24 - 25.
573) Grass A, S. 6.
574) Grass A, S. 14.

575) Grass A, S. 18.
576) Grass B, S. 11 - 12.
577) Grass B, S. 18.
578) Grass A, S. 30.
579) Grass A, S. 29.
580) Grass A, S. 28.
581) Grass A, S. 27.
582) Grass A, S. 19 - 20.
583) Grass A, S. 21 - 22.
584) Grass A, S. 31 - 35.
585) Mit der Heiligenentwicklung beschäftigten sich auch andere Mediziner der Romantik. Joseph von Görres (25.1.1776 - 29.1.1848) z.B. brachte die Entwicklung zum Heiligen ebenfalls mit abnormen seelisch-leiblichen Verhältnissen in Beziehung und schrieb in "Die christliche Mystik" 1836 eine Art Physiologie der Heiligen.
Leibbrand, Romantische Medizin, S. 72 ff.
586) Bl, S. 79.
587) Somnambule Zustände als Mittel zur Erweiterung des Bewusstseins in der Romantik: vgl. Leibbrand, Die spekulative Medizin der Romantik, S. 179 ff.
588) A I, S. 62.
589) A I, S. 63.
590) A I, S. 58.
591) A I, S. 64.
592) A III, S. 250.
593) A I, S. 66.
594) NL, S. 84.
595) NL, S. 84, A I, S. 65.
596) A I, S. 10.
597) A I, S. 11.
598) GTM, S. 199.
599) A IV, S. 49.
600) VoPh, S. 507.
601) VoPh, S. 511.
602) VoPh, S. 512.
603) VoPh, S. 513.
604) VoPh, S. 519.
605) VoPh, S. 521.
606) VoPh, S. 522.
607) VoPh, S. 524.
608) A III, S. 253 ff.
609) A II, S. 51.
610) A II, S. 47.
611) z.B.: OB IIb, S. 1 ff.
612) Johannes Müller, 14.7.1801 - 28.4.1858. Bedeutender und universaler Biologe, Physiologe, Anatom und Embryologe. 1826 Professor in Bonn, 1833 in Berlin. Philosophisch gebildet in einer Goethe verwandten Denkweise. In ihm vollzog sich der Umschwung von der an die

deutsche Romantik anklingenden naturphilosophischen zur modernen naturwissenschaftlich orientierten Medizin. Zu seinen Schülern zählten J. Henle, Th. Schwann, R. Virchow, H. v.Helmholtz, E. du Bois-Reymond, E.W. v.Brücke. Gilt als der eigentliche Begründer der modernen Physiologie. Das Gesetz der spezifischen Sinnesenergie begründete er in "Zur vergleichenden Physiologie des Gesichtssinnes des Menschen und der Thiere", Leipzig 1826. Hauptwerk: "Handbuch der Physiologie des Menschen", 2 Bde., Koblenz 1834 - 1840.
Brockhaus, Bd. 13, S. 42.
Rothschuh, Geschichte der Physiologie, S. 115.
BL Bd. 4, S. 285 ff.

613) Hirschberg, Bd. 15, S. 16 - 17.

614) OB IIb, S. 56.

615) J. Müller, Zur vergleichenden Physiologie des Gesichtsinnes der Menschen und der Thiere nebst einem Versuch über die Bewegungen der Augen und über den menschlichen Blick, Leipzig 1826:
Müller unterscheidet in der Einleitung zu diesem Buch drei Zeiträume in der Geschichte der Sinnesphysiologie und sagt dann: "Den dritten Zeitraum, welcher die neuesten deutschen Arbeiten über den Gesichtssinn umfasst, kann man als den physiologischen oder theoretischen betrachten; wir rechnen dahin die Arbeiten von Goethe, Himly, Troxler, Steinbuch, Purkinje. Die subjektiven Gesichtsphänomene, die man seit Darwin, Scherfer und Buffon Gesichts-Täuschungen und zufällige Farben zu nennen gewohnt war, wurden zum endlichen Heil der Physiologie als Gesichts-Wahrheiten erkannt und führten zu den wesentlichen, dem Sinn selbst innewohnenden Energien."
Zitiert in: J. Hirschberg, Bd. 15, S. 49.

616) J. Müller, Handbuch der Physiologie, Bd. 2, S. 255.

617) OB IIc, S. 43.

618) OB IIc, S. 53.

619) OB IIc, S. 61.

620) OB IIc, S. 64.

621) OB IIc, S. 131.

622) Physiologische Farben: Goethe, Entwurf einer Farbenlehre, in: Goethes Naturwissenschaftliche Schriften, Bd. 3, S. 94 ff.

623) OB IIb, S. 54.

624) <u>De la Hire (1730):</u> Es ist unklar, wen Hirschberg genau meint, und ob die angegebene Jahreszahl stimmt. Bekannt sind drei Forscher gleichen Namens, die sich alle unter anderem mit Optik und der Physiologie des Sehens beschäftigten:
a) <u>Philippe De la Hire</u>, 18.3.1640 - 21.4.1718, Geometer und Astronom.

b) Gabriel-Philippe De la Hire, Sohn von a), 1677 - 1719, Professor der Anatomie.
c) Jean Nicolas De la Hire, ebenfalls Sohn von a), 1685 - 1727, hatte ebenfalls Medizin studiert, später, wie Bruder und Vater, Mitglied der Académie des Sciences in Paris.

Nouvelle Biographie Générale, Bd. 28, Spalte 901 ff.
Biografie Universelle, Bd. 22, S. 553.
Hirschberg, Bd. 13, S. 378 - 385; Bd. 15, S. 16 - 17, 54.

625) Hirschberg, Bd. 15, S. 54.
626) OB IIIb, S. 14.
627) OB IIIb, S. 15 - 16.
628) OB IIIb, S. 30 - 31.
629) VoPh, S. 237.
630) Cret StG, S. 175.
631) A III, S. 7.
632) A III, S. 13.
633) A III, S. 14.
634) A III, S. 15.
635) A III, S. 19.
636) A III, S. 26.
637) A III, S. 30.
638) A III, S. 31.
639) A III, S. 33.
640) A III, S. 34.
641) A IV, S. 5.
642) A III, S. 37 ff.
643) A III, S. 38.
644) A III, S. 40.
645) Horace Bénédict de Saussure, 17.2.1740 - 22.1.1799. Schweizer Naturforscher. Erfinder von meteorologischen Messinstrumenten (z.B. Haarhygrometer). Erforschte die geologischen, geografischen, klimatologischen und pflanzengeografischen Verhältnisse der Alpen. Bestieg 1787 als Zweiter den Mont-Blanc, dessen Höhe er barometrisch feststellte, und den er als höchsten Berg Europas bestimmte.
Brockhaus, Bd. 16, S. 511.
646) A III, S. 41 - 42.
647) A III, S. 43.
648) Cret StG, S. 188.
649) A III, S. 50.
650) A III, S. 55.
651) A III, S. 17.
652) A III, S. 18.
653) A IV, S. 140 ff.
654) A III, S. 24.
655) A IV, S. 142.
656) A III, S. 26.
657) A IV, S. 146.

658) A IV, S. 141.
659) A IV, S. 143.
660) A IV, S. 151.
661) A IV, S. 152.
662) Jean Charles Coindet, 1796 - 1876.
Vortrag vom 25.7.1820: "Découverte d'un nouveau remêde contre le goître".
Merke, S. 221, 244, 250.
Bornhauser, S. 15, 24.
663) A IV, S. 149.
664) A IV, S. 150.
665) A IV, S. 152 - 153.
666) A IV, S. 35 ff.
667) A IV, S. 38.
668) A IV, S. 47.
669) A IV, S. 110.
670) Cret Wiss, S. 31.
671) A IV, S. 45.
672) A IV, S. 48 - 49.
673) Cret Wiss, S. 15.
674) Troxler, L'Armé de Diu, S. 63 - 64.
675) A IV, S. 81.
676) Cret StG, S. 176.
677) Cret StG, S. 182.
678) A IV, S. 71.
679) A IV, S. 106.
680) A IV, S. 68.
681) A IV, S. 70.
682) A IV, S. 55.
683) A IV, S. 57 - 58.
684) A IV, S. 63.
685) A IV, S. 56.
686) A IV, S. 66.
687) A IV, S. 61.
688) A IV, S. 73.
689) A IV, S. 126.
690) A IV, S. 51.
691) Cret StG, S. 194 - 195.
692) A IV, S. 74.
693) A IV, S. 75.
694) A IV, S. 77 - 78.
695) A IV, S. 78. Vgl. auch F.E. Fodéré, Traité du goître et du Crétinisme, Paris 1800. In diesem Buch findet sich allerdings die von Troxler erwähnte Einteilung des Kretinismus in 7 Stufen nicht. Auf welche Quelle Troxler sich stützt, konnte für die vorliegende Arbeit nicht ausfindig gemacht werden.
696) A IV, S. 80 - 82.
697) A IV, S. 82 - 83.
698) Cret StG, S. 182 ff.
699) Cret StG, S. 188 ff.
700) Cret StG, S. 192 ff.

701) A IV, S. 96 - 106.
702) Cret StG, S. 193.
703) A IV, S. 123.
704) A IV, S. 134.
705) A IV, S. 132.
706) A IV, S. 118.
707) A IV, S. 136 - 139.
708) A IV, S. 133.
709) A IV, S. 121.
710) A II, S. 23 - 24.
711) A II, S. 33.
712) A II, S. 34.
713) A II, S. 35.
714) A I, S. 3.
715) A I, S. 8.
716) A I, S. 9.
717) A II, S. 101.
718) A II, S. 96.
719) A II, S. 94.
720) Ueber J.J. Guggenbühl und die Kretinenheilanstalt vgl. H. Buess und M.L. Portmann, Johann Jakob Guggenbühl; und R. Streuli, Johann Jakob Guggenbühl und die Kretinen-Heilanstalt auf dem Abendberg bei Interlaken.
721) Kanner, S. 499: "Guggenbühl must be acknowledged as the indisputable originator of the idea and practice of the institutional care for feeble minded individuals."
722) A III, S. 11.
723) A IV, S. 108.
724) Cret StG, S. 197.
725) Paulus Usteri, 1768 - 1831. Mediziner, Publizist medizinischer, botanischer und juristischer Schriften, bedeutender liberaler Zürcher Staatsmann. HBLS Bd. 7, S. 177 ff.
726) Neue Zürcher Zeitung vom 24.9.1844.
Wer der Autor dieses Artikels gewesen war, konnte von der Redaktion nicht mehr eruiert werden (schriftliche Mitteilung vom 17.1.1983).
Prinzipiell gleich wie der Autor dieses Artikels, beurteilt Bornhauser den Einfluss Troxlers auf Guggenbühl in seiner Dissertation, S. 31.
727) G. Guggenbühl, S. 7.
728) Streuli, S. 4.
729) Streuli, S. 1.
730) Philipp Emanuel von Fellenberg, 15.6.1771 - 21.11.1844. Bedeutender Schweizer Pädagoge. Studium der Rechtswissenschaften, Politik und Philosophie in Deutschland. Beeinflusst von Kant, Fichte, Rousseau. Briefwechsel mit Pestalozzi. Sein Ziel war, "durch pädagogische Humanisierung u. Philanthropisierung der Reichen

den gesellschaftlichen Zustand zu verändern und das Menschengeschlecht auf die richtige Bahn seiner Bestimmung zu leiten". Führte ab 1799 in Hofwil bei Bern eine Musterlandwirtschaft für wissenschaftlich Gebildete. Gründete eine Armenschule, in der die von der Polizei aufgegriffenen Knaben zu arbeiten hatten, eine Realschule (heutige Sekundarschule), eine Wissenschaftliche Schule (Gymnasium), in der die zukünftigen Regierungsmänner sozial denken und handeln lernen sollten, eine Mädchenschule und eine Kleinkinderschule, und plante eine Handwerkerschule. Führte in sog. Normalkursen eine Leiterausbildung für die Armen- und Volksschulen durch, aus ihnen entstand der erste bernische Schulverein. Fellenberg wirkte später als Mitglied des Erziehungsrates für die Gründung von Lehrerbildungsanstalten. Das Seminargesetz von 1832, das Primarschulgesetz von 1835 und das Hochschulgesetz von 1834 sind von ihm beeinflusst. Fellenberg übte in ganz Europa grossen Einfluss aus: In England entstanden viele Anstalten nach seinem Muster, Metternich bekämpfte die sozialpolitischen Bestrebungen des "Herrschers von Hofwil", Zar Alexander anerkannte ihn.
HBLS Bd. 3, S. 136.

731) G. Guggenbühl, S. 12.
732) a.a.O., S. 8.
733) Alther, S. 27.
734) Streuli, S. 5.
735) J.J. Guggenbühl, "Hülfsruf aus den Alpen, zur Bekämpfung des schrecklichen Cretinismus", Bibliothek der Neuesten Weltkunde von D.H. Malten, 1. Bd., Aarau 1840..
736) 1 Schweizer Fuss = 0,3 m; Streuli, S. 5.
737) Streuli, S. 6.
738) a.a.O., S. 7.
739) a.a.O., S. 9.
740) Spiess, S. 848. Das einzige Exemplar dieser Schrift befindet sich im Besitz von Dr. Edmund Müller, Beromünster.
741) J.J. Guggenbühl, "L'Abendberg", Fribourg 1844.
742) Troxler, Vorwort von J.J. Guggenbühls "L'Abendberg".
743) Cret Wiss, S. 11.
744) Cret StG, S. 199.
745) G. Guggenbühl, S. 21, und Kanner, S. 493 ff.
746) G. Guggenbühl, S. 21, und Kanner, S. 495 ff.
747) Spiess, S. 868.
748) a.a.O., S. 930 - 932.
750) Streuli, S. 50. Vgl. zum Beispiel Troxlers Artikel in der Neuen Zürcher Zeitung vom 27.8.1845.
751) Grass B, S. 14 - 15.
752) A I, S. 165.

753) A I, S. 167.
754) A I, S. 168.
755) A I, S. 171 - 172.
756) A I, S. 166.
757) A I, S. 306.
758) A I, S. 307.
759) A I, S. 308.
760) Spiess, S. 899.
761) KP, S. 9.
762) KP, S. 10.
763) KP, S. 10 - 11.
764) KP, S. 13 - 17.
765) KP, S. 29.
766) KP, S. 23.
767) KP, S. 34 - 35.
768) KP, S. 36.
769) KP, S. 36 - 37.
770) KP, S. 39.
771) KP, S. 41 - 42.
772) Schriftliche Mitteilung des Direktors des Schweizerischen Bundesarchivs vom 2. Februar 1983.
773) VL, S. 15.
774) VL, S. 45.
775) VoPh, S. 257 ff.
776) IGNT, S. 111 - 118.
777) GTM, S. 358 ff.
778) GTM, S. 358.
779) GTM, S. 368.
780) VoPh, S. 265.
781) VoPh, S. 334.
782) VoPh, S. 283.
783) VoPh, S. 263.
784) VoPh, S. 270.
785) VoPh, S. 264.
786) VoPh, S. 269.
787) VoPh, S. 275.
788) VoPh, S. 276.
789) VoPh, S. 279.
790) VoPh, S. 280.
791) VoPh, S. 281.
792) VoPh, S. 282.
793) VoPh, S. 287.
794) VoPh, S. 289.
795) VoPh, S. 307 - 308.
796) GTM, S. 295.
797) VoPh, S. 308 - 309.
798) VoPh, S. 310.
799) VoPh, S. 323.
800) VoPh, S. 346.
801) VoPh, S. 347.
802) VoPh, S. 318.
803) VoPh, S. 319.

804) VoPh, S. 315 - 316.
805) VoPh, S. 317.
806) VoPh, S. 318 - 319.
807) IGNT, S. 116.
808) VoPh, S. 319 - 320.
809) VoPh, S. 356.
810) VoPh, S. 331.
811) VoPh, S. 330.
812) VoPh, S. 329.
813) VoPh, S. 311.
814) VoPh, S. 310 - 312.
815) VoPh, S. 314.
816) VoPh, S. 333.
817) VoPh, S. 337.
818) VoPh, S. 359.
819) VoPh, S. 338.
820) VoPh, S. 339 - 374.
821) VoPh, S. 340 - 343.
822) VoPh, S. 343.
823) VoPh, S. 344.
824) VoPh, S. 377.
825) VoPh, S. 364.
826) VoPh, S. 358.
827) VoPh, S. 363.
828) VoPh, S. 369.
829) VoPh, S. 370.
830) VoPh, S. 371.
831) VoPh, S. 376.
832) VoPh, S. 372.
833) VoPh, S. 372 - 373.
834) Johann Peter Frank, 19.3.1745 - 24.4.1821. Mediziner, Professor 1784 in Göttingen, 1875 in Pavia, 1795 in Wien, dort Direktor des Allgemeinen Krankenhauses, 1804 Prof. in Wilma, 1805 Leibarzt von Zar Alexander in Petersburg, nach 1808 wieder in Wien. Durch sein Werk "System einer vollständigen medicinischen Polizey" (9 Bde., 1779 - 1827) wurde er ein Hauptbegründer der öffentlichen Gesundheitspflege.
Brockhaus, Bd. 6, S. 451.
835) NL, S. 193.
836) Dies betrifft: Bl, NL, Log, VL.
837) VL, S. 65.
838) VoPh, S. 80.
839) Troxler, Der Atheismus..., S. 28 - 29.
840) EB, S. 28.
841) GTM, S. 216.
842) GTM, S. 217.
843) NL, S. 106.
844) NL, S. 102.

845) Anthroposophie: Der Ausdruck "Anthroposophie" scheint von Troxler ganz selbständig geprägt worden zu sein (a). Er bezeichnet die von Troxler erstrebte Zentralwissenschaft, die alle Einzelwissenschaften insofern umfasst, als ihr durch eine anschauende Erkenntnis das reale Wesen von all dem zugänglich ist, von dem die Einzelwissenschaften nur die physische Erscheinung zu erkennen vermögen (vgl. Kap. 8).
Die Bezeichnung "Anthroposophie" mag von Troxler deswegen gewählt worden sein, weil die Verwirklichung dieser höheren Wissenschaft nur durch eine menschliche Erkenntnisform möglich ist, die aus dem gewöhnlichen Erkennen mit Hilfe der Erkenntniswissenschaft erst entwickelt werden muss, und weil sich dem so entwickelten menschlichen Erkennen der Mensch und seine Beziehungen zu Gott und Welt in ihrer innersten Wesenhaftigkeit offenbaren (vgl. Kap. 8). Der Buchtitel "Naturlehre des menschlichen Erkennens oder Metaphysik" und das auf S. 257 (Kap. 8) angeführte Zitat weisen auf diesen Zusammenhang hin.
Geschichtlich lässt sich der Ausdruck "Anthroposophie" bis ins 16. Jh. verfolgen. Er wurde allerdings in sehr verschiedenen Bedeutungen verwendet. Zuerst findet er sich bei Arbatel in "De magia veterum", Basel 1575, dann bei Eugenius Philaleta (Th. Vaughan) in "Anthroposophia theomagica", London 1650, und später, abgesehen von Troxler, bei F.W.J. Schelling, I.H. Fichte, Franz Hoffmann, Friedrich Harms, Robert Zimmermann, Gideon Spicker u.a., und schliesslich vor allem im 20. Jh. bei R. Steiner (b).
Die von Troxler angestrebte Anthroposophie ist als eine Vorläuferin der von Steiner entwickelten Anthroposophie zu betrachten, obwohl diese völlig unabhängig von ihr entstanden ist. Die Anthroposophie Rudolf Steiners versteht sich als eine Geisteswissenschaft, durch die das Realgeistige in einer ihm entsprechenden Form wahrgenommen und zum Begriff gebracht werden kann, gleich wie auf einer anderen Stufe in der Naturwissenschaft das Physisch-Sinnliche wahrgenommen und durch den ihm zukommenden Begriff geklärt wird. Die Geisteswissenschaft Steiners will so zu den Ergebnissen der Naturwissenschaft denjenigen Aspekt der Gesamtwirklichkeit ergänzend hinzubringen, der von der Naturwissenschaft ihrem Wesen gemäss nicht erfasst werden kann. Es muss aber beachtet werden, dass unter die "Naturwissenschaft" in diesem Zusammenhang eigentlich auch die Psychologie und die üblicherweise so genannten "Geisteswissenschaften" fallen, weil diese sich nämlich ebenfalls der wissenschaftlichen Erkenntnismethodik des gewöhnlichen Bewusstseins bedienen müssen. Steiner subsummiert

deshalb in "Von Seelenrätseln" alle diese auf der Erkenntnisform des gewöhnlichen Bewusstseins beruhenden Wissenschaften unter dem gemeinsamen Ausdruck "Anthropologie" und stellt ihnen die eigentliche Geisteswissenschaft oder "Anthroposophie", die auf der Erkenntnisform des übersinnlichen Bewusstseins beruht, als Ergänzung gegenüber (c). "Naturwissenschaft" und Geisteswissenschaft werden nach Steiner also gleichermassen benötigt, um eine Anschauung der Gesamtwirklichkeit zu gewinnen (d).
Auch Troxler ist bestrebt, die Gesamtwirklichkeit sowohl in bezug auf ihren realgeistigen, wesensmässigen wie auch in bezug auf ihren physischen, erscheinungsmässigen Aspekt zu erkennen (vgl. S. 290), aber hier besteht insofern ein Unterschied zu Steiner, als Troxler von seiner Anthroposophie beide Aspekte umfassen lässt (vgl. S. 256).
Zur Wahrnehmung der von Steiner beschriebenen übersinnlichen Wirklichkeit ist analog der Forderung Troxlers (vgl. S. 259, 276) die Ausbildung von höheren, geistigen, "Sinnesorganen" Voraussetzung (e), ganz im Sinne auch von Johann Gottlieb Fichte, der für das schauende Erkennen des absoluten Seins ein eigenes Organ verlangt hat: "Diese Lehre", sagt Fichte in einer Vorlesung von 1813, "setzt voraus ein ganz neues Sinneswerkzeug, durch welches eine neue Welt gegeben wird, die für den gewöhnlichen Menschen gar nicht vorhanden" (f). Das durch das geistige Sinnesorgan Wahrgenommene muss vom Denken, über das der Mensch schon im gewöhnlichen Bewusstsein verfügen kann, zum Begriff gebracht werden (g). Im Unterschied dazu will Troxler das im "übergeistigen Sinn" Wahrgenommene durch eine Art höheres Denken des "übersinnlichen Geistes" zu Begriff bringen (vgl. S. 260). Für Troxler und für Steiner bleiben aber die Idee des Erkennens und der allgemeine Wissenschaftsbegriff für die gewöhnliche wie für die höhere Form des Erkennens dieselben: Das Wahrnehmliche (sei es physisch-sinnlicher oder geistig-sinnlicher Natur) muss in der Wissenschaft durch das Denken zur vollen Wirklichkeitserkenntnis ergänzt werden (g).
Wie für Troxler, ist auch für Steiner schon im gewöhnlichen denkenden Wachbewusstsein, in dem die Philosophie und die Naturwissenschaft beide leben müssen, das Element aufzufinden, mit Hilfe dessen die übersinnliche Wahrnehmungsfähigkeit entwickelt werden kann. Dieses Element ist, wie bei Troxler (vgl. S. 264), die menschliche Denkkraft, d.h. die individuelle Denktätigkeit als solche, denn diese Tätigkeit ist innerhalb des gewöhnlichen Bewusstseins der erste nichtsinnliche Inhalt, der als ein Kraf-

tendes, Wirkendes, d.h. als ein Lebendiges und Reales wahrgenommen werden kann. Die Begriffe oder Denkinhalte sind zwar auch etwas Nichtsinnliches, aber sie werden im Denken, das sie zur Erscheinung bringt, als ein "abstrakter", schattenhafter, unlebendiger, kraftloser Inhalt wahrgenommen. Sie sind ihrer Form nach nichts Realgeistiges, sondern bloss ideeller Schein. In bezug darauf, dass die Denktätigkeit des Normalbewusstseins als Mittel für das Erwerben des höheren Bewusstseins zu gelten hat, sind für Troxler wie für Steiner die Philosophie und die Naturwissenschaft Ausgangspunkt für die Anthroposophie oder Geisteswissenschaft (h).

Um die höhere Bewusstseinsform zu erreichen, muss nach Steiner durch einen stetig wiederholten Uebungsprozess, der ähnlich wie bei Troxler "Meditation" genannt wird, und der, wie Troxler sich das vorstellt (vgl. S. 266), die aktive Konzentration aller Seelenkräfte erfordert, die Denktätigkeit in sich verstärkt, "erkraftet" werden, so wie ein Muskel durch stete Uebung gestärkt wird. Dadurch soll die Wahrnehmungsfähigkeit für Wirkendes, also reales Geistiges, gesteigert und differenziert und von der anfänglich noch recht unbestimmten Wahrnehmung der eigenen Denkkraft allmählich zu derjenigen von anderem, auch ausserindividuellem, Realgeistig-Kraftendem erweitert werden (g, h).

Was von Steiner als "Erkraftung des Denkens" unter "Meditation" verstanden wird, darf nicht mit dem verwechselt werden, was heute von den verschiedensten geistigen Strömungen meist östlicher Provenienz als "Meditation" praktiziert wird, sondern ist fast immer das genaue Gegenteil von diesem. Der von Steiner beschriebene Uebungsweg basiert nämlich auf der grösstmöglichen Verstärkung der Denkkraft, wogegen das Gemeinsame der allermeisten östlichen Uebungswege gerade im Fallenlassen der aktiven Denkbetätigung besteht. Auch in diesem Punkt besteht Uebereinstimmung zwischen Steiner und Troxler, indem dieser die abendländische Philosophie und Naturwissenschaft im angegebenen Sinn über ihre gegenwärtige Form hinaus weiterentwickeln will und sich ausdrücklich gegen einen Rückschritt zu den alten Kulturen und Bewusstseinsformen ausspricht (vgl. S. 277 ff.).

Inhaltlich gesehen, lassen sich zwischen der Anthroposophie Troxlers und derjenigen Steiners nur sehr begrenzt Vergleiche anstellen, da Steiners Forschungsresultate nach seinen Angaben auf wirklicher übersinnlicher Wahrnehmungsfähigkeit beruhen, Troxler aber eine solche für konkrete Erkenntnisse kaum ausgebildet zu haben scheint.

Troxlers Aussagen über das Realgeistige basieren

auf der denknotwendigen Voraussetzung dieses Geistigen und auf rein begrifflichen und vorstellungsmässigen Interpretationen dieses Vorausgesetzten, denen aber keine zugehörige Erfahrung entspricht (vgl. S. 66 ff.). Trotzdem ist es interessant, auch inhaltliche Uebereinstimmungen zwischen Troxler und Steiner zu finden, so z.B. in bezug auf die Wesensglieder des Menschen, wie das von Steiner selbst dargestellt wird (i):

Troxler		Steiner
		(Geistmensch
Geist	⟷	(Lebensgeist
		(Geistselbst = Bewusstseinsseele
Seele	⟷	Verstandes- und Gemütsseele
		(Empfindungsseele
Leib	⟷	(Empfindungsleib
		(Aetherleib
Körper	⟷	Physischer Leib

Auch in bezug auf den Krankheitsbegriff besteht zwischen Steiner und Troxler eine prinzipielle Entsprechung, insofern dieser die Krankheit dynamisch als ein Missverhältnis von einander entgegengesetzten Prozessen eines funktionellen Ganzen ansieht (k).
In dieser Dissertation wird, abgesehen von seinen Einzelleistungen, die grundsätzliche medizinhistorische Bedeutung Troxlers darin gesehen, dass er die Medizin wissenschaftlich auf den Boden einer Anthroposophie stellen wollte. Die auf der physischen Empirie gründende Medizin sah er als ein Spezialgebiet seiner Wissenschaft des Wesenhaften an (vgl. S. 289).
Hier besteht ein Unterschied zu Steiner insofern, als dieser durch seine Geisteswissenschaft den inneren wesenhaften Aspekt von Mensch und Natur zum äusseren, erscheinungsmässigen, wie er von der naturwissenschaftlichen Medizin allein beschrieben werden kann, einfach ergänzend hinzubringen will (d).
Doch beide, Troxler wie Steiner, sehen keinen Widerspruch zwischen Naturwissenschaft und Geisteswissenschaft, weil von beiden die zwei Aspekte der Gesamtwirklichkeit, der wesenhafte und der erscheinungsmässige, gleichermassen als berechtigt, ja als notwendige gegenseitige Ergänzungen angesehen werden. Troxler wie Steiner fordern deshalb für beide Formen des Seins die ihnen zukommenden Erkenntnisformen.

a) Der Ausdruck "Anthroposophie" findet sich 1828 in Troxlers "Naturlehre des menschlichen Erkennens" (Ausgabe 1944) auf den S. 28, 35, 86, 87, 94, 114, 220, 232, 247, 248, ferner 1829 in seiner "Logik" und 1835 in seinen "Vorlesungen über Philosophie" an vielen Stellen.
b) P. Schneider, Einführung in die Waldorfpädagogik, S. 50 ff., Anmerkung 1.
c) R. Steiner, Von Seelenrätseln, 1. Kap.
d) R. Steiner, Grundlegendes für eine Erweiterung der Heilkunst, 1. Kap.
e) R. Steiner, Wie erlangt man Erkenntnisse der höheren Welten?
f) O. Willmann, Geschichte des Idealismus, Bd. 3, S. 575.
g) R. Steiner, Grundlinien einer Erkenntnistheorie der Goetheschen Weltanschauung.
h) R. Steiner, Die Rätsel der Philosophie, S. 594 ff.: Skizzenhaft dargestellter Ausblick auf eine Anthroposophie.
i) W. Aeppli, Die "heilige Tetraktys", S. 139. Vgl. auch R. Steiner, Theosophie.
k) Vgl. z.B. R. Steiner, Geisteswissenschaft und Medizin.

846) NL, S. 28.
847) VL, S. 67.
848) NL, S. 209.
849) NL, S. 131.
850) NL, S. 135.
851) EB, S. 2.
852) VL, S. 81.
853) NL, S. 27.
854) VL, S. 74.
855) NL, S. 146.
856) NL, S. 136.
857) NL, S. 74.
858) NL, S. 54.
859) Willmann, Geschichte des Idealismus, Bd. 1, S. 431 ff.
860) NL, S. 203.
861) NL, S. 143.
862) NL, S. 202.
863) NL, S. 205 - 206.
864) NL, S. 143.
865) VL, S. 110.
866) NL, S. 208.
867) Log II, S. 291.
868) VL, S. 270.
869) NL, S. 148; Log II, S. 340.
870) Log II, S. 340; VL, S. 270.
871) NL, S. 146; Log II, S. 340.
872) Log II, S. 340.

873) NL, S. 55.
874) EB, S. 25.
875) NL, S. 224.
876) Bl, S. 73.
877) NL, S. 62.
878) NL, S. 75.
879) NL, S. 118.
880) Bl, S. 78.
881) NL, S. 79.
882) NL, S. 93.
883) Log II, S. 337.
884) NL, S. 133.
885) NL, S. 201.
886) Log II, S. 381.
887) NL, S. 243.
888) NL, S. 279 - 280.
889) EB, S. XI.
890) Log III, S. 11.
891) Log III, S. 15.
892) Log III, S. 13.
893) NL, S. 148.
894) EB, S. XII - XIII.
895) NL, S. 58.
896) VL, S. 290 - 291.
897) VL, S. 277 - 278.
898) NL, S. 53.
899) NL, S. 23.
900) NL, S. 24.
901) NL, S. 50.
902) Log III, S. 9.
903) Log II, S. 324 - 325, sowie Fussnote S. 325.
904) VL, S. 153.
905) VL, S. 273.
906) Jenzer, S. 38 ff.
907) A IV, S. 144.
908) VL, S. 105.
909) VL, S. 154.
910) VL, S. 112.
911) Troxler, Die Gesamthochschule der Schweiz, S. 91.
912) VL, S. 138.
913) NL, S. 94.
914) NL, S. 63.
915) A I, S. 53.
916) Anonym, Ideen über die Schrift des Herrn D. Troxler, von einem Arzte im Kanton Luzern, S. 21 - 22.
917) NL, S. 114.
918) Aufgehobenes Moment im Sinne Hegels: Hegel versteht unter "Aufheben" "ein Negieren und ein Aufbewahren zugleich". "Aufheben und das Aufgehoben sein (das Ideelle) ist einer der wichtigsten Begriffe der Philosophie, eine Grundbestimmung, die schlechthin

allenthalben wiederkehrt, deren Sinn bestimmt aufzufassen und besonders vom Nichts zu unterscheiden ist. - Was sich aufhebt, wird dadurch nicht zu Nichts. Nichts ist das Unmittelbare; ein Aufgehobenes dagegen ist ein Vermitteltes, es ist das Nichtseiende, aber als Resultat, das von einem Sein ausgegangen ist; es hat daher die Bestimmtheit, aus der es herkommt, noch an sich." "Das Aufgehobene ist ein zugleich Aufbewahrtes, das nur seine Unmittelbarkeit verloren hat, aber darum nicht vernichtet ist." Hegel-Lexikon, Bd. 1, S. 150.

919) Log II, S. 273.

LITERATURVERZEICHNIS

Aeppli Willi:
I.P.V. Troxler. Aufsätze über den Philosophen und Pädagogen. Sonderdruck aus: Die Menschenschule, internationale Monatsschrift für Erziehungskunst und Lehrerbildung im Sinne Rudolf Steiners. Basel 1929

- Die "heilige Tetraktys", in: Gegenwart, Zweimonatsschrift für freies Geistesleben und soziale Dreigliederung, 42. Jg. Ittigen, August/September 1980, S. 136 ff.

Alther Karl:
Geschichte der Schwachsinnigenfürsorge in der Schweiz. Zürich1929.

Anonym:
Geisteslehre nach Brownischen Prinzipien. Zürich 1803. (Fälschlicherweise meist I.P.V. Troxler zugeschrieben, vgl. S. 6.ff.; Standort: Universitätsbibl. Basel, K.b.IV.2

Anonym:
Ideen über die Schrift des Herrn D. Troxler, von einem Arzte im Kanton Luzern. Luzern 1806 (Bürgerbibliothek Luzern, H 1464: 8,V).

Belke Iduna:
Ignaz Paul Vital Troxler. Sein Leben und sein Denken. Beromünster 1948.

Bornhauser Sigmund:
Zur Geschichte der Schilddrüsen- und Kropfforschung im 19. Jahrhundert. Aarau 1951.

Brown John:
Anfangsgründe der Medizin, 3 Bde. Hrsg. A. Röschlaub, Frankfurt am Main 1806 - 1807.

Buess Heinrich:
Ignaz Paul Vital Troxler. Unveröffentlichtes Manuskript.

- Ignaz Paul Vital Troxler, in: Schweizer Aerzte als Forscher, Entdecker und Erfinder. Hrsg. Ciba Aktiengesellschaft, Basel 1945, S. 53 - 54.

Buess Heinrich und Portmann Marie-Louise:
Johann Jakob Guggenbühl, in: Médecine et Hygiène, 1980, Nr. 38, S. 1150 - 1151.

De Vries Joseph:
Grundbegriffe der Scholastik, Darmstadt 1980.

Diepgen Paul:
Deutsche Medizin vor hundert Jahren. Leipzig 1923.

Ehret Herrmann:
Ignaz Paul Vital Troxler und Immanuel Herrmann Fichte, in: Die Drei, Zeitschrift für Wissenschaft, Kunst und soziales Leben. Stuttgart 1966, Nr. 5, S. 332 - 337.

Feller Richard:
Die Universität Bern. Bern 1935.

Fichte Immanuel Herrmann:
Ueber Gegensatz, Wendepunkt und Ziel heutiger Philosophie. Heidelberg 1832.

- Anthropologie. Leipzig 1856.

Fischer Walter:
Die Krankheitsanschauungen der Romantik. Rostock 1926.

Fodéré François Emanuel:
Traité du Goître et du Crétinisme. Paris 1800.

Fueter Eduard:
Ignaz Paul Vital Troxler, in: Grosse Schweizer Forscher. Zürich 1939, S. 183 - 184.

Gamper Jakob:
Ignaz Paul Vital Troxlers Leben und Philosophie. Diss. phil. Bern 1907.

Gaussen Leonora:
The Wonders of the Abendberg. Bern 1857.

Goetz Alfred:
Troxler als Politiker, in: Schweizer Studien zur Geschichtswissenschaft. Zürich 1915.

Guggenbühl Gertrud:
Johann Jakob Guggenbühl, in: Heimatbuch. Meilen 1979, S. 5 - 30.

Guggenbühl Johann Jakob:
Der Alpenstich endemisch im Hochgebirg der Schweiz. Zürich 1838.

- L'Abendberg, Etablissement pour la Guérison et l'Education des Enfants Crétins, à Interlachen, Canton der Berne. Premier Rapport. Fribourg 1844.

Güntensperger Albert:
Die Sicht des Menschen bei I.P.V. Troxler. Bern und München 1973.

Goethe Johann Wolfgang:
Naturwissenschaftliche Schriften, in: Kürschners Deutsche Nationalliteratur. Hrsg. R. Steiner, Berlin und Stuttgart 1883 - 1897, Bde. 1 und 3, 3. Auflage, Dornach 1975.

Hegel Georg Wilhelm Friedrich:
Phänomenologie des Geistes. Sämtliche Werke, Bd. 2, Hrsg. H. Glockner, Stuttgart 1932.

- Wissenschaft der Logik. Sämtliche Werke, Bd. 4, Hrsg. H. Glockner, Stuttgart 1935.

- Geschichte der Philosophie, Bde. 1 und 3. Sämtliche Werke, Bde. 17 und 19, Hrsg. H. Glockner, Stuttgart 1940 - 1941.

Hirschberg Julius:
Geschichte der Augenheilkunde, in: Graefe-Saemisch (Hrsg.): Handbuch der gesamten Augenheilkunde, Bde. 12, 13, 14, 15, 2. Auflage. Leipzig und Berlin 1911 - 1918.

Hirschberger Johannes:
Geschichte der Philosophie, Bd. 2. Freiburg i.Br. 1952.

Honegger Rudolf:
Goethe und Hegel, in: Jahrbuch der Goethe-Gesellschaft, 11. Bd., S. 38 - 111. Weimar 1925.

Jenzer Hans:
Der Arzt Ignaz Paul Vital Troxler. Referat an der Troxlertagung in Bern vom 16.12.1967, in: Akten der Troxlertagungen in Bern. E. Spiess, Bibliographie Troxler, Bd. 37. Glarus 1967. (Universitätsbibliothek Basel).

Kanner Leo:
Johann Jakob Guggenbühl and the Abendberg, in: Bulletin of the History of Medecine, 1959, Nr. 6, S. 489 - 502.

Kastner Emerich:
Ludwig van Beethovens sämtliche Briefe. Leipzig 1910.

Korrodi Eduard:
Geisteserbe der Schweiz. Zürich 1929.

Kuhn Roland:
Diskussionsbeitrag an der Tagung des Kuratorium Troxler vom 14.10.1967, in: Akten der Troxlertagungen in Bern. E. Spiess, Bibliographie Troxler, Bd. 37. Glarus 1967. (Universitätsbibliothek Basel).

Lauer Hans Erhard:
I.P.V. Troxler. Ein schweizerischer Philosoph. Diss. phil. Wien 1922.

Leibbrand Werner:
Romantische Medizin. Hamburg und Leipzig 1937.

- Die Spekulative Medizin der Romantik. Hamburg 1956.

Lesky Erna (Hrsg.):
A System of Complete Medical Police. Selections from Johann Peter Frank. Baltimore 1976.

Lichtenthaeler Charles:
Geschichte der Medizin, Bd. 1. Köln 1977.

Merke Franz:
Geschichte und Ikonografie des endemischen Kropfes und Kretinismus. Bern, Stuttgart, Wien 1971.

Moser Werner Albrecht:
I.P.V. Troxler. Inventar des Nachlasses. E. Spiess, Bibliographie Troxler, Bd. 34. Basel 1966. (Universitätsbibliothek Basel).

Müller Johannes:
Handbuch der Physiologie, Bd. 2. Koblenz 1837.

Rothschuh Karl:
Geschichte der Physiologie. Berlin, Göttingen, Heidelberg 1953.

Schelling Friedrich Wilhelm Joseph:
Erster Ehtwurf eines Systems der Naturphilosophie, 1799, in: Sämtl. Werke, 1. Abt., Bd. 3. Stuttgart und Augsburg 1858.

- Darstellung meines Systems der Philosophie, 1801, in: Sämtl. Werke, 1. Abt., Bd. 4. Stuttgart und Augsburg 1859.

Schneider Peter:
Einführung in die Waldorfpädagogik. Stuttgart 1982.

Spiess Emil:
Ignaz Paul Vital Troxler. Der Philosoph und Vorkämpfer des schweizerischen Bundesstaates, dargestellt nach seinen Schriften und den Zeugnissen der Zeitgenossen. Bern und München 1967.

Steiner Rudolf:
Grundlinien einer Erkenntnistheorie der Goetheschen Weltanschauung. 7. Auflage, Dornach 1979.

- Theosophie. Einführung in übersinnliche Welterkenntnis und Menschenbestimmung. 30. Auflage, Dornach 1978.

- Wie erlangt man Erkenntnisse der höheren Welten? 22. Auflage, Dornach 1975.

- Die Rätsel der Philosophie in ihrer Geschichte als Umriss dargestellt. 8. Auflage, Dornach 1968.

- Vom Menschenrätsel. 4. Auflage, Dornach 1957.

- Von Seelenrätseln. 4. Auflage, Dornach 1976.

- Geisteswissenschaft und Medizin. Zwanzig Vorträge, gehalten in Dornach vom 21. März bis 19. April 1920 vor Aerzten und Medizinstudierenden. 3. Auflage, Dornach 1961.

Steiner Rudolf und Wegman Ita:
Grundlegendes für eine Erweiterung der Heilkunst nach geisteswissenschaftlichen Erkenntnissen. 5. Auflage, Dornach 1977.

Streuli Rolf:
Johann Jakob Guggenbühl und die Kretinen-Heilanstalt auf dem Abendberg bei Interlaken. Diss. med. Bern 1972.

Troxler Ignaz Paul Vital:
Dissertation: Sistens primas lineas theoriae inflammationis suppurationis et gangraenescentiae. Jena 1803.

- Prüfung der bisherigen Lehre über die Bewegung der Iris, mit einer neuen Ansicht ihrer Bewegung, in: Ophthalmologische Bibliothek. Hrsg. K. Himly und A. Schmidt, 1. Bd., 2. Stück, Jena 1803.

- Ueber das Verschwinden gegebener Gegenstände innerhalb unseres Gesichtskreises, a.a.O., 2. Bd., 2. Stück. Jena 1804.

Troxler Ignaz Paul Vital:
Präliminarien zur physiologischen Optik, a.a.O., 2. Bd., 2. und 3. Stück. Jena 1804.

- Effloreszenz des Auges, a.a.O., 2. Bd., 2. Stück. Jena 1804.

- Ueber die Frage: warum sehen wir mit zwei Augen die Gegenstände nicht doppelt?, a.a.O., 3. Bd., 3. Stück. Jena 1807.

- Ueber das Schielen und Doppeltsehen, oder die Polarität des Gesichts, a.a.O., 3. Bd., 3. Stück. Jena 1807.

- Ideen zur Grundlage der Nosologie und Therapie. Jena 1803.

- Versuche in der organischen Physik. Jena 1804.

- Grundriss der Theorie der Medizin. Wien 1805.

- Einige Worte über die grassirende Krankheit und Arzneykunde im Kantone Luzern im Jahre 1806. Zug 1806.

- Noch etwas als Folge einiger Worte über die grassirende Krankheit und Heilkunst im Canton Luzern. ? 1806.

- Ueber das Leben und sein Problem. Nach der Erstausgabe von 1806 herausgegeben von H. Kern und Ch. Bernoulli. Celle 1925.

- Elemente der Biosophie. Leipzig 1808.

- Blicke in das Wesen des Menschen. Nach der Erstausgabe Aarau 1812 neu herausgegeben von H.E. Lauer. Stuttgart 1921.

- Geschichte einer im Entstehen geheilten Vesanie, in: Archiv der Medizin, Chirurgie und Pharmazie. Herausgegeben und eingeleitet von I.P.V. Troxler, 1. Heft. Aarau 1816.

- Erfahrungen und Bemerkungen über das Blei als Arzneimittel innerlich angewendet, a.a.O., 1. Heft. Aarau 1816.

- Rabdomantische Sensibilität, a.a.O., 1. Heft. Aarau 1816.

Troxler Ignaz Paul Vital:
Geschichte eines heftigen und heilsamen Blutverlustes eines neugeborenen Kindes mit Folgerungen über die Unterbindung der Nabelschnur, a.a.O., 1. Heft. Aarau 1816. (Fraglich von Troxler).

- Etwas über Hydrophobie und das dagegen empfohlene Aderlassen, a.a.O., 1. Heft. Aarau 1816.

- Surrogate, a.a.O., 1. Heft. Aarau 1816.

- Aftermedizin, a.a.O., 1. Heft. Aarau 1816.

- Das Mennesiren oder die geistliche Quacksalberei unserer Zeit, a.a.O., 1. Heft. Aarau 1816.

- Erinnerungen und Bemerkungen über Behandlung und Unterricht von Taubstummen, a.a.O., 2. Heft. Aarau 1816.

- Ein Beitrag zur Geschichte und Wissenschaft der Naturentwickelung im menschlichen Geschlecht, a.a.O., 2. Heft. Aarau 1816.

- Eine Erfahrung über Einwirkung des im Milzbrande sich entwickelnden Giftes auf die menschliche Natur, a.a.O., 2. Heft. Aarau 1816.

- Ueber den Nutzen des Schwefels in chronischen Brustübeln, a.a.O., 2. Heft. Aarau 1816.

- Zerreissung des Krummdarms durch den Hufschlag eines Pferdes ohne irgend eine Spur von äusserer Verletzung, a.a.O., 2. Heft. Aarau 1816.

- Ueber Cretinismus, a.a.O., 3. Heft. Aarau 1817.

- Ueber Cretinismus (Fortsetzung), a.a.O., 4. Heft. Aarau 1817.

- Fürst und Volk nach Buchanans und Miltons Lehre. Aarau 1821.

- Soll in einem Kollegium Humanitatis die Philosophie Sitz und Stimme haben oder nicht? 9. Anzeige des Lehrvereins zu Aarau. Aarau 1825.

- Anthropologie. Ein Vortrag aus dem Jahre 1825 in Zürich. Wiedergegeben nach der Nachschrift von Louis Agassiz (1807 - 1873), in: E. Spiess, Bibliographie Troxler, Bd. 38. Glarus 1968. (Universitätsbibliothek Basel).

Troxler Ignaz Paul Vital:
Naturlehre des menschlichen Erkennens oder Metaphysik. Nach der Erstausgabe Aarau 1828 neu herausgegeben von W. Aeppli. Bern 1944.

- Logik. Die Wissenschaft des Denkens und Kritik aller Erkenntnis, zum Selbststudium und für Unterricht auf höhern Schulen. 3 Teile. Stuttgart und Tübingen 1829 - 1830.

- Die Gesamthochschule der Schweiz und die Universität Basel. Trogen 1830.

- Ueber Philosophie, Prinzip, Natur und Studium derselben. Eine Rede gehalten beim Antritt der Lehrstelle der Philosophie an der Hochschule Basel am 1. Brachmonat 1830. Basel 1830.

- Der Cretinismus und seine Formen, als endemische Menschenentartung in unserm Vaterlande. Ein Vortrag gehalten in der Versammlung schweizerischer Naturforscher zu St. Gallen am 27. Juli 1830, in: Denkschriften der allgemeinen Schweizerischen Gesellschaft für die gesammten Naturwissenschaften, 1. Bd. 2. Abt. Zürich 1833.

- Die eine und wahre Eidgenossenschaft im Gegensatz zur Zentralherrschaft und Kantonstümelei, sowie zum neuen Zwitterbunde beider. Nebst einem Verfassungsentwurf. Rapperswil 1833.

- Ueber die Idee und das Wesen der Universität in der Republik. Rede bei der Eröffnung der Hochschule in Bern 1834. Hrsg. H. Zbinden, Basel 1939.

- Vorlesungen über Philosophie. Ueber Inhalt, Bildungsgang, Zweck und Anwendung derselben aufs Leben. Nach der Druckausgabe Bern 1835 neu herausgegeben von F. Eymann. Bern 1942.

- Das seltene, uralte geistreiche Büchlein die teutsche Theologia oder die Christusreligion in ihrer echten reinen Konfession, wie dieselbe vor der Kirchentrennung bestanden. St. Gallen 1837.

- Vorwort zu: J.J. Guggenbühl, der Alpenstich endemisch im Hochgebirg der Schweiz und seine Verbreitungen. Zürich 1838.

- Umrisse zur Entwicklungsgeschichte der vaterländischen Natur- und Lebenskunde, der besten Quelle für das Studium und die Praxis der Medizin. St. Gallen 1839.

Troxler Ignaz Paul Vital:
Die Armé de Diu in Greierz. Eine Abart von Cretins, in: Schweizerische Zeitschrift für Medicin, Chirurgie und Geburtshülfe, Nr. 2, 1842.

- Einführung zu: J.J. Guggenbühl, L'Abendberg, Etablissement pour la Guérison et l'Education des Enfants Crétins à Interlachen, Canton de Berne. Fribourg 1844.

- Der Kretinismus in der Wissenschaft. Zürich 1844.

- Letter from Professor Troxler of Berne to Dr. Guggenbühl, August 1845, in: L. Gaussen, The Wonders of the Abendberg. Bern 1857.

- Die Verfassung der Vereinigten Staaten von Nordamerika als Musterbild der schweizerischen Bundesreform. Schaffhausen 1848.

- Die Aerzte und die Kantons-Patente im schweizerischen Bundesstaat. Skizzen zur Reform des Sanitäts- und Medicinalwesens. Bern 1850.

- Der Atheismus in der Politik des Zeitalters und der Weg zum Heil. Programm einer besseren Zukunft. Bern 1850.

- Fragmente. Erstveröffentlichung aus seinem Nachlasse. Herausgegeben von Willi Aeppli, St. Gallen 1936.

- Philosophische Enzyklopädie und Methodologie der Wissenschaften. Auszugsweise veröffentlicht aus dem handschriftlichen Nachlass Troxlers von Iduna Belke. Beromünster 1953.

- Fragmente aus seinem handschriftlichen Nachlass, in: Gewissheit des Geistes. Hrsg. Willi Aeppli, Stuttgart 1958.

Varnhagen van Ense Karl August:
Denkwürdigkeiten des eigenen Lebens. Bd. 1 Leipzig 1843, Bd. 2 Leipzig 1871.

Widmer Max:
Troxler und Goethe, in: Gegenwart, Zweimonatsschrift für freies Geistesleben und soziale Dreigliederung. 42. Jg., Ittigen, August/September 1980, S. 161 ff.

Widmer Max und Lauer Hans Erhard:
Ignaz Paul Vital Troxler. Zug 1980.

Wildermuth Arnim:
Die Philosophie I.P.V. Troxlers. Geschrieben zu Handen des Kuratorium Troxlers 1967, in: E. Spiess, Bibliographie Troxler, Bd. 37. Glarus 1967. (Universitätsbibliothek Basel).

Willmann Otto:
Geschichte des Idealismus. In 3 Bänden. 2. Auflage Braunschweig 1907.

Zeitgenössische Rezensionen von Werken Troxlers (alle ohne Autorenangabe):

1804 Renzension über Troxlers "Prüfung der bisherigen Jahre über die Bewegung der Iris...", in: Medizinisch-chirurgische Zeitung, Salzburg 1804, Bd. 1, S. 163.

1805 Rezension über Troxlers "Ideen zur Grundlage der Nosologie und Therapie", in: Neue allgemeine deutsche Bibliothek, Berlin und Stettin, ca. 1805, Bd. 90, S. 187 ff.; ferner in: Med.-chir. Zeitung, Salzburg 1805, Bd. 1, S. 311 - 318, S. 321 - 327.

1806 Rezensionen über Troxlers "Ideen zur Grundlage der Nosologie und Therapie", "Versuche in der organischen Physik" und "Grundriss einer Theorie der Medizin", in: Allgemeine Literaturzeitung, Halle und Leipzig 1806, Nr. 84, 85, 86, 87, 126, 127, 128, 129.

1806 Rezension über Troxlers "Grundriss einer Theorie der Medizin", in: Med.-chir. Zeitung, Salzburg 1806, Bd. 1, S. 5 ff.

1807 Rezension über Troxlers "Ueber das Leben und sein Problem", in: Med.-chir. Zeitung, Salzburg 1807, Bd. 2, S. 300 ff.

1844 Rezension: Der Kretinismus in der Wissenschaft von Dr. Troxler, in: Neue Zürcher Zeitung vom 24.9.1844.

Benutzte Nachschlagewerke:

- Allgemeine Deutsche Biographie, 56 Bde, Neudruck der 1. Auflage von 1875 - 1912. Berlin 1967 - 1971.

- Biographisches Lexikon hervorragender Aerzte, 5 Bde. und Suppl. Berlin und Wien 1929 - 1935.

- Biographie Universelle, 48 Bde. Paris 1854 - 1864.

- Brockhaus Enzyklopädie, 25 Bde, Edition 17. Wiesbaden 1966 - 1981.

- Hegel-Lexikon, 4 Bde., Stuttgart 1934 - 1938.

- Historisch-biographisches Lexikon der Schweiz, 7 Bde. und Suppl. Neuenburg 1921 - 1934.

- Historisches Wörterbuch der Philosophie, 5 Bde. Basel 1971 - 1980.

- Neue Deutsche Biographie, 13. Bde. Berlin 1953 - 1982.

- Nouvelle Biographie Générale, 46 Bde. Paris 1852 - 1866.

- Philosophen-Lexikon, 2 Bde. Berlin 1949 - 1950.

Das vollständigste Verzeichnis aller Publikationen Troxlers (einschliesslich des Inventars zum Nachlass Troxlers von W.A. Moser, vgl. dort) findet sich in:

Spiess Emil:
Bibliographie Troxler, 39 Bde., Glarus: Kuratorium Troxler 1963 - 1969. (Universitätsbibliothek Basel).